# 吃出好身材
# 燃脂健康美食

Burn fat by eating !

PUBLISHING

樂活文化編輯部◎編

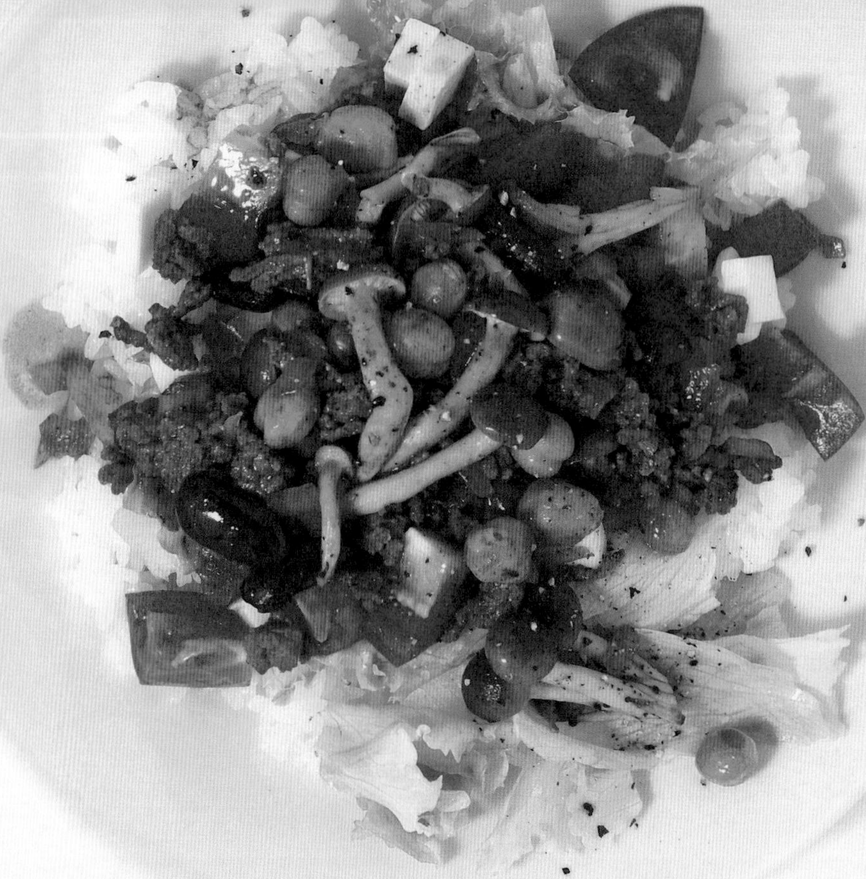

# CONTENTS

## 吃再多也不會發胖的燃脂瘦身飲食

photos／A.Ochiai
illustrations／M.Hassaku　Art Direction／H.Omura、黃聖榜

# 為什麼不吃東西也瘦不下來？

this photo by A.Ochiai 落合明人

飲食瘦身的
最新法則

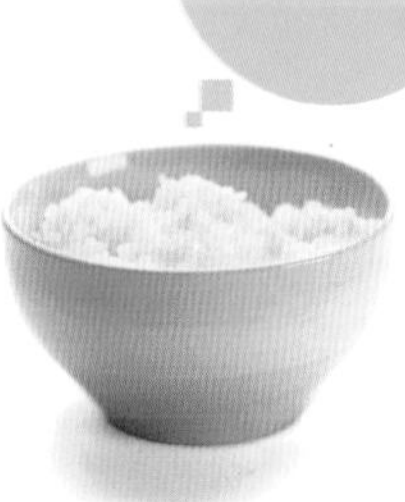

本書主題─「吃再多也不會變胖的訣竅」，
其主旨就是要提倡「飲食瘦身」的方法論。
所謂飲食瘦身，並不像過去那樣一味地限制飲食量，
而是要確實地管理自己的飲食生活。
有些人無肉不歡，愛好甜食的人更比比皆是。
不過只要遵守「飲食瘦身法」，就能盡情享用美食。

## 牛排也是非吃不可的食物！

比方說用餐時，花點心思注意用餐的時間帶、
菜單的搭配、進食的順序、
每餐的份量、咀嚼次數以及營造餐桌氣氛等，
這些都是「飲食瘦身法」的訣竅。
因為戒不掉美食而逐漸變胖的讀者們，
現在請聚精會神地閱讀，將本書中的訣竅緊緊捉住！

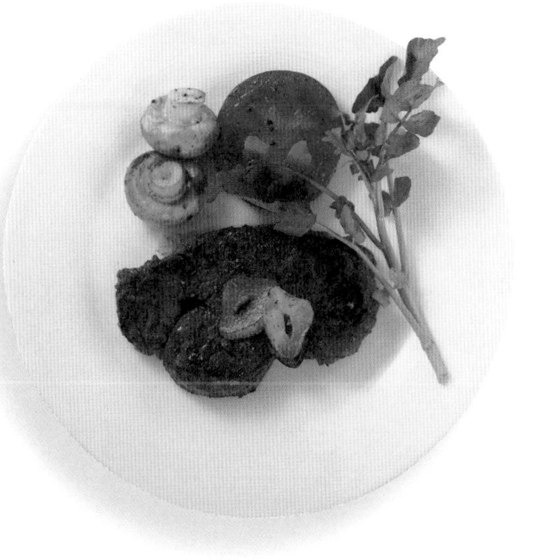

「吃肉容易胖，還是少吃為妙吧！」這樣想可就大錯特錯囉。肉類是優良的蛋白質來源，一定要適當地攝取，完全不吃是絕對不行的。當然，拚命狂吃好幾人份、吃到撐炸肚子可不算在內。現在就來學學怎麼正確地吃東西吧！

### 到底是哪裡出了問題？請誠實地反省自己吧！

# 重新檢視你的飲食習慣！

在具體講述飲食瘦身的方法論之前，
先來檢視一下目前的飲食習慣，看看哪裡出了問題。
請在下頁的問卷中作答，好好面對自己的生活態度吧。

photos by J.Arata

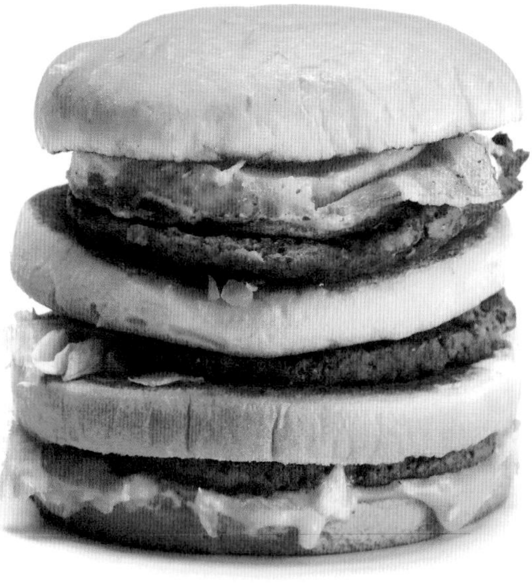

每天吃漢堡並不是不好，但不能天天只吃漢堡。非常愛吃漢堡的話，不妨將每星期裡的某一天訂為漢堡日，再細嚼慢嚥地品嚐它的美味吧。

從20世紀後半開始，侵襲全亞洲人的新型疾病就是「肥胖」。進入21世紀後，社會上逐漸出現了「想要瘦的話，只要不吃就好了」或是「想要瘦身，就必須使用終極的節食法」等聲音，而最可怕的莫過於「低碳水化合物減肥法」的出現。事實上，挑戰節食的人有9成以上最終還是會宣告失敗，這點只要看看自己身邊的人，應該就不難瞭解。

目前，大家已經慢慢瞭解到，就是因為不吃東西，所以才會瘦不下來（因為暴飲暴食而導致熱量攝取過多，則不在此討論範圍內）。乍聽之下或許會讓人覺得矛盾，其實正確的說法應該是：不正確的飲食習慣，會導致身體逐漸發胖。

左頁的問卷中，列有各項不正確的飲食習慣，符合多項的人，請務必重新檢視自己的飲食生活，才能回復到適當的體型。

下列各項問題，有多少符合你的生活現況？

# 正面瞭解
# 自身飲食習慣的20個問題

- ☐ 一星期中，有一半的天數不吃早餐
- ☐ 每天用餐時間都不一定
- ☐ 白天都吃外食，而且一吃就吃到撐
- ☐ 晚餐常常應酬，且經常喝酒
- ☐ 喝完酒後，忍不住會吃點麵或茶泡飯來當宵夜
- ☐ 很少在晚上九點前吃完晚餐
- ☐ 睡前常常覺得餓，總要吃點什麼才肯睡
- ☐ 巧克力、零食不離口
- ☐ 喜歡甜麵包，每天至少吃一個
- ☐ 比起溫熱的茶，更常喝又冰又甜的果汁或罐裝咖啡等
- ☐ 喜歡吃拉麵，在吃拉麵＋炒飯時簡直幸福得飛上天
- ☐ 最喜歡吃油炸物，生菜沙拉也要加上大量美乃滋
- ☐ 比起魚肉，用餐時的主菜大多都是牛、豬肉
- ☐ 平常用餐的內容大多是蓋飯或麵類等碳水化合物
- ☐ 頻繁地以拉麵或速食打發一餐
- ☐ 喜歡又鹹又辣，或是甜甜辣辣等重口味食物
- ☐ 一天攝取的卡路里恐怕超過 2500 大卡
- ☐ 吃飯時總是大口吞，經常被說吃得很快
- ☐ 不太記得前一天晚餐吃了些什麼
- ☐ 減肥過好幾次，不但失敗還滿腦子想著待會要吃什麼

上列項目中，只符合 2 ～ 3 項的人意外地非常少，而完全沒有的人，應該不需要用到本書。也就是說，現在正在看這本書的人，不是中了幾項就是幾乎全中。其實會發胖的人，飲食生活都有明確的共通點，只要矯正這幾個特點就可以獲得改善。不過說來簡單，想要馬上改掉原有的習慣卻是非常困難，接下來我們就從必須優先改掉的幾個問題開始說起。

認識可怕的惡性循環現象！

# 節食減肥將會遭遇復胖惡夢！

為什麼不能靠節食來減肥？現在就來為大家說明。
只要降低碳水化合物的攝取量，長期下來的確會變瘦。
但為了維持窈窕的身段，後續將會吃上許多苦頭。
因為用節食來減肥，等在後面的就是可怕的復胖。

illustration by A.Tsukakoshi　協助取材／女子營養大學

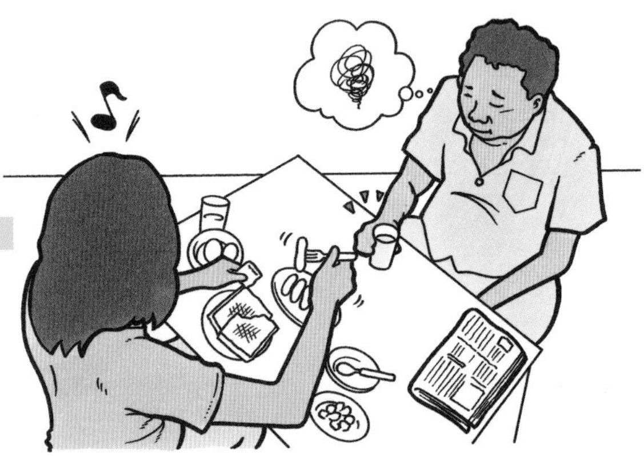

根據調查，有八至九成的女性經常在「節食」，但從結論來看，為了想瘦而節食，其實就是為自己打造易胖體質的元兇。所謂的節食就是節制飲食，就如字面上所示，一般人對節食的看法，就是減少食物量並降低熱量的攝取（可將熱量想成能量）。

事實上，以極端的方式減少澱粉攝取量，在初期的確能夠達到相當顯著的減重效果，但繼續堅持的話，就會變得無法再瘦下去。這是為什麼呢？答案就在於身體會產生自我防衛反應。當身體感應到無法獲取足夠的熱量時，為了節省原本就已所剩不多的熱量，就會將攝取的熱量當作脂肪囤積起來，這是在自己無意識的狀況下，大腦主動做出的判斷。如此一來，身體就會變得不太想活動，而且還會將吃下的少量食物，努力地轉換成脂肪囤積起來。所以就算沒吃什麼東西，還是會逐漸變胖。

如果只是體重增加倒也還

## 不可不知的基礎減重用語

**■卡路里**

卡路里在科學上的定義為「在標準的大氣壓力下，每1克的水要升高1℃所需的熱量」。而在營養學上，卡路里則是一種用來表示生理性熱量的計量單位（也就是營養學中的熱量、能量）。在日本的計量法上，將其定義為「人或動物從食物所攝取物的熱量，或是人及動物在代謝過程中所消耗的熱量」。而更淺顯易懂的說法，就是將其想像為身體的能源來量就可以了。像是透過進食攝取到的熱量，或是在運動和各種活動下所消耗的熱量，這些熱量都是來自於卡路里。

**■活動代謝**

所謂的活動代謝量，是指在運動、通勤、做家事或從事各種消遣時所消耗掉的熱量。也就是說，到健身房去時，不需要特別運動也已經簡單地增加了活動代謝量。另外通勤的人，如果提早一站下車多走點路，或是在電車內保持站立，如此也能提高活動代謝量。人類在一天中消耗掉的熱量，有70%為基礎代謝，20%為活動代謝，DIT（飲食誘導性體熱產生量）量則為10%。DIT量是生物在攝取食物時所消耗的熱量，像是促進消化器官運作以便能消化分解食物，或是代謝時所用掉的熱量也併算在DIT量中。此外，辣椒等具有發汗效果的物質，能夠促進新陳代謝、提高DIT量。

會不會發胖，運用簡單的公式就能馬上算清楚

**卡路里攝取量－卡路里消耗量＝**

＋ 結果為正數，卡路里會轉化為脂肪堆積起來

－ 結果為負數，就能成功燃燒體脂肪

## 為什麼步入中年後就會發胖呢？

發胖的最大原因，在於人體內的肌肉量會自然降低，基礎代謝量也大為減少的關係，即使日常生活完全沒變，步入中年後，人體在一天中所消耗掉的卡路里量會逐漸降低，因而導致發胖。也就是說，雖然一直保持同樣的食量，但消耗的卡路里卻變少，那麼套入上面的公式後，結果當然就會是正數，而多出來的卡路里將會轉化為脂肪堆積起來。那麼，該怎麼應對才好呢？是要降低食物攝取量、還是增加運動量呢？選擇節食的話，只要稍有差錯，就會因為身體防禦機制而復胖，所以真正的答案，就是要學會「正確的飲食方法」，加上「阻止肌肉量繼續減少的健身運動」。

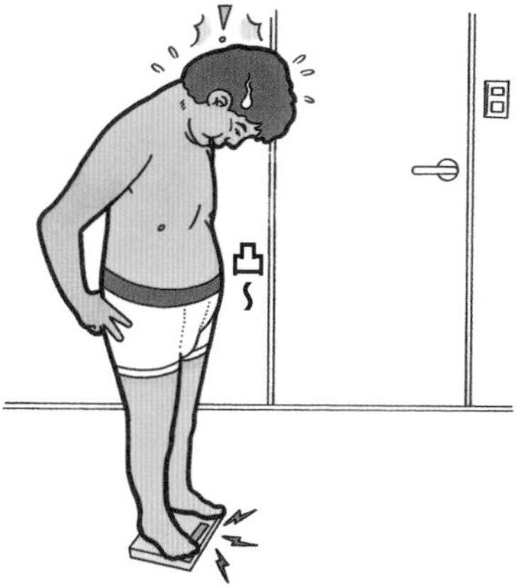

好，反正只是稍微增加或是恢復原狀而已，最糟的狀況是體脂肪率的變動。光靠節食而不運動的話，脂肪不會被燃燒，而是透過肌肉量的減少使體重減輕，這是相當可怕的一件事，因為肌肉是最能夠消耗體內熱量的組織，一旦肌肉量減少，身體所攝取的熱量會越來越難被消耗掉。

以專業用語來解釋，就是基礎代謝量（人類在不活動的狀態下所自動消耗的熱量）會下滑，活動代謝量（日常生活中，走路、運動時所消耗的熱量）也會嚴重下降，這是因為大腦已經進入「防禦&節能」模式，所以就不會勉強身體去活動。更恐怖的是在嚴苛的節食後，有些人會在短時間內暴飲暴食，然而身體已經進入節能模式，所以吃下的食物就會轉化為脂肪囤積起來。這麼一來，體重根本無法下降，於是又進行更嚴苛的節食，如此不斷地反覆循環，這就是令人害怕的復胖惡夢。

■ **基礎代謝**

基礎代謝是指人類在每天的生活中，即使不做任何事，光是為了維持生命的存續所自動消耗的熱量，以及人體器官運作時所必須用到的熱量，並以卡路里做為其計量單位。以一般成人來說，女性一天約需消耗1200卡路里，男性則約需消耗1500卡路里的基礎代謝量，而其中一半以上的代謝量，是由骨骼肌肉、肝臟、腦部等共同消耗。此外，人體一天的必需消耗量要視活動程度而定，一般需要用到基礎代謝量的1.5～2倍左右。

■ **減重**

減重(Diet)的語源來自古希臘語中的diaita，意指「每天的生活方式」，經過拉丁語、法語，最後轉譯為英語後，才成了Diet這個字。Diet的原意是指「每天進食的方式」，但現在多半用來指減少日常進食的攝取量。不過就語源的意義來看，不論何種說法，控制進食量才是最正確的。

■ **體脂肪率**

體脂肪率是用來標示體重中，脂肪含量比率用的數字。人體是由水份、肌肉以及脂肪所構成，雖然脂肪是動物生存時的必要元素，但存量太高的話，就會形成肥胖體質並帶來各種疾病，也就是所謂的代謝症候群。不過，體脂肪率太低的話，也會造成荷爾蒙分泌失調，並對身體造成不良的影響。以30歲以上的男性來說，適當的體脂肪率約為17～23%，30歲以上的女性則為20～27%。

瞭解大腦如何切換
身體的省電模式和代謝模式

# 吃了也不會胖的第一步就是打造「易瘦體質」！

在我們的大腦中有個很明確的開關，
能夠將身體切換為「省電」模式和「代謝活化」模式，
而此開關則與「易瘦體質」有極大的關係。

illustration by M.Ohsako 大迫 綠

**ON**

成為易瘦體質的
**「代謝活化」模式**

維持均衡的飲食習慣、適當地攝取醣類、早睡早起的生活作息加上每天都要吃早餐，如此一來，身體就會進入「代謝活化」模式。吃進去的食物會被完整地消耗掉，不夠的部份就燃燒體脂肪來補足，再加上適當的運動，身體不但不易發胖，還能輕易瘦到恰當的體重。要讓身體長時間保持在這種模式內，最重要的就是三餐時間要規律。

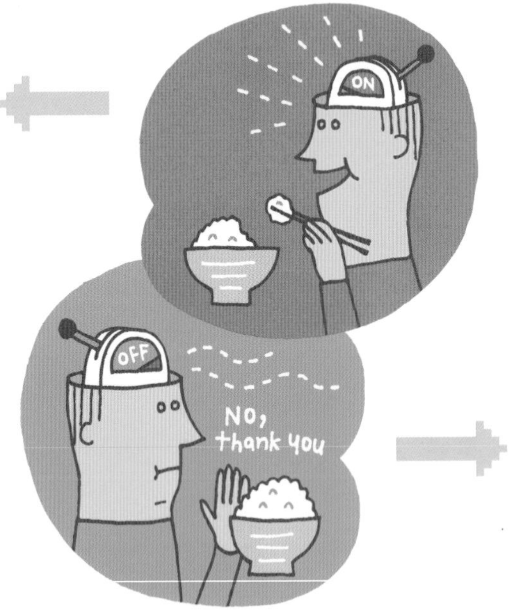


**OFF**

成為易胖體質的
**「省電」模式**

醣類（主要為碳水化合物）攝取過少時，此開關就會切換為OFF，而讓身體進入省電模式，並將體內的稀少營養盡可能地儲存，因此雖然吃得很少，卻反而會變胖。此外，身體也會為了避免消耗太多熱量而以副交感神經為優先，讓活動代謝變得遲緩而導致易胖體質形成。

## 碳水化合物是掌握大腦開關的關鍵

每天縝密地計算熱量，為了不超過1500大卡而拚命努力，才稍微瘦了些，但過沒多久又恢復到原來的體重。令人不解的是，明明也沒有吃得太多，選擇的食物也是以蔬菜或魚類為中心，但為什麼還是會變胖呢？

是否會復胖的關鍵重點在於醣類，以蔬菜或魚類為中心並沒有什麼不好，但完全不攝取醣類的做法也未免太偏激。一開始減少碳水化合物的攝取，的確會很快地消瘦，但如果只節制碳水化合物，反而會造成體內醣類壓倒性的不足。

醣類不足的話會發生什麼狀況呢？人體內具有一套緊急的自我防禦系統，並且由大腦掌握主控權，特別是當大腦的能量來源－醣類不足時，大腦會自動判定為緊急狀態，並將你是否過著這樣的生活？

# 形成易胖體質的4大飲食惡習

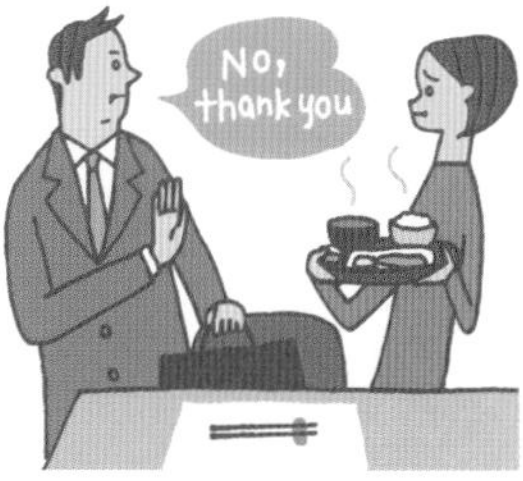


### 不吃早餐

不吃早餐的話，就會打亂三餐之間的平衡，最後多半會淪為中餐、晚餐再加上一頓宵夜的情況。早上不吃早餐，體內的開關就會切換為以副交感神經為優先的狀態，因而無法進入「代謝活化」模式。

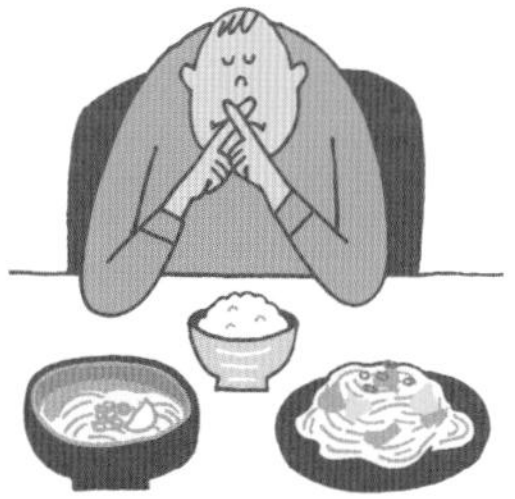

### 不吃碳水化合物

刻意不攝取醣類、尤其是碳水化合物，大腦就會進入省電模式。雖然此種做法確實會變瘦，但希望大家瞭解，這種瘦法一定會再復胖。所以每天攝取的碳水化合物，還是維持在 700 ～ 800 卡路里為佳。

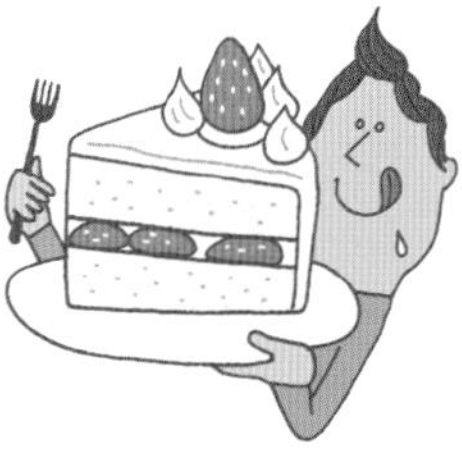

### 偏好甜食

含有大量砂糖的甜點以及罐裝咖啡等甜食，若是攝取過量，血糖值就會急遽上升，然後再快速下降形成低血糖狀態。如此一來，身體就會想吃更多甜點補充血糖而形成惡性循環。

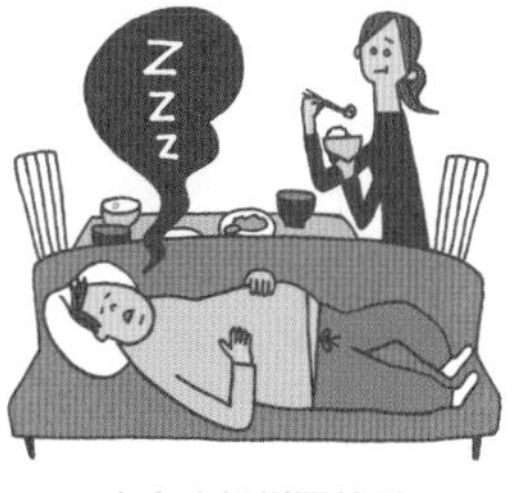


### 吃完晚飯倒頭就睡

正確來說，是指在不吃早餐的情況下，於吃完中餐、晚餐加上宵夜後，直接倒頭就睡的狀態。睡前才吃進去的東西，雖然會在睡眠期間消化完畢，但消化掉的東西將會完整地轉化為脂肪囤積在身體裡。

身體切換為「節能」模式。

進入「節能」模式的身體，會將少量的營養成份也轉化為脂肪囤積起來，如此在面臨完全不能攝取營養的時候，就能將先前囤積的脂肪拿出來使用。也就是說，當醣類不足時，大腦就會不斷地命令身體囤積脂肪以備不時之需。這也就是為什麼不攝取碳水化合物能在短時間內消瘦，但一段時間後，又會恢復到原來體重的原因。

所以，想要達到吃再多也不會發胖的目標，就不能讓身體進入節能模式，而是必須調整身體狀況為易瘦體質的代謝活化模式。

瞭解這些原理後，請勿再以節制碳水化合物的方式，為自己打造出易胖體質。適當地攝取米飯等醣類，才是打造「易瘦」體質的關鍵，同時也才符合本書「吃再多東西也不會發胖」的主旨概念。

終極秘訣就是夜間禁食＋早餐！

# 每天的早餐，吃得夠不夠豐盛呢？

「請教我吃再多也不會發胖的真正秘訣！」想變為
易瘦體質的方法，就是在夜間禁食，隔天再好好吃頓豐盛的早餐。
歸根究柢，飲食習慣會開始變亂，就是因為沒有好好地享用早餐。

photos by A.Ochiai 落合明人

和風
Japanese

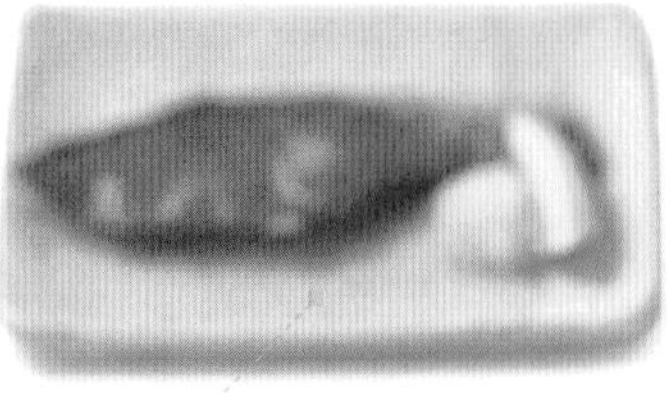

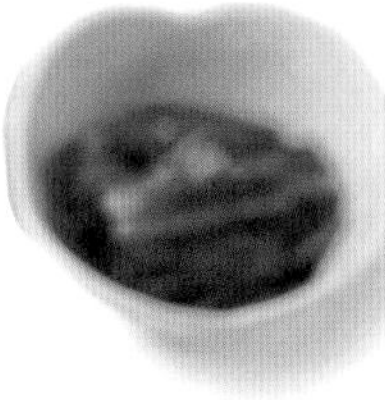

■ 涼拌青菜

選用菠菜、小松菜、四季豆、青江菜以及蕃茄等深綠色蔬菜，並將其調理成燙青菜或涼拌青菜。深綠色蔬菜富含維他命和礦物質，有助於肌肉內部的能量代謝。

魚肉 ■

魚類和肉類皆是蛋白質來源，能讓肌肉活性化，是促進新陳代謝的重要關鍵。可以的話請盡量以魚代肉，魚肉中的優質脂肪也能降低熱量的攝取。

■ 味噌湯

加入蔬菜、海帶、豆腐等食材，能讓人充分攝取到食物纖維、維他命以及礦物質等豐富營養，是專為亞洲人打造的超級菜色，加上味噌的原料是大豆，是相當優質的蛋白質來源。

白飯 ■

白飯會分解成醣類，屬於一定要攝取的碳水化合物，主要功能是讓血糖值穩定上升，並能維持長時間的飽足感。加進蔬菜來增添份量感也是很好的調理手法。

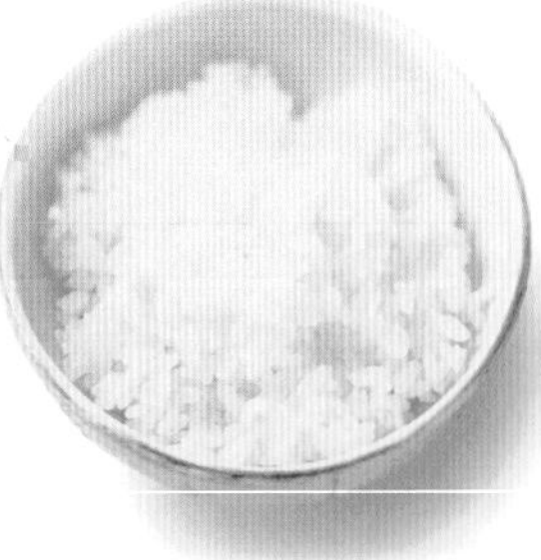

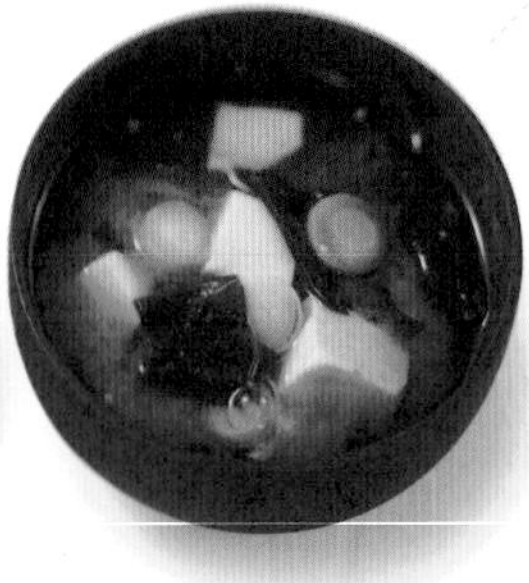

## 想要變瘦 就用早餐來決定一切

前面我們已經提到過，如果不吃碳水化合物、也就是屬於主食的「米飯」的話，就會讓身體變成容易發胖的體質。接下來要介紹各位「吃再多東西也不會發胖」的終極訣竅！簡單來說，就是一定要確實地吃「早餐」。

一般來說，大部份人飲食習慣會出現失調，就是從不吃早餐開始。跳過早餐的話，吃中飯時容易因為肚子太餓而吃得狼吞虎嚥。雖然晚餐也吃得相當豐盛，但因為一天只吃兩餐，所以睡前又會覺得肚子餓，然後在想著要不要吃點什麼東西的時候，又因為太想睡而睡著，這可說是最糟糕的飲食習慣。

前面就曾經告訴大家，醣類是大腦的能量來源，所以早上如果什麼都不吃的話，就無

## 洋風 European

**優格**

具有健胃整腸的效果，和雞蛋一樣屬於超級食材之一。在忙碌的早晨中，能讓人輕鬆地攝取到鈣質和蛋白質。也就是說，發酵食品的營養價值最高。

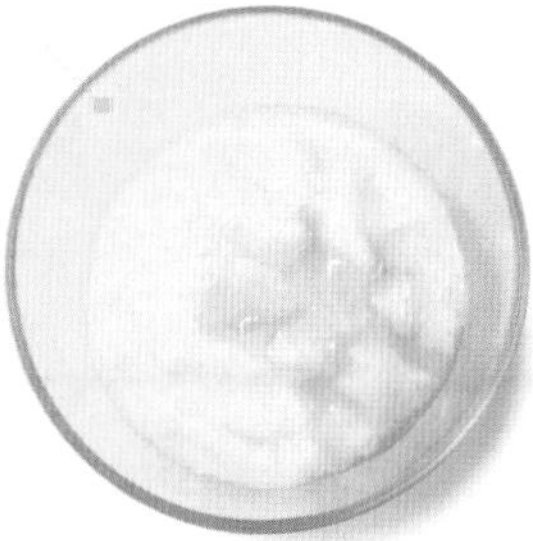

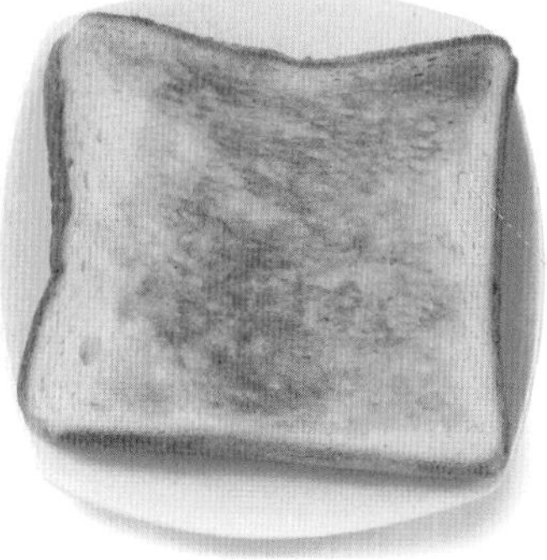

**麵包**

這裡指的不是甜點麵包，而是像吐司一樣可作為主食的麵包，全麥胚芽製作的天然麵包就是最好的選擇。麵包類也是屬於碳水化合物，可以提供早晨間需要的醣類。甜點麵包的卡路里相當驚人，千萬不可拿來代用。

**沙拉**

不管是生菜或燙青菜，請務必多加攝取。淋上醬汁的話，可能因為過多的油份而造成卡路里過高，請盡量直接品嚐蔬菜本身的天然美味！

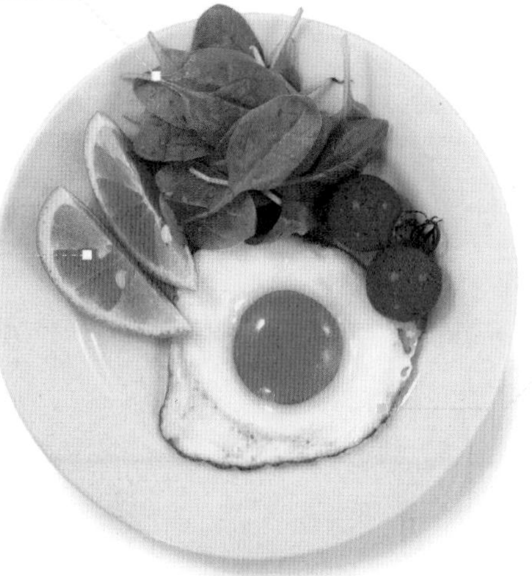

**荷包蛋**

雞蛋在食品界中可是被稱為MVP的超級食材。不必拘泥於一天只能吃一個的觀念。盡量從中攝取重要的蛋白質，擔心卡路里的話，就煎成荷包蛋來吃吧。

**水果**

早餐的水果，除了能夠提供豐富的維他命以及食物纖維外，還具有排毒以及能消除水腫的鈣質，對消除疲勞十分有效，每天早上都要記得吃水果。

法啟動大腦的開關，那麼大腦就會一直處於發呆的狀態。也就是說，當早上睜開眼睛並接收到太陽光的一瞬間，身體會確實感受到早晨已經到來的訊息。接著藉由吃早餐得動作，將醣類送進大腦，如此交感神經的開關就會正式啟動，而身體也會自然地進入「代謝活化」狀態中，也就是「易瘦體質」的模式。

　當太陽西下、天色逐漸昏暗後，副交感神經會代替交感神經處於優勢地位，讓身體進入放鬆狀態。換句話說，交感神經處於優勢的時間越長，活動代謝率就越會增加。所以不吃早餐的人，從太陽升起到吃午餐的這段時間，都是由副交感神經來支配身體，而原本應該用來消耗熱量的這6～7個小時，也就等於被白白地浪費掉了。總而言之，想要打造易瘦體質的人，一定要從吃早餐開始做起。

# 大訣竅

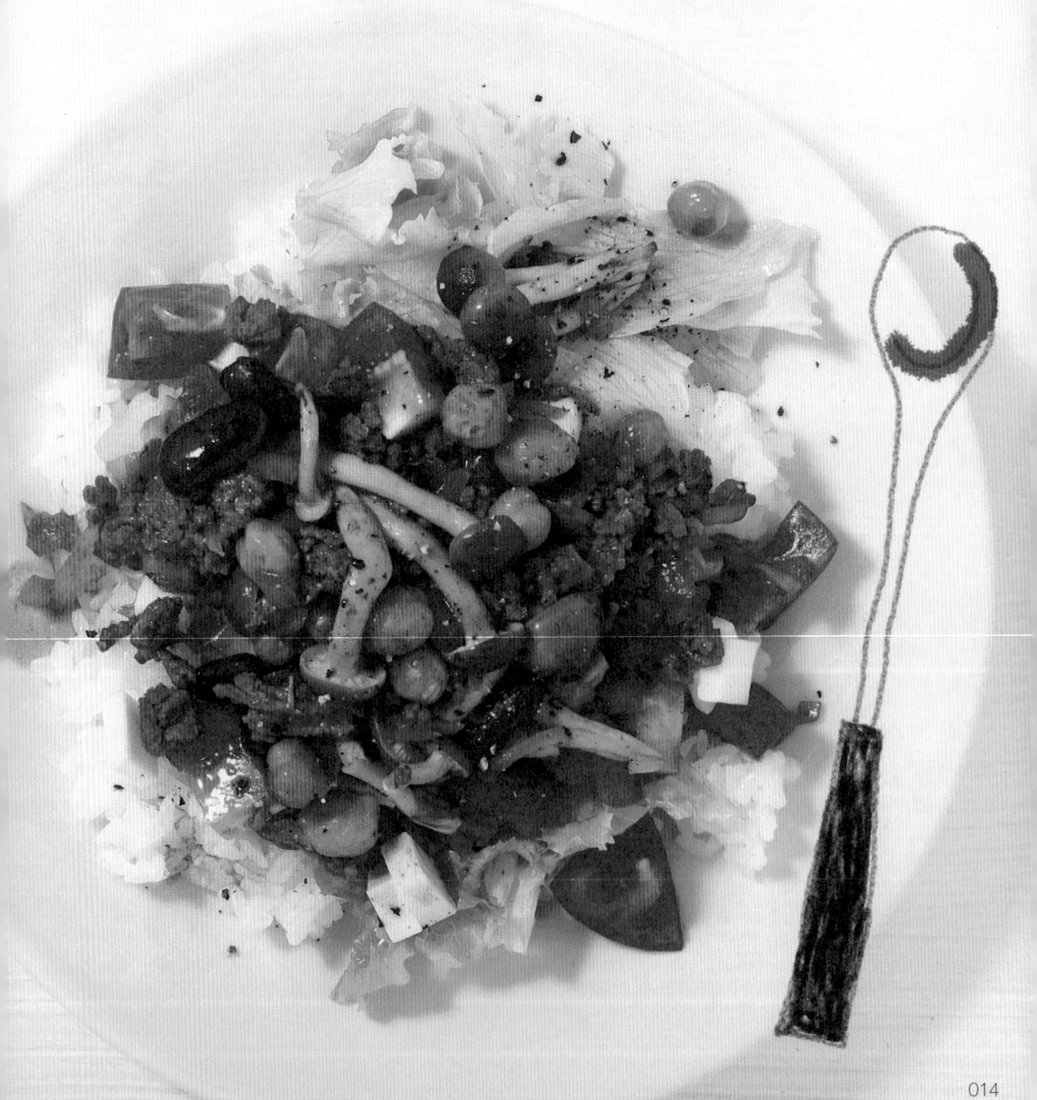

# 打造永不發胖的夢幻體質 飲食8

I eat smart and do not gain weight!

年過 30 之後，身體就會開始發胖，
而隨著年齡增長，不但疲勞很難消退，身體也總是感到沉重，
等到有所警覺時，肚子已經鼓出一大圈了。
即使在飲食上已經多加注意，像是注意食物卡路里，
或者避免吃得太過油膩，但肚子還是消不下去……。
針對有此煩惱的人，本單元特別整理出「飲食 8 大訣竅」，
只要瞭解身體的構造和營養素的作用，
藉此養成聰明的飲食習慣，
打造永不發胖的夢幻體質將不再是夢想。

consultant／清水加奈子（營養管理師 ・Food coordinator ）
original／藤岡操　photos／落合明人
demonstration／篠原洋子　illustrations／山本哲史

contents



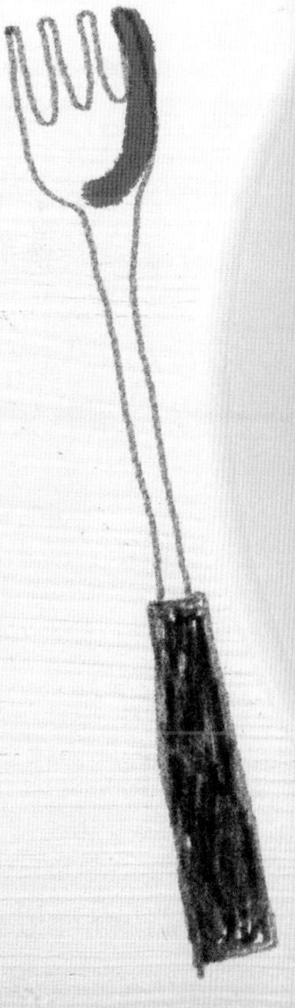

1/8

排定正確的飲食時間表

# 配合生理時鐘 用餐時間最晚不超過21點

為了讓身體有效率地運作，體內自有一套獨特的作息時間表。只要配合時間表的節奏正確地進食，就能打造出百分之百健康的體質。

## 衍生自兩個生理時鐘的「吃不胖」準則

人體內潛藏著各種不同的時鐘，最具代表性的就是判斷白天與夜晚的生理時鐘。而在各式各樣的時鐘裡，與打造不發胖體質有密切關係的生理時鐘共有兩個。

第一個是負責消化工作的內臟活動時鐘，只要將此時鐘與各臟器的活動互相對照，就能清楚知道在什麼時間該吃什麼食物。舉例來說，肝臟代謝

生理時鐘 1

### 千萬注意 讓脂肪囤積的蛋白質 21點後會急遽增加！

囤積脂肪的司令塔「BMAL1」，在21點後分泌量會激增，15點左右的分泌量則最低。也就是說，傍晚時吃些點心並控制晚餐的份量，就能有效預防脂肪的囤積。

「BMAL1」的增減圖表

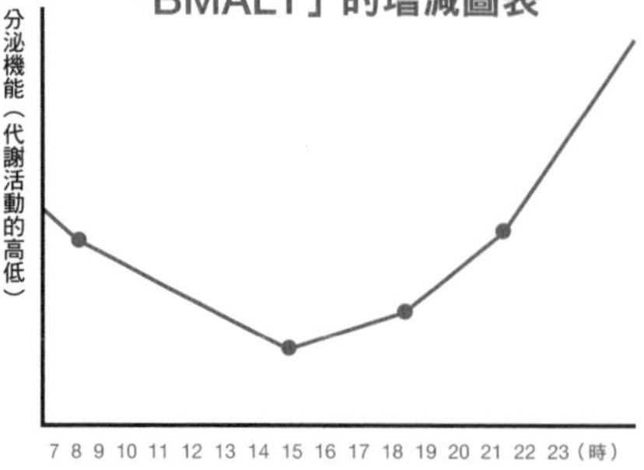
分泌機能（代謝活動的高低）
7 8 9 10 11 12 13 14 15 16 17 18 19 20 21 22 23（時）

的最高峰是在中午12點左右，所以午餐吃得豐盛一點也沒有關係。而分泌胰島素的胰臟，其活動的最高峰是在下午3點左右，在這個時間帶裡，即使吃了含有醣類的零食點心也不會有問題。

另一個需要注意的生理時鐘，就是BMAL1的活動時間。所謂的BMAL1，其實就是蛋白質的一種，作用在於調整生活作息，同時負責號令脂肪囤積。當BMAL1的數值增加時，脂肪的囤積量也會跟著增加。

通常BMAL1會在晚上九點以後急速增加，分泌最少的時刻，則是在下午3點左右。也就是說，根據這兩個生理時鐘衍生出兩個準則，那就是「在深夜進食NG」以及「下午的點心時間OK」。只要靈活運用這兩點，就能養成吃不胖的飲食習慣。

生理時鐘 2

## 夜晚是代謝器官—肝臟與胰臟的休息時間 因此由腎臟來進行體內掃除

由於進行代謝的肝臟與調整血糖值的胰臟在晚上也需要休息，
所以晚上吃太多很容易就會發胖。反而是腎臟到了夜晚就活性化起來，
因此不妨多吃點蔬菜幫助腎臟進行體內清掃工作吧。

### 負責消化、代謝機能的「內臟」活動表

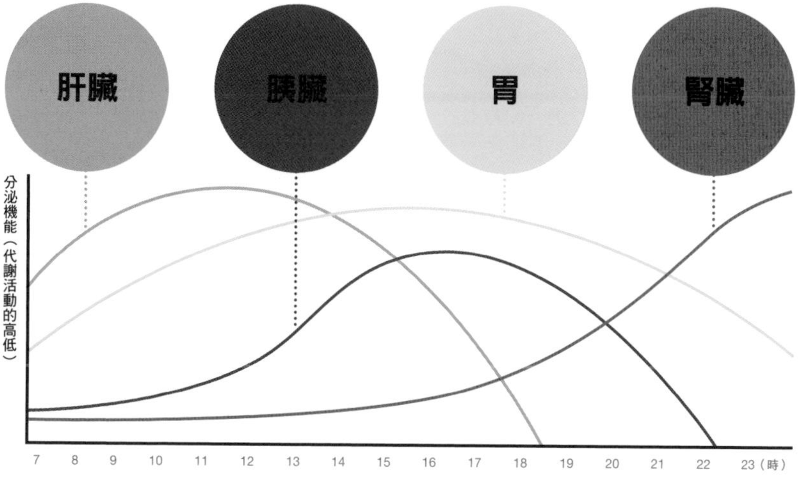

肝臟
胰臟
胃
腎臟
分泌機能（代謝活動的高低）
7
8
9
10
11
12
13
14
15
16
17
18
19
20
21
22
23（時）

1/8

掌握3餐＋點心的關鍵

# 根據生理時鐘所排定的飲食時間表

前頁介紹了由兩個生理時鐘所衍生而出的「吃不胖準則」，現在就讓我們來仔細確認，如何配合準則排出正確的飲食時間表。

## 晚餐不用吃太多的秘訣就在點心裡

前頁所介紹的兩個生理時鐘之一「BMAL1」，其活動的基準就是人類原本的作息時間，與遠古祖先們日出而作、日落而息的生活習慣，可說是完全一致。

當然，生活在現代的我們，已經無法與祖先們擁有相同的生活習慣，但只要靈活運用生理時鐘的特性，就能排定出正確的飲食時間表。

早上是所有活動的起點，

## 早上

攝取熱量來源—醣類、
蛋白質加上少許脂肪
讓體溫上升並啟動身體運作的開關！

為一天拉開序幕的早餐，首要目標就是補給足夠的熱量。由於促進代謝的肝臟早已處於勃發狀態，所以早餐可以吃得很豐盛。分泌胰島素的胰臟雖然還在暖身階段，但醣類的消化主要是靠唾液中的消化酵素，不必擔心消化不良。而雞蛋和優格等優質蛋白質能夠促使體溫升高，是很重要的早餐良伴。

**菜單**

小餐包、荷包蛋、生菜沙拉、優格、咖啡

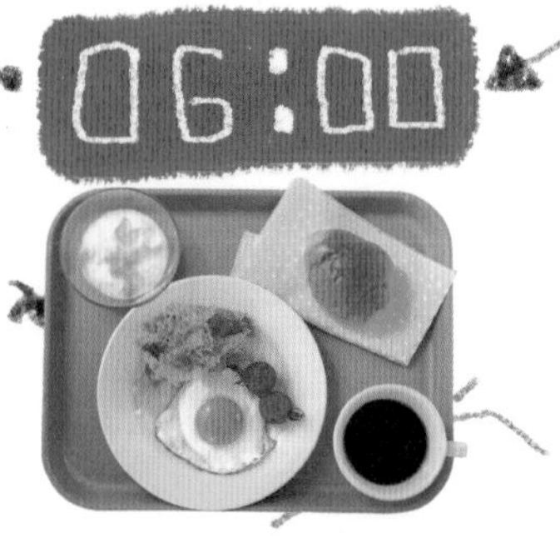


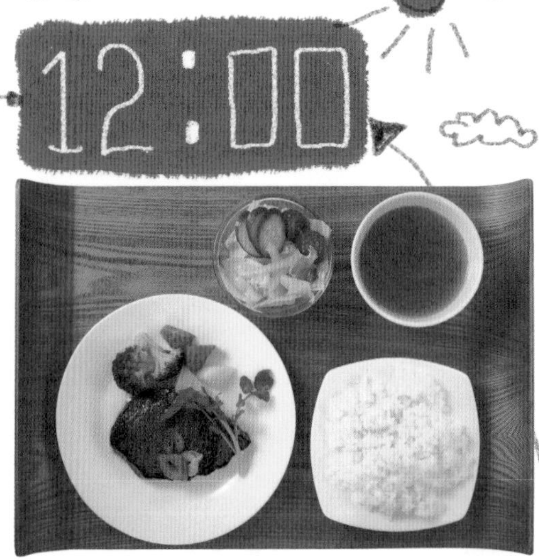


## 中午

肝功能勃發的中午代謝最為旺盛
請大量攝取能夠促進代謝功能的
維他命類和蛋白質

中午是肝臟的代謝機能進行到最高潮的時候，分泌胰島素的胰臟也進入活性化，除了用餐之外，也是非常適合運動的時間帶。午餐時最好攝取均衡的營養，特別是能夠提供優質蛋白質的食物，像是肉排、蒸魚、生魚片以及烤魚等。蔬菜方面也需要大量攝取，以補給食物纖維和促進代謝的維他命、礦物質等營養素！

**菜單**

白飯、肉排、生菜沙拉、湯品

身體會先輸送養份到準備進行代謝活動而開始活性化的肝臟裡。包括腦部在內，此時最需要的，就是成為身體營養來源的醣類。

中午時，肝臟的活動到達最高峰，代謝機能也相對提高，這時吃再多也不用擔心發胖的問題，所以可以好好享受一頓豐盛的午餐，為下午的工作儲備體力。

接下來需要為身體補充營養的時間點就是傍晚，請先確認自己的晚餐時間，或是計算一下自己到底空腹了多久，必要時，可以選擇含有醣類的點心為身體提供熱量。

晚餐的進食原則，就是不要吃太多。此時肝臟已經進入休息狀態，代謝率也跟著下降，加上晚上9點之後，BMAL1的急速增加，讓脂肪囤積率也大幅提升。這時請選擇以蛋白質和蔬菜為主的菜單，讓身體進行修復和淨化。

## 晚上

**脂肪囤積量瞬間加速暴升**
**優質蛋白質和蔬菜的維他命**
**就是身體此刻最佳的整備原料**

晚餐最好在控制脂肪囤積的蛋白質＝BMAL1 急速增加的 21 點前用完。由於這時肝臟已經進入休息時間，胰臟的活動量也逐漸降低，因此請選擇不會造成內臟負擔且容易消化的食物。此外，夜裡內臟溫度容易降低，生菜沙拉類的食物要盡量避免，改吃燙青菜、燉菜或蔬菜粥等會比較好。

**菜單**

鮭魚豆腐粥、燙青菜、米糠醬菜

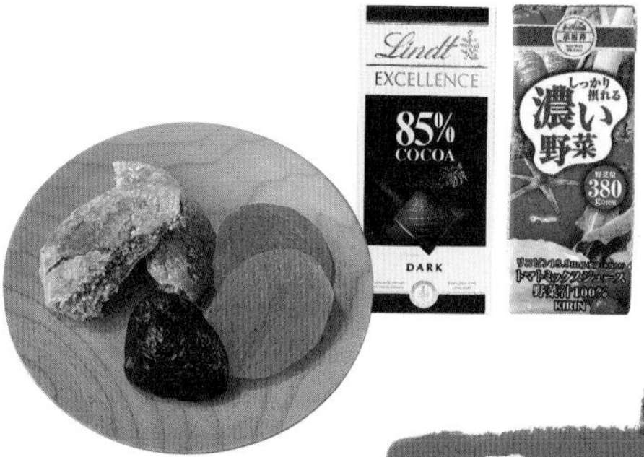


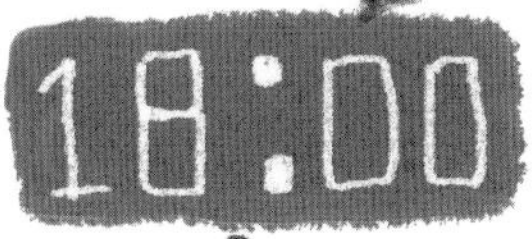


## 傍晚

**下午5點，分泌胰島素的**
**胰臟進入全盛活動期**
**想吃甜點就要趁這個時間帶！**

晚餐時間若是在 7 點左右，下午就沒有必要吃點心了。可是無法確定晚餐時間的時候，為了避免長時間空腹，點心就可以在傍晚時派上用場。雖然在這個時間帶裡，肝臟功能會逐漸下降，不過由於胰臟進入活性化，所以不妨吃些以糖份為主的點心，像是食物纖維豐富的水果乾、含有大量多酚的黑巧克力、果菜汁等，都是很好的選擇。

**推薦的點心**

水果乾、黑巧克力、果菜汁

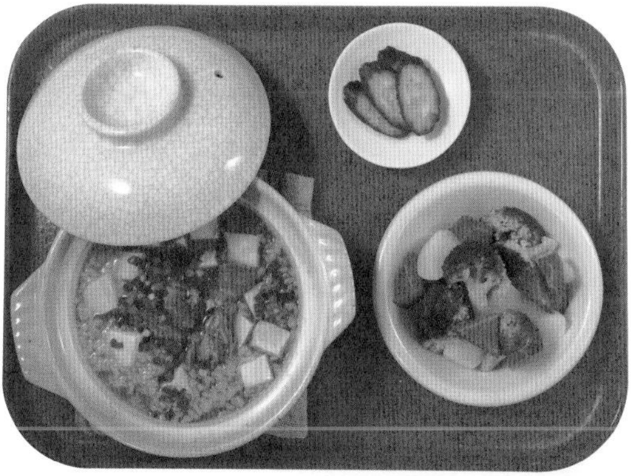

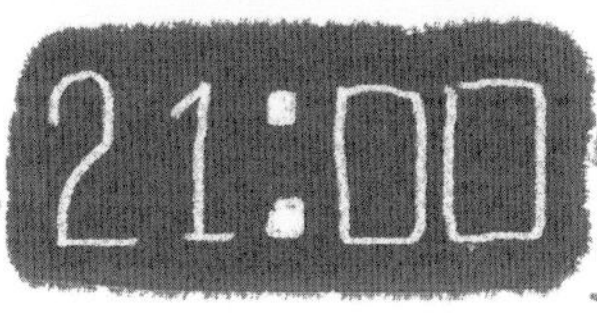

2/8

晚餐嚴重Delay的對應方法

# 晚上9點之後的主食只能是蔬菜和大豆製品

相信大家都知道晚餐越早吃越好。可是，總是會碰到因為工作而無法提早用餐的狀況。這時該如何是好？會不會發胖就端看此分歧點。

**不會發胖的宵夜小秘訣**

**Point 1**

脂肪＆醣類絕對NG

**Point 2**

以大豆製品代替魚、肉類

**Point 3**

補充足夠的維他命和礦物質

## 關鍵在於選擇蛋白質為主的食材

雖然知道晚上9點以後進食會造成肥胖，但一週裡總有幾天非得加班不可。而為了滿足自己的口腹之慾，晚餐也總是大口喝酒、大口吃肉。或許心裡覺得偶一為之並沒有關係，但若不斷重複的話，脂肪一定會增加。

根據內臟的活動時間，此時的肝臟已處於休息狀態，胰臟也即將停止運作，而控制脂肪囤積的BMAL1會在這時

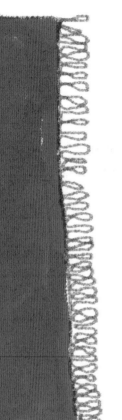

## 為了維護身體
## 不妨來一碗富含
## 蛋白質的熱湯！

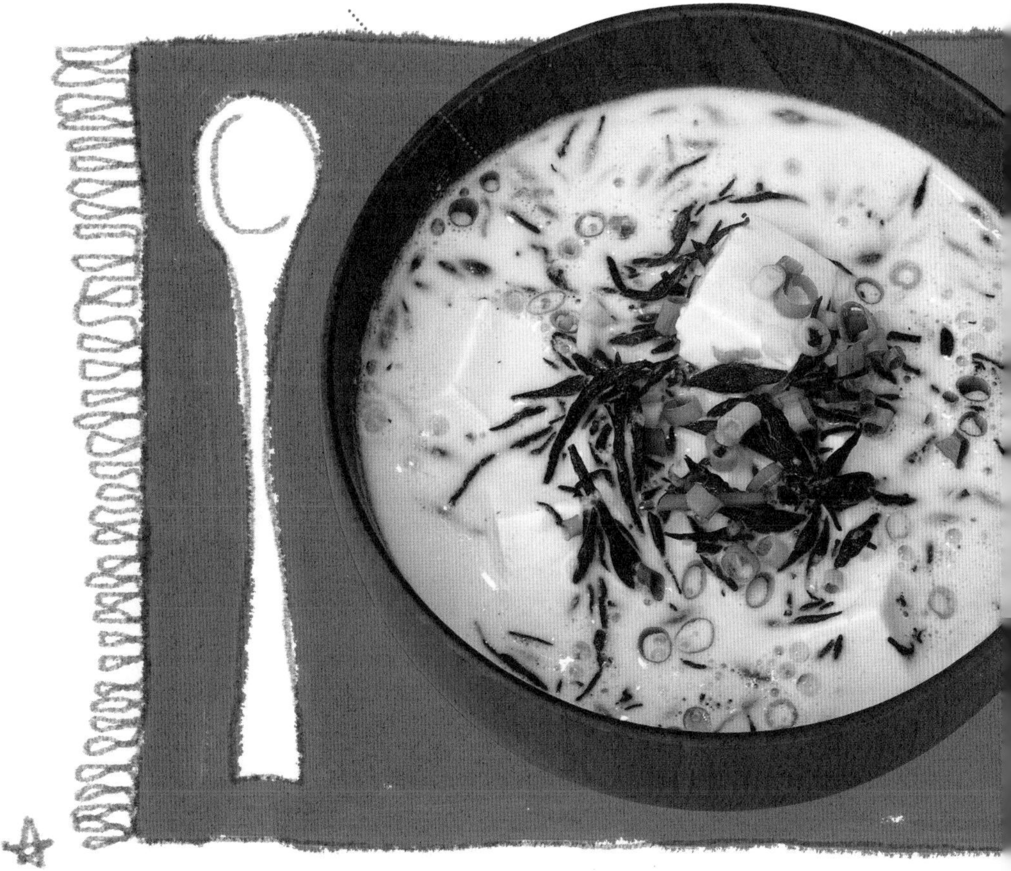

急速增加，因此最好別在此時間帶攝取高脂肪食物。話雖如此，什麼都不吃也不行。深夜裡，除了會分泌成長荷爾蒙之外，也是修復身體組織的作業時間，這時候最需要的就是蛋白質。不吃晚餐讓身體處於蛋白質不足的狀態下，修復作業就無法徹底完成，導致肌膚乾燥、頭髮失去光澤，肌肉減少以及疲勞無法消除等症狀，嚴重更會影響隔天工作。

因此，在不得不延遲吃晚餐的夜裡，解決此困境的救星就是大豆製品和蔬菜。大豆製品除了脂肪含量極低之外，還具有豐富的蛋白質，對消化吸收方面極有助益。而蔬菜除了含有維他命、礦物質等身體必要的營養素之外，也能提供幫助排便的食物纖維。

希望大家能夠活用這兩種食材，以渡過這段令人困擾的時間帶。這麼一來，就能在不囤積脂肪的情況下，輕鬆維持纖瘦的體型。

2/8

## 21點以後請向脂肪&醣類說不！

# 拒絕囤積脂肪的晚餐食譜

為大家介紹以大豆製品和大量蔬菜做成的零脂、零醣菜單。當中豐富的食物纖維，能營造出不輸其他主食的飽足感。

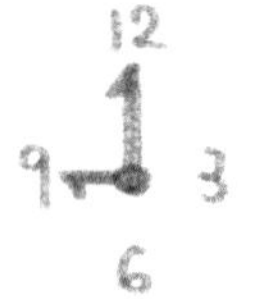


### 21點以後醣類OFF 請以蔬菜和大豆製品為主食

在餐後熱量消耗減少的夜晚，除了脂肪之外醣類也要極力避免。另外，以熱呼呼的湯品溫暖內臟也是重點之一。

利用豆腐和豆漿，
充分補給蛋白質。
羊栖菜的食物纖維
可以促使腸道蠕動。

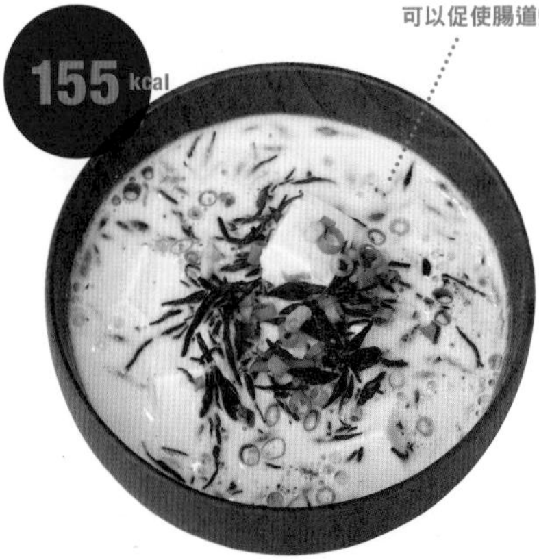


### 羊栖菜豆腐豆漿鍋

將高湯（1／2杯）倒進鍋裡煮沸後，把生的羊栖菜（50g）、切成小塊的豆腐（1／3塊）和豆漿（1／2杯）加進去，再改用文火慢熬，接著加入生薑泥（1／2小匙）並用鹽巴調味，最後撒上蔥花。

香菇和豆類內含大量食物纖維，
此外豆類也能提供蛋白質，
不必吃到飯也一樣有飽足感。

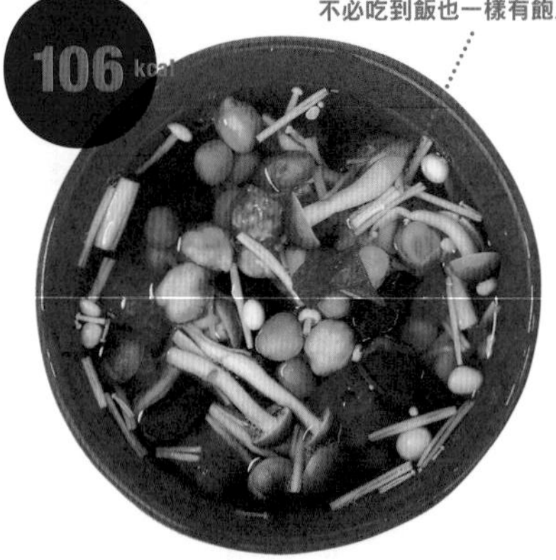


### 香菇豆子蕃茄湯

先將佔地菇（20g）剝成小株，金針菇（20g）切半。鍋裡放進2杯水煮沸後，將高湯粉1／2小匙、佔地菇、金針菇以及綜合豆子（50g）放進去熬煮，最後加入切丁的蕃茄（1／2個），再用鹽巴調味即可。

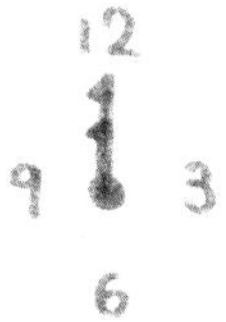

12
9
3
6

# 午夜12點後 建議飲用豆漿或牛奶

睡前飲用一杯蛋白質豐富的豆漿或牛奶，
內臟疲勞就不會延續到隔天早上。

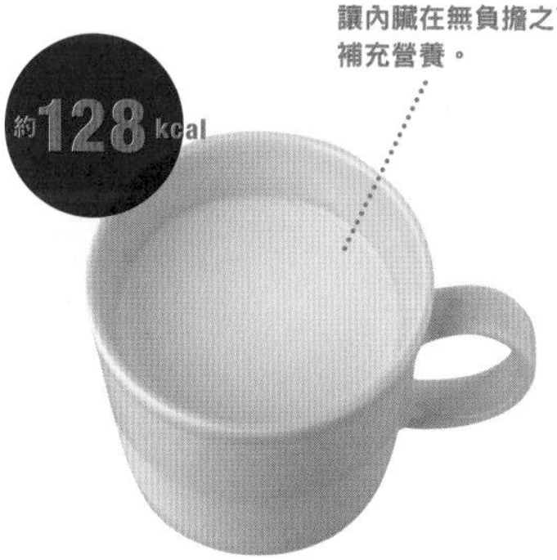

約128 kcal
運用對消化有益的蛋白質，
讓內臟在無負擔之下
補充營養。

## 熱豆漿・牛奶

豆漿或低脂牛奶的脂肪含量較低，也很容易消化，半夜飲用不會對內臟造成負擔。為了避免內臟溫度降低，喝溫熱的飲品較好。雖然以不加砂糖為原則，但想加點糖的話，不妨選用礦物質豐富的黑砂糖或蔗糖。

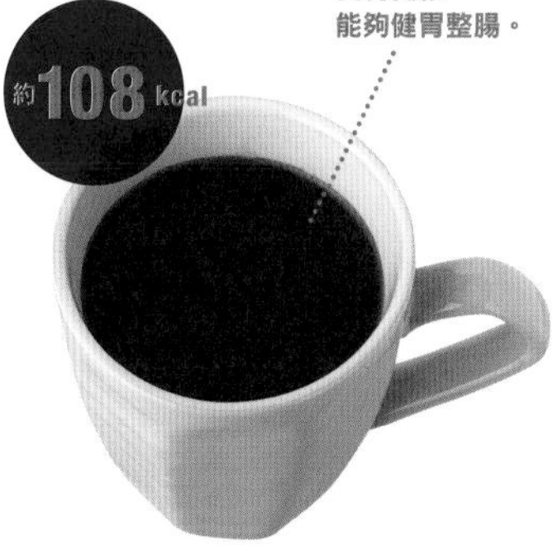

約108 kcal
可可亞中的
食物纖維，
能夠健胃整腸。

## 熱牛奶可可

可可亞含有豐富的食物纖維，對改善腸道蠕動相當有效。可可多酚也具有抗氧化作用，能降低中性脂肪或膽固醇。將可可亞加進熱牛奶或豆漿中，除了食物纖維外還能攝取蛋白質，是不錯選擇。

3-8

## 運用點心擊退空腹所引發的肥胖

# 午茶點心以醣類為主 並視情況增減蛋白質攝取

在胰臟活動旺盛、脂肪囤積率較低的午後，可盡量多吃些零食和點心。特別是經常忙碌到很晚才能用餐的人，更應該學會如何有效地運用午茶點心。

**進食方式與血糖值的變動**

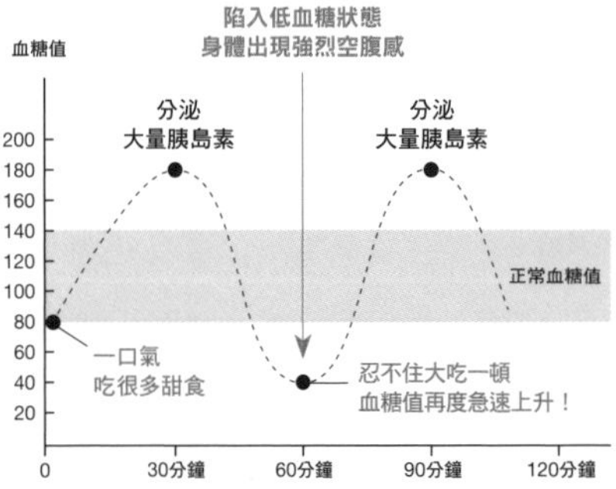


**形成高血糖的原因**

忙碌的人在空腹時，大多會狼吞虎嚥地填飽肚子，因而造成血糖值過高。血糖值在急遽上升後，會因為反作用力而迅速下降形成低血糖狀態，這時會出現強烈的空腹感促使人吃下更多東西，於是血糖值又再度升高然後降低……如此不斷地惡性循環下去。

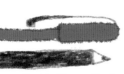

### 將點心變成減肥拍檔的秘訣

如同第16頁所解說的一樣，只要配合生理時鐘，那麼即使在傍晚時吃點心也不會發胖。但是，這並非意指在傍晚時就能隨興地吃點心，如果不能考量到各種狀況，那麼也只是白白增加卡里路而已。

首先，請先考慮是否有吃點心的必要。肚子真的餓了嗎？中午有好好地吃飯嗎？晚餐時間還要很久嗎？有確實地做運動嗎？在決定要不要吃點心之前，請先仔細想想上述這些問題。

接著，該如何做判斷呢？假設中午只吃了一個三明治，而晚上又一定要加班，這時請選擇香蕉（一根）做為點心。不過，若是覺得只吃一個三明治也能撐到晚上8點的話，那就不需要再吃點心了。

而在感覺到空腹時，請先回想一下前一餐吃過什麼，以及到下一餐為止還需要多久的時間，若是會讓空腹時間拉

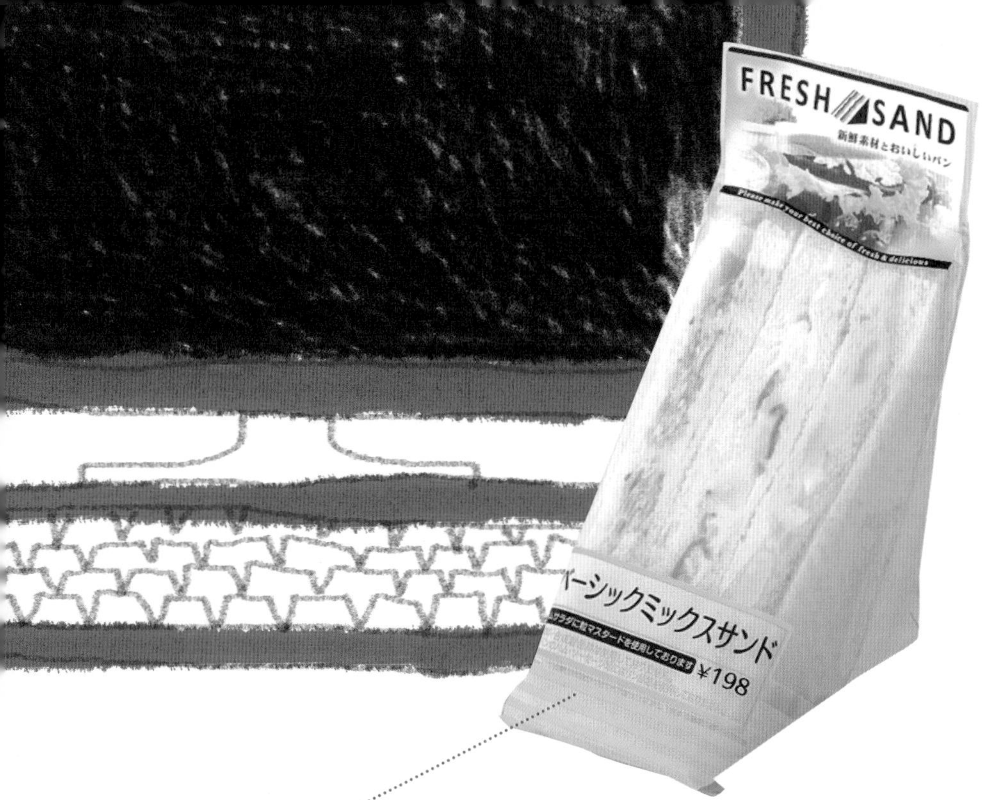


**能不能有效地運用點心就是打造不發胖體質的重要關鍵**

長，那麼就一定要吃點心。

另外一項需要特別注意的，就是點心的選擇。而選擇的基本原則就是「向醣類招手，向脂肪說不」。

能夠迅速轉化為熱量的醣類，只要不攝取過量，就不會被當成脂肪囤積起來。但若是高卡路里的脂肪，就很容易被囤積在體內。同樣的，蛋白質若是沒有完全被消耗的話，也會被當成脂肪囤積起來。更糟的是，蛋白質在分解時，還會產生氨氣，讓擔任解毒、過濾工作的肝臟和腎臟增加不少負擔。此外，點心若是選擇主要成份為脂肪和蛋白質的炸雞，不僅無法擊退體脂肪，對內臟的健康也會造成不良的影響。

攝取進身體內的營養素，除了身體所需要的部份外，其他都會成為脂肪的來源。所以吃點心只是為了調整身體的平衡，對減肥來說，並不會有額外的加分作用。在理解身體的狀況以及營養素的特性之後，最重要的就是要能靈活運用。下一頁將會針對各種不同的情況，為大家介紹點心的選擇方法，請務必要參考。

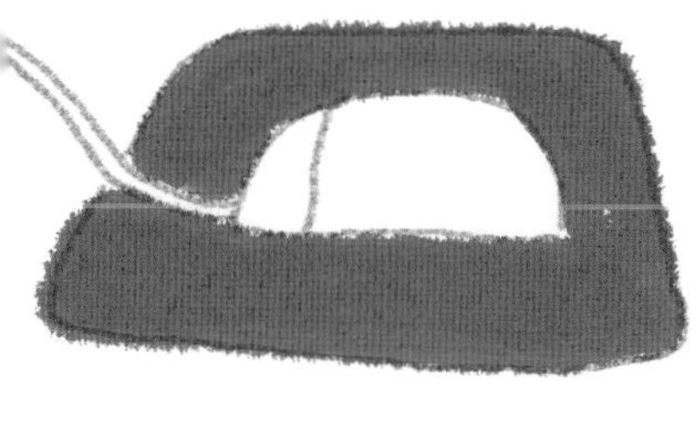

3-8

## 不必擔心卡路里攝取過量

# 針對各種情況的點心活用法

選錯點心的話也會造成體脂肪的增加，請配合各種狀況選擇正確的菜單，讓點心成為減重的強力後援。

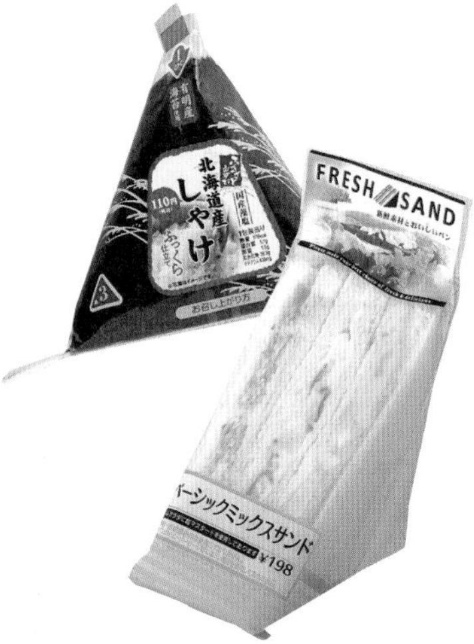


避免長時間處於空腹狀態，讓身體解除飢餓警報。藉由蛋白質和從醣類中獲得的熱量，能讓體溫上升並促進新陳代謝。

case 1

### 因為加班而延誤晚餐時間

#### 傍晚若已攝取過醣類＋蛋白質的簡單點心晚餐就必須避免攝取過量

如果在晚餐前還得保持一段時間空腹，那麼不妨就先吃些點心。時間可以選在肝臟和胰臟皆為活性化的下午６點，點心則選擇含有醣類和蛋白質的綜合三明治或鮭魚飯團，當然優格也很不錯，但別忘了晚餐要吃少一點。

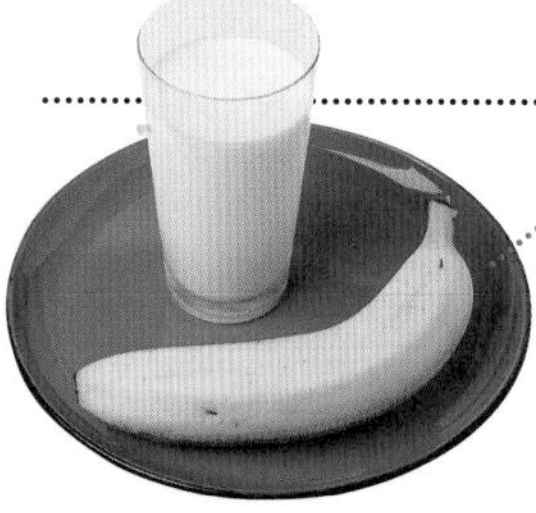

運動前

case 2

### 下班回家後進行體能訓練

運動前除了醣類之外，蛋白質也要一起攝取。運動後則必須立刻補充營養，這就是最正確的做法。牛奶是提供蛋白質的最佳來源，消耗殆盡的醣類則可從飯糰補給。

#### 運動前3小時和運動後皆需補足身體所需的醣類和蛋白質

空腹做運動就像是在拜託身體削減肌肉一樣，千萬不可行。運動前３小時和運動後，最好同時補充醣類和蛋白質。不妨以牛奶＋香蕉或牛奶＋飯糰的組合，讓身體所需要的營養素獲得充分地補給。

運動後

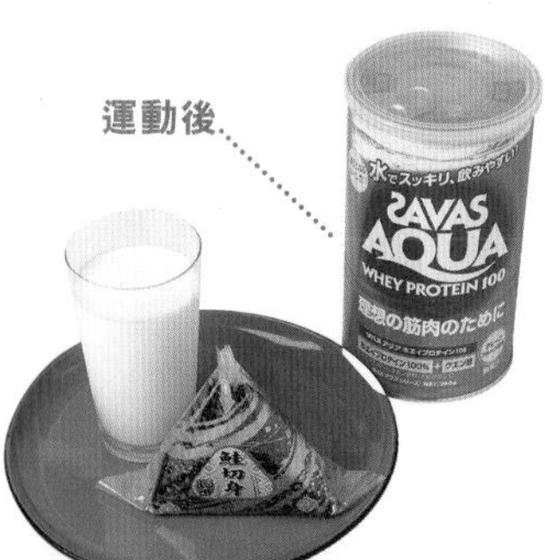

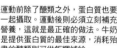

**就算聽到肚子咕嚕咕嚕叫，也不可以上當！**

肚子發出咕嚕咕嚕的叫聲，並不代表就是空腹狀態。胃袋受到擠壓時也很容易發出聲音，所以吃東西前必須確認肚子是不是真的餓了。如果腦袋裡沒有浮現想吃的食物，那麼很有可能是假警報。

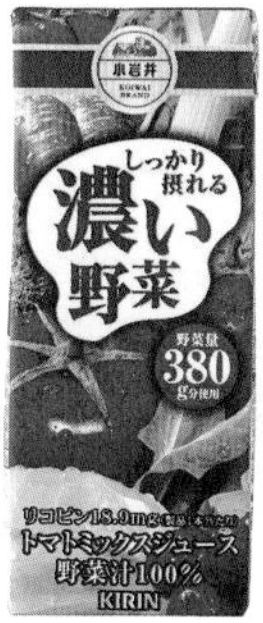


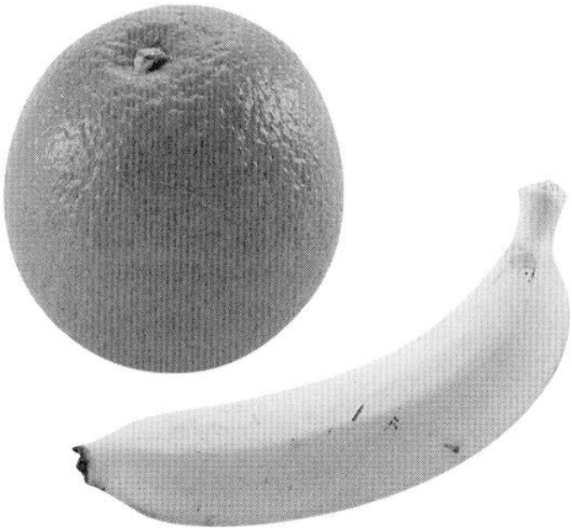

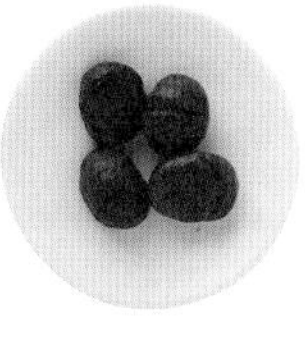

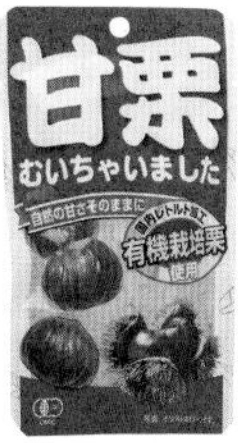


點心時間若是與晚餐時間相距不遠，那麼只要攝取醣類就好。水果中的果糖不僅能夠輕易地轉化成熱量，還能補充水份、維他命、礦物質等，可謂一舉兩得。

case 3

## 因為太忙而錯過午餐時間！

### 傍晚時，不妨吃些以醣類為主的點心

因為太忙而錯過午餐，等注意到時已經都快傍晚了……這種時候，身體或許早已切換成囤積脂肪的模式。為了避免吃東西後血糖值急遽上升，建議選擇水果做為點心，因為水果的果糖不會影響血糖值，又能輕易轉化為熱量，栗子也是很好的選擇。

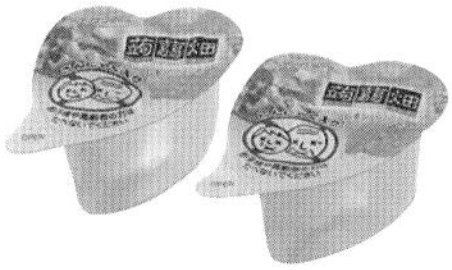


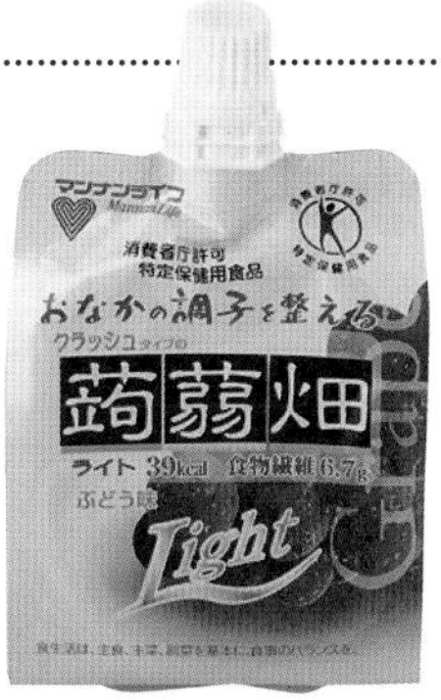


入夜後內臟溫度容易降低，所以要盡量喝熱飲。有便秘問題的人，不妨選擇富含食物纖維的可可亞或蒟蒻果凍。

case 4

## 馬上就要睡了但肚子卻餓得睡不著……

### 喝杯可可、豆漿或牛奶之後再做個深呼吸

深夜吃東西一定會發胖，所以非忍住不可。可是就這樣去睡的話，不但會殘留疲勞感，代謝率也會低降，可說是百害而無一利。此時建議飲用能補充蛋白質的豆漿或牛奶來解除空腹感，稍微加一點糖也不要緊。

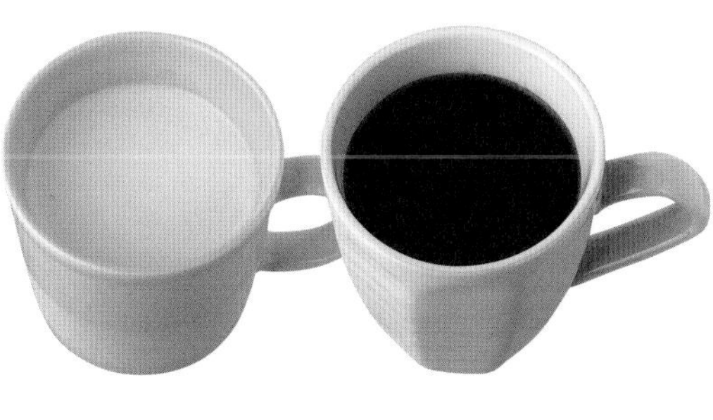

4
8

## 避免血糖值急速上升的飲食法

# 預防「高血糖肥胖」關鍵在於「進食順序」

血糖是可從食物中獲得的重要能源，但當紊亂的飲食習慣打亂血糖的平衡時，就有可能成為肥胖的原因。那麼，你的血糖值正不正常呢？

### 預防高血糖是打造易瘦體質的基本

吃東西時，血液中的糖份會增加（血糖值上升），此時胰臟會分泌胰島素，將糖份送往身體各組織並將其轉化為熱量，完成後血糖值就會下降。

這樣的循環過程若是正常，就不會有什麼問題，但若是血糖值過高或胰島素分泌過多，那就必須密切注意了。當血糖值急遽上升時，胰臟會釋放出大量胰島素，這些胰島素會強迫性地將過多糖份運送到身體各組織中，除了需要的部份，多餘的糖份會被當成脂肪儲存起來，而脂肪也會在未被代謝的狀態下一起囤積。

話雖如此但也不必太過擔心，只要在進食方面多加用心，就能預防血糖值急遽上升。首先要注意的是進食順序，基本原則就是先吃蔬菜或喝湯，最後才吃醣類食物。另一方面，請注意別讓空腹時間拉長，同時避免攝取容易造成血糖值上升的高GI值食品。

### 為什麼高血糖會造成肥胖？

高血糖之所以會造成肥胖，並不只是因為醣類攝取過量。由於三大營養素中，最先被代謝掉的就是醣類，在高血糖時，身體光忙著代謝醣類，無法兼顧一起攝取進去的脂肪，而讓其直接轉化成體脂肪囤積起來。也就是說，攝取過量的醣類＋脂肪，就是在催促身體囤積體脂肪。

**攝取醣類**

↓

**血糖值上升**

分泌胰島素

↓

**血糖被運至肝臟・肌肉**

↓

**過多的血糖**
**囤積至脂肪細胞**

↓

**體脂肪增加**

# High

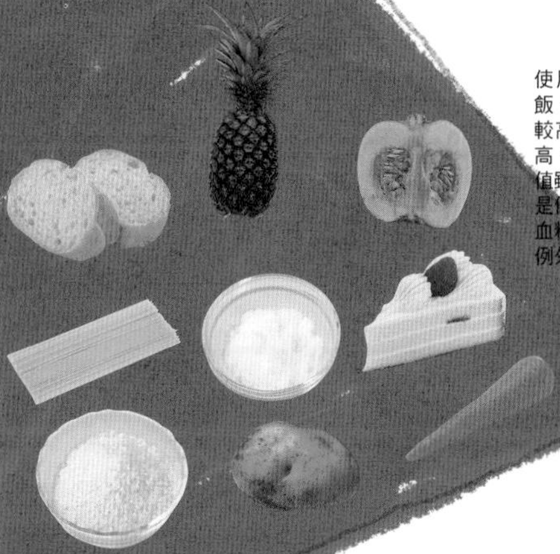

使用大量砂糖的食品、白飯、麵包以及甘薯類等醣類較高的食物，其GI值也較高。相較之下，蔬菜的GI值雖低，但南瓜和紅蘿蔔則是偏高的。水果中的果糖對血糖雖無作用，但鳳梨卻是例外，請務必要記住。

▲

| 高GI值 | |
|---|---|
| 特級砂糖 | 109 |
| 法國麵包 | 93 |
| 巧克力 | 91 |
| 吐司麵包 | 91 |
| 馬鈴薯 | 90 |
| 牛奶糖 | 86 |
| 精製米 | 84 |
| 果醬 | 82 |
| 蛋糕 | 82 |
| 烏龍麵 | 80 |
| 仙貝 | 80 |
| 紅蘿蔔 | 80 |
| 山藥 | 75 |
| 玉蜀黍 | 70 |
| 義大利麵 | 65 |
| 鳳梨 | 65 |
| 南瓜 | 65 |

▲

# GI值

▼

## 進食順序為GI值Low→High！

想要防止血糖值快速上升，建議攝取GI值在60以下的食品。但是如果只攝取低GI值的食品，將會造成營養不均衡的問題。因此，多樣選擇各類食物中GI值較低的食物，就不必擔心血糖值升高或營養不良，以穀類來說，可選擇蕎麥或玄米等。

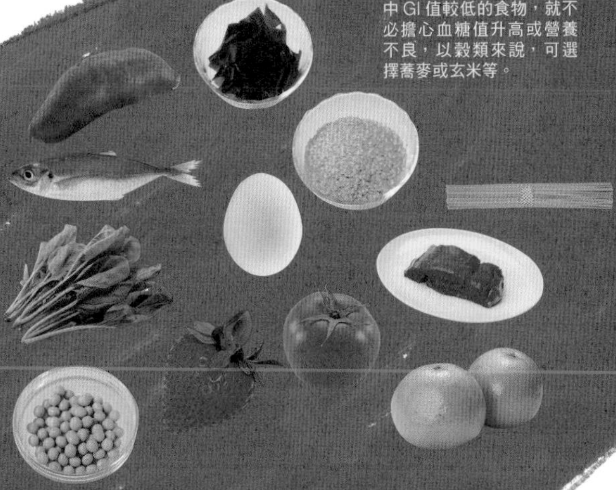

| 低GI值 | |
|---|---|
| 芋頭 | 55 |
| 玄米 | 55 |
| 蕎麥麵 | 54 |
| 肉 | 47 |
| 豆腐 | 42 |
| 魚 | 40 |
| 葡萄柚 | 31 |
| 雞蛋 | 30 |
| 蕃茄 | 30 |
| 草莓 | 29 |
| 冬粉 | 26 |
| 青椒 | 26 |
| 香菇 | 25 |
| 蒟蒻 | 24 |
| 海帶芽 | 16 |
| 菠菜 | 15 |

▼

# Low

4/8

# 不必擔心卡路里攝取過量
# 從進食順序&食材方面雙管齊下

每天用餐時多花一點心思，就能有效預防高血糖。養成習慣之後，對打造不發胖的體質也有極大助益。

## 進食順序為熱湯、蔬菜、魚肉類 最後才是白飯

依照固定順序進食，能夠有效預防血糖值急速飆升。以生薑燒肉定食為例，進食的順序就是熱湯、生菜沙拉、生薑燒肉，最後是白飯。先以蔬菜的食物纖維和肉類的蛋白質墊肚子，能讓醣類的吸收變得平穩，如此即能有效抑制血糖值急速上升。此外，一開始先喝熱湯除了能夠促進血液循環之外，還能產生飽足感，對預防飲食過量也極具效果。

### ① 湯品

**先喝熱湯暖暖身體
提高代謝之餘還能獲得飽足感**

體溫太低會讓身體的代謝活動低下，因此用餐時，先喝熱湯來加速血液循環。湯中加了海藻、蔬菜等，還能順便攝取食物纖維，可說一舉兩得。

### ② 蔬菜

**利用蔬菜中的食物纖維
讓醣類的吸收和緩**

食物纖維能讓醣類的吸收速度減緩，所以蔬菜要比白飯先吃，尤其在長時間空腹的狀態下，血糖值更容易飆升，這時用蔬菜做緩衝極具效果。

### ③ 肉或魚等主菜

**魚、肉類的蛋白質
可讓血糖值上升和緩**

魚、肉類並不會對血糖值造成太大影響，所以可以比白飯先吃。不過，若是醬汁中用了很多砂糖，就很容易讓血糖值上升，所以一定要先吃蔬菜。

### ④ 白飯或麵類等主食

**白飯要仔細嚼過再吞
出現飽足感時最好停止進食**

進食的最後順序就是白飯。一路細嚼慢嚥下來，到吃白飯時，應該很快就能獲得飽足感，這時不必勉強自己把飯吃完，如此就能防止飲食過量。

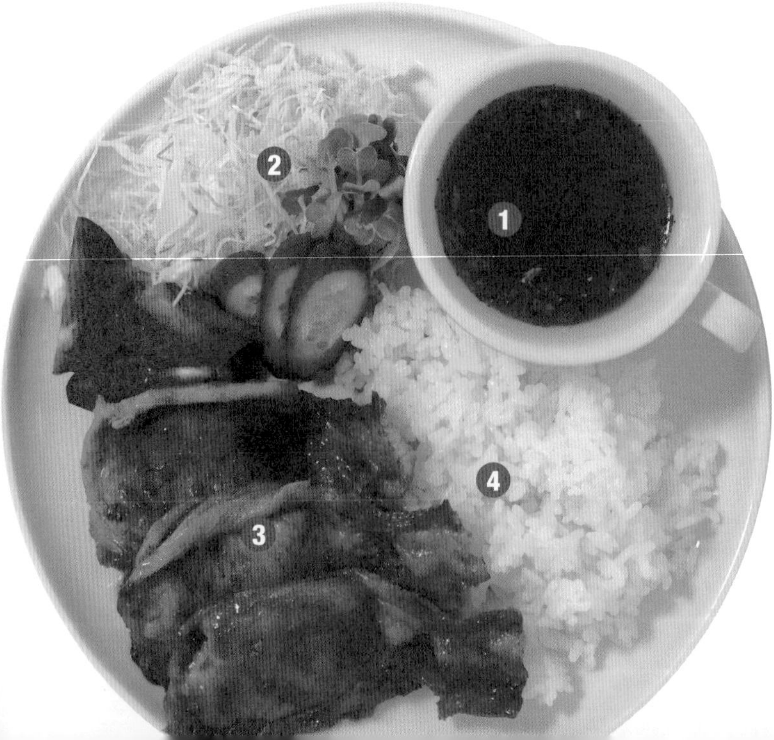

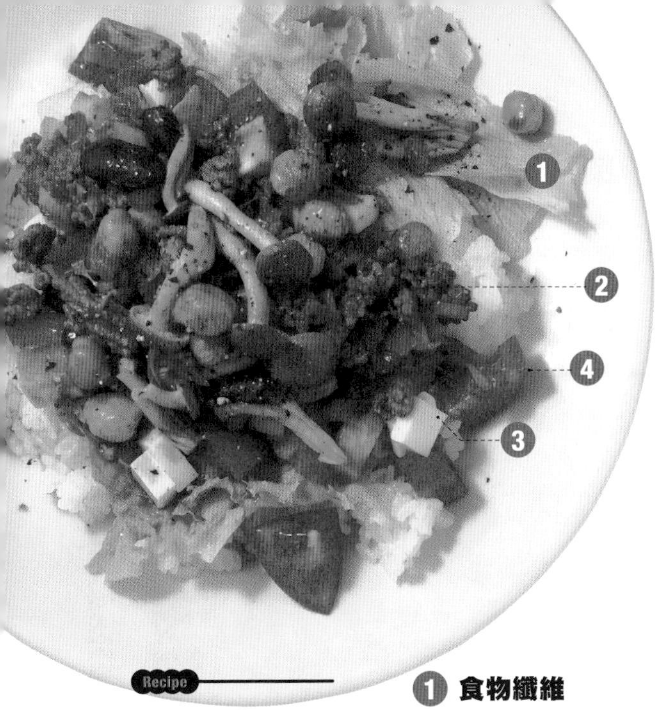


## 避免單獨攝取糖份 請搭配食物纖維、檸檬酸和乳製品

能夠有效抑制血糖值上升的成份，並不是只有食物纖維，像是能夠促進代謝、含有檸檬酸的蕃茄、檸檬、醋，以及富含蛋白質、食物纖維的大豆製品等，都是相當推薦的食材。此外，乳製品和醣類搭配在一起攝取，能夠降低 GI 值。而礦物質中的金屬元素鉻，在預防糖尿病上具有很好的效果。大豆、蛤蜊、羊栖菜、牛肉、起司、肝臟以及青花菜中，都含有豐富的鉻元素。

**Recipe**

①將佔地菇（30g）剝成小株，洋蔥（50g）切碎，蕃茄（1／2個）切成塊狀。②以橄欖油熱好平底鍋後，依序把絞肉（50g）、洋蔥、佔地菇、綜合豆（50g）等放進去炒，接著再用伍斯特醬（2小匙）、鹽巴和黑胡椒來調味。③將撕成小片的萵苣（約2片）以及步驟1的食材一同倒在盛好的白飯（150g）上，最後撒上起司（10g）和辣椒醬（適量）即可完成。

### 1 食物纖維

食物纖維分為水溶性和非水溶性兩種，對預防血糖值上升都很有效，兩者搭配在一起攝取也很不錯。秋葵和海藻中黏黏的成份正是水溶性食物纖維，是極佳的健康食物，可積極攝取。

### 2 大豆製品

含有豐富蛋白質與食物纖維的大豆，最適於用來抑制血糖值。同時，大豆中也含有醣類代謝時不可或缺的維他命 B1、B2，以及能夠預防糖尿病的金屬元素鉻。加上極具口感，可以有效防止飲食過量。

### 3 乳製品

將 GI 值低下的乳製品和醣類一起攝取的話，就能降低 GI 值。空腹時選用起司或優格來當點心，早餐則以起司烤吐司、牛奶和麵包等，搭配出抑制血糖值的優質菜單。

### 4 檸檬酸

檸檬酸可以促進三大營養素的代謝，也能促使血液中的醣類加速轉化成熱量，對降低血糖值極具效果。蕃茄、檸檬、梅乾以及醋等食材中，就含有大量的檸檬酸。

### 進食前先飲用茶或咖啡 能夠有效抑制 血糖值快速上升

咖啡和茶中含有的咖啡因和茶多酚，具有抑制身體吸收醣類的作用，長期飲用的話更具效果，建議大家可以養成餐前喝茶或喝咖啡的習慣。

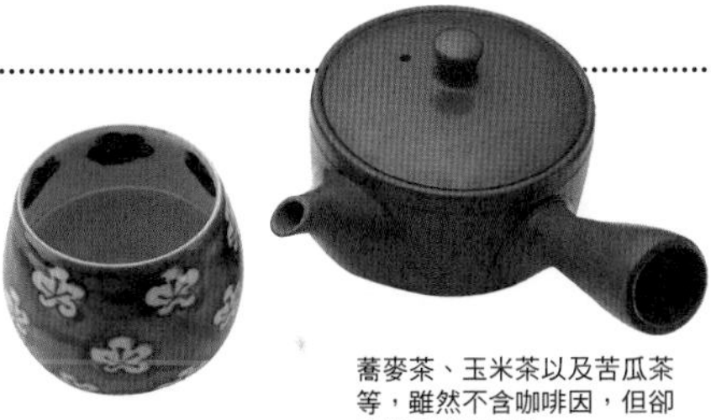

蕎麥茶、玉米茶以及苦瓜茶等，雖然不含咖啡因，但卻有豐富的茶多酚。

5 8

## 不會發胖的油脂攝取法

# 想要均衡攝取油份 就由強化n-3脂肪酸開始！

油脂不是減肥的大敵，只要均衡攝取就能成為令人安心的後盾！從今天起，就和好的油脂一起邁向無負擔的減肥之路。

### 只要脂肪保持均衡 就不容易發胖

想要打造健康又不易發胖的體質，就必須正確地攝取脂肪。而會不會發胖的關鍵，就取決於脂肪是否維持在均衡狀態。根據脂肪酸的種類，脂肪也跟著被分門別類，下圖所示即是脂肪酸的分類以及理想的均衡指數，但以現代人的生活來看，幾乎已經完全偏離標準，會發胖也是理所當然。

需要盡早修正的，是飽和脂肪酸、n-6脂肪酸的減量，

### 目標就是平衡脂肪酸！

**7 : 3　飽和脂肪酸**

主要為動物性：油脂、奶油、人造奶油、酥油

**西式料理含有過多的飽和脂肪酸及單元不飽和脂肪酸**

西式料理通常含有很多飽和脂肪酸及n-6脂肪酸，所以吃牛、豬肉時，要選脂肪量較少的里肌肉或腿肉，雞肉則選擇雞胸部位較好。油炸食品中的n-6脂肪酸非常高，請盡量避免。而咖哩、燉菜等醬湯類食品中，所含飽和脂肪酸和n-6脂肪酸都很高。

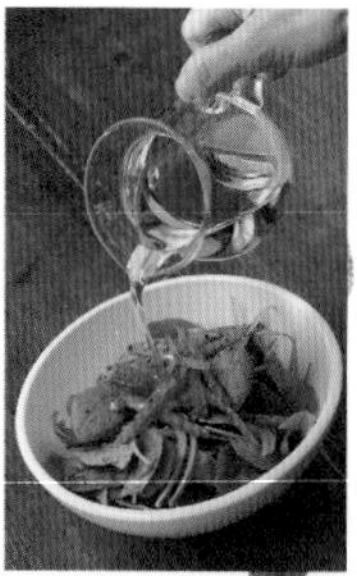

以橄欖油代替市售的各種醬汁，或是將料理用油改換成橄欖油。除了豐富的單元不飽和脂肪酸外，內含的鮫鯊烯也對提高肝功能頗具助益。

**注意　反式脂肪酸**

反式脂肪酸中含有人工製造的氫化油，對人體健康會造成不良的影響，甚至危害到生命。人造奶油、酥油以及加工食品中，通常含有大量反式脂肪酸，必須小心注意才行。

以及n-3脂肪酸的增量，特別是n-3脂肪酸具有促進脂肪燃燒的功能。青魚的油脂中即含有豐富的n-3脂肪酸，請以一天攝取一次為目標，積極地讓體內脂肪達到均衡狀態。

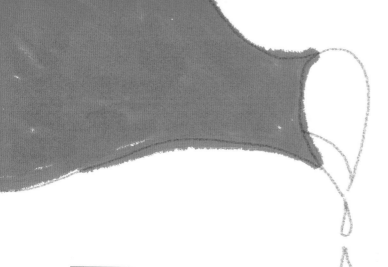

**不飽和脂肪酸**

主要為植物性

**多元不飽和脂肪酸** **3 : 4** **單元不飽和脂肪**

橄欖油

**n-3 脂肪酸** **1 : 4** **n-6 脂肪酸**

魚貝類油脂、
亞麻仁油、紫蘇油

沙拉油、芝麻油

**最該攝取的油類！對減少體脂肪極具效益**

### 想要攝取單元不飽和脂肪酸請選擇耐熱的橄欖油

橄欖油中的大量油酸也被稱為n-9脂肪酸，是屬於單元不飽和脂肪酸。如上圖的比例所示，單元不飽和脂肪酸和多元不飽和脂肪酸之間的平衡非常重要。雖然不可過度攝取，但單元不飽和脂肪酸氧化安定性佳，不易產生過氧化脂質，適度攝取絕對沒有問題。

### 日式料理中的魚類定食具有比例均衡的脂肪酸

n-3和n-6脂肪酸之間的理想均衡指數是1：4，但以實際情況來看，卻是1：10甚至達到1：50這樣驚人的比例，兩者之間已經完全沒有均衡可言。因此，請增加n-3脂肪酸的攝取，在油炸食物和炒菜時，減少料理用油以降低n-6脂肪酸的比例。

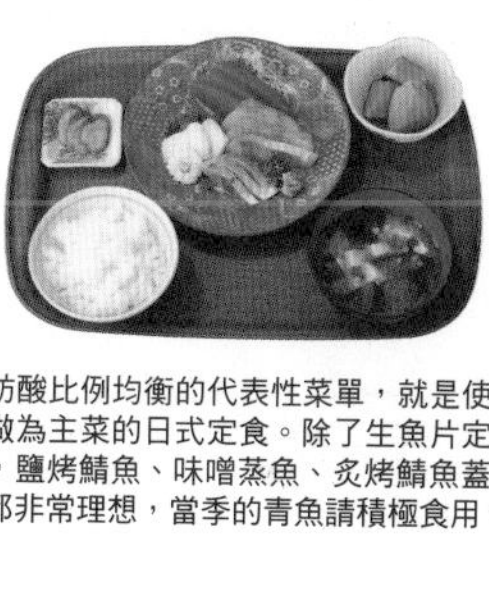

脂肪酸比例均衡的代表性菜單，就是使用魚類做為主菜的日式定食。除了生魚片定食之外，鹽烤鯖魚、味噌蒸魚、炙烤鯖魚蓋飯等也都非常理想，當季的青魚請積極食用。

5/8

有效燃燒脂肪

# 能促進燃脂循環的強效食譜！

以正確的方式攝取油脂，是促進脂肪燃燒的聰明做法。請務必持之以恆，為自己打造不會發胖的夢幻體質。

**脂肪燃燒循環的必要營養素**

| | | |
|---|---|---|
| 維他命B1 | 食材 | 豬肉、鮭魚、鰻魚、毛豆、米糠醬菜 |
| 維他命B2 | 食材 | 肝臟、鰹魚、鮪魚、納豆、雞蛋、牛里脊肉 |
| 維他命B6 | 食材 | 肉類、鰺魚、鰹魚、大蒜、小青辣椒、酪梨 |
| 維他命B12 | 食材 | 鮪魚、鰹魚、秋刀魚、貝類、肝臟 |
| 肉鹼 | 食材 | 羊肉、牛肉、鮪魚、鰹魚生魚片 |
| 維生素B5 | 食材 | 肝臟、納豆、雞胸肉、鱈魚子 |
| 菸鹼酸 | 食材 | 雞胸肉、鰹魚、鮪魚、義大利麵、舞菇 |
| 維生素H | 食材 | 胡桃、肝臟、牛奶、大豆、雞蛋 |

### 容易氧化的n-3脂肪酸就和維他命C、E一同攝取

維他命C和E能夠保護容易氧化的n-3脂肪酸，而南瓜中就含有豐富的維他命C和E。因此，當南瓜做為配菜一起上桌時，請一定要吃光。此外，同時攝取維他命C、E，比單獨攝取時更具抗氧化作用。

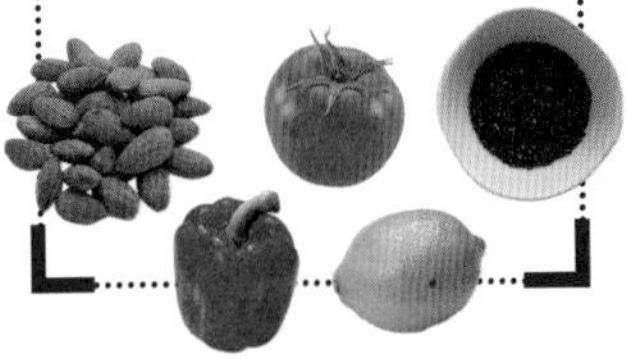

### 均衡攝取燃脂時的必要營養素

脂肪的燃燒，是在粒腺體中形成的檸檬酸循環裡，和醣類、蛋白質一起進行，而燃燒時則必需要有維他命B1、B2、B6、B12、左旋肉鹼、維生素B5、菸鹼酸、維生素H等營養素，只要欠缺任何一項，燃燒就會停滯不前，是非常重要的成份。為了能夠充分攝取到這些營養素，請務必注意哪些食材中含有這些成份。

**集燃脂營養素於一身的食譜**

## 鮪魚納豆活力蓋飯

**553kcal**

①將鮪魚生魚片（80g）、納豆（1包）、米糠醬菜（適量）以及蛋黃（1個）鋪在盛好的白飯（180g）上。

②將蒜泥（少許）、醬油（適量）加進蓋飯裡並撒上芝麻。

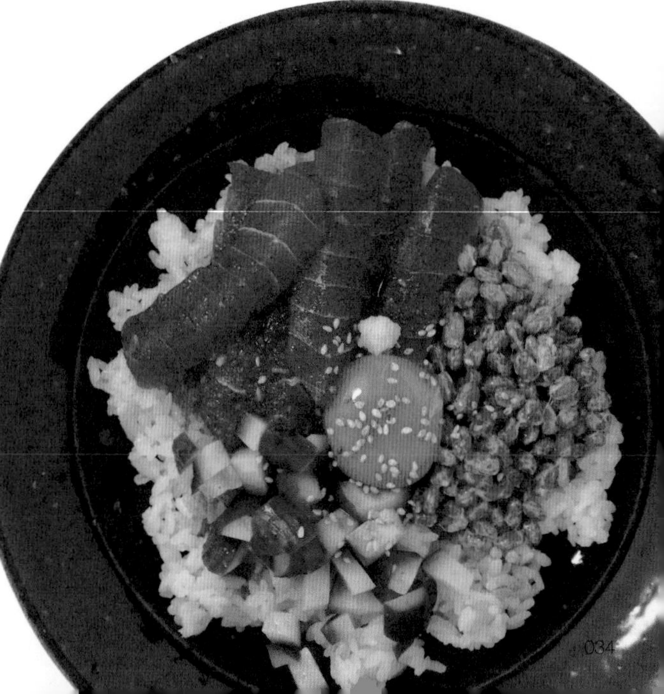

n-3脂肪酸
強化食譜

## 鰻魚拌飯

**635kcal**

①先將蒲燒鰻魚（1／2尾）切成方便吃的大小，紅色甜椒（約1／4個）切成小塊，胡桃（15g）壓碎。

②將鰻魚、紅色甜椒、泡菜（50g）、蘿蔔芽（適量）、蒜泥（1／2小匙）等擺放在盛好的白飯（180g）上，最後撒上胡桃並淋上鰻魚沾醬即大功告成。

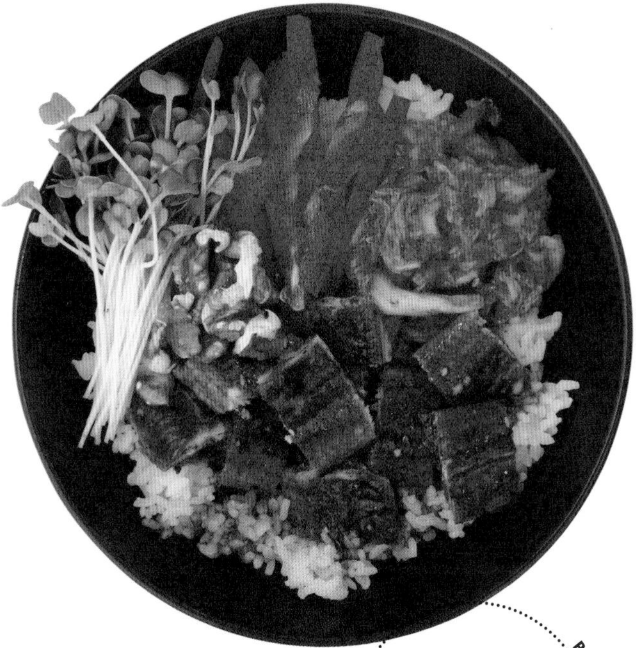

### 想要促進脂肪燃燒就必須強化n-3脂肪酸

人體之中最欠缺的就是n-3脂肪酸！話雖這麼說，但大家或許已經吃膩生魚片、烤魚、蒸魚等富含n-3脂肪酸的食物了。那麼，就選擇另一種方式吧。除了運用維他命C和E來保護容易氧化的n-3脂肪酸外，再加進能夠促進脂肪燃燒的成份，如此一來，就能完成兼具燃脂能力＆營養均衡的雙效食譜。

POINT
鰻魚和胡桃中含有大量n-3脂肪酸，泡菜和大蒜的燃脂力也不容小覷！

POINT
除了活用含有豐富n-3脂肪酸的紫蘇油外，檸檬和甜椒裡的維他命C、E也能夠防止n-3脂肪酸氧化，請務必加入食譜中。

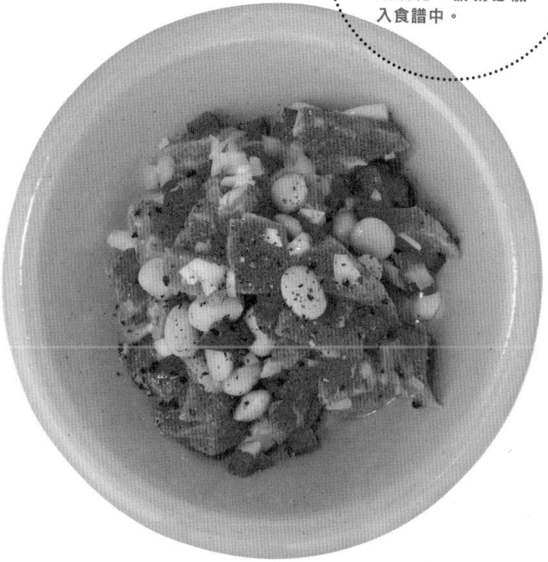

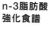

n-3脂肪酸
強化食譜

## 鮭魚毛豆塔塔醬沙拉

**223kcal**

①先將洋蔥（30g）、大蒜（1片）、紅色甜椒（1／4個）切碎，再將毛豆（約30g）和鮭魚生魚片（60g）剁碎。

②將步驟1的材料混和後拌勻，接著加進檸檬汁（1／8個）、紫蘇油（1小匙）、鹽巴和黑胡椒（適量）等調味。

6/8

喝酒配小菜也不會發胖的方法

# 慎選下酒菜 預防飲酒造成發胖

有人喝酒會胖、也有人喝酒不會發胖，關鍵就在於酒跟小菜的選擇。喜歡喝酒又不想發胖的人，絕對不能錯過以下內容！

**酒精的卡路里雖然是零**
**但要小心由醣類帶來的卡路里**

酒精的卡路里並不會成為身體的熱量，一旦體溫升高就會消耗殆盡，因而常被人稱為「零卡溶劑」。但是，啤酒、水果酒以及紅酒中含有大量的醣類，請務必小心，別從醣類中攝取過多的卡路里。

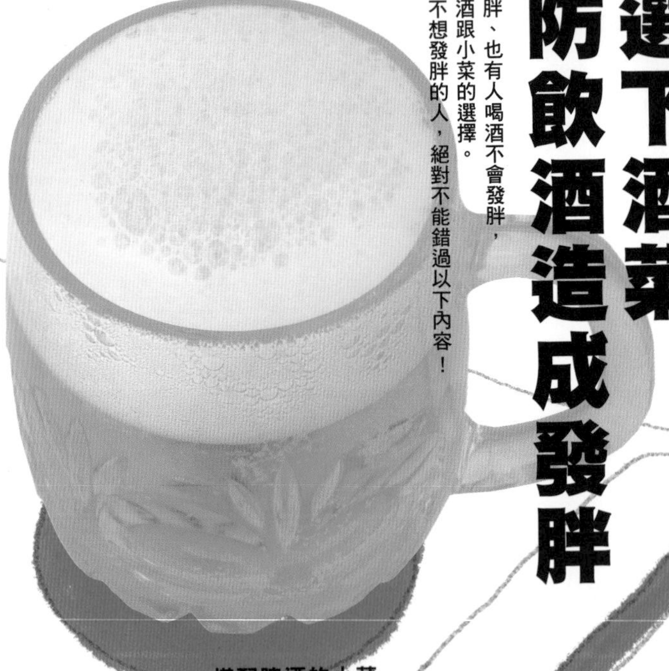

**搭配啤酒的小菜**
**一定要含有維他命B1**

「啤酒配毛豆」是經典中的經典，就營養層面來看也是上上之選。啤酒中含有大量的醣類，要代謝掉這些醣類就需要大量的維他命 B1。而毛豆中不但含有豐富的維他命 B1，還附帶了蛋白質、食物纖維、維他命 C、鈣、鉀等成份，不僅能防止血糖值快速上升，還能有效地幫助身體排出會造成高血壓的過多鹽份（鈉）。

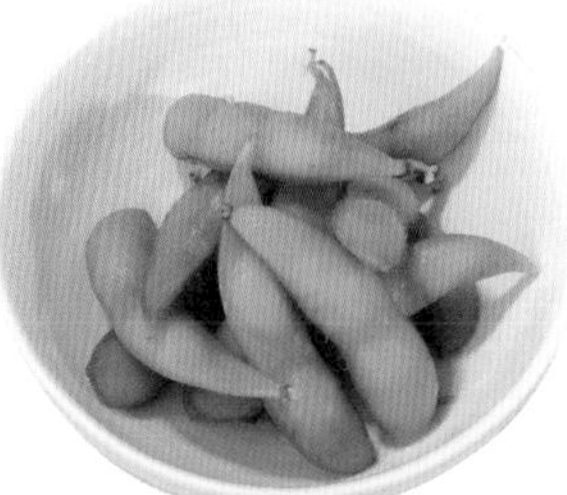

## 選擇有嚼勁的下酒菜就沒錯

有的人喝酒會胖但有的人卻不會，這是因為每個人的體質不同。不過，受到飲食方式的影響卻是共通的。以泡菜、凍豆腐搭配燒酎的人並不會發胖，但邊喝啤酒邊配炸雞塊和披薩，當然一定會發胖。

話雖如此，但也不用太過忍耐，現在就為大家介紹健康且能滿足口腹之慾的下酒菜，像是毛豆、蔬菜條、烤雞肉串、烤內臟以及酥炸軟骨等，都是非常適合下酒的小菜。

聰明的讀者應該已經察覺到了吧，這些小菜的共通點就是嚼勁十足。只要在咀嚼的過程中得到滿足感，就算不配炸雞塊和披薩也很過癮。若再具有幫助脂肪燃燒以及提升肝臟功能的作用，就再好不過了。

請充分利用食物的力量，擊退飲酒造成的發胖吧！

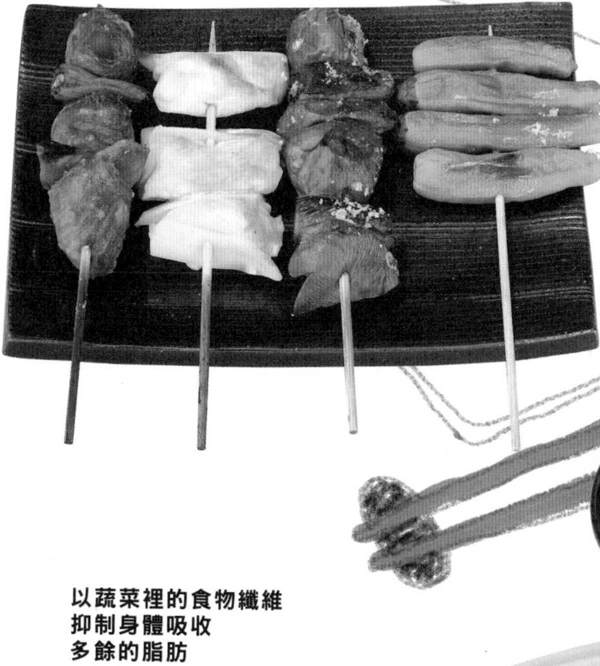

### 以低脂肪 高蛋白質的小菜 提升肝臟的解毒功能！

用低脂肪高蛋白質的食材來調製小菜，能夠加速肝臟分解酒精的速度。反之如果吃進高脂肪的小菜，就會促進肝臟囤積脂肪，解酒的工作很容易停滯不前。也就是說選小菜時，比起脂肪高的種類，要選蛋白質高的食材才正確，像是毛豆、雞胸肉等都是最佳選擇。為了減輕肝臟的負擔，一定要謹記在心。

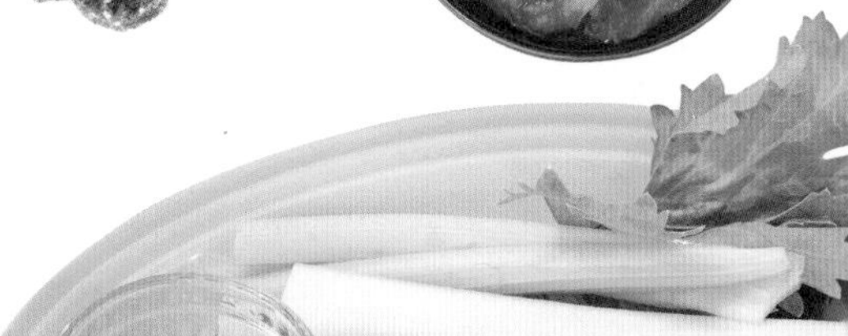

### 以蔬菜裡的食物纖維 抑制身體吸收 多餘的脂肪

肝臟吸收到酒精時，食物纖維是能夠助其排毒的成份之一。除了具有足夠的嚼勁，蔬菜還能讓營養素的吸收趨於穩定，所以能夠預防血糖值急遽上升。此外，包覆腸道內多餘的脂肪，並帶著它們一起排出體外，也是食物纖維的作用之一。高麗菜、萵苣、香菇中的非水溶性食物纖維，以及海藻、蒟蒻中的水溶性纖維，若能一起攝取，效果更佳。

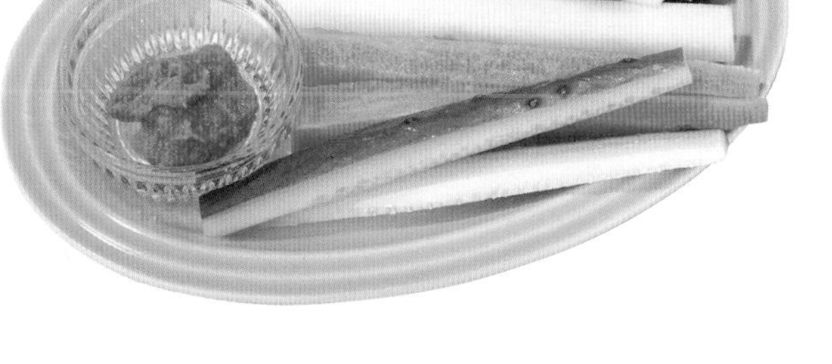

## 6/8

### 酒國同好的最愛

# 專為酒饕量身訂做的養肝食譜

以下為大家介紹的下酒菜，除了能讓肝臟恢復元氣外，充分的嚼勁也能預防飲食過量。此外，當成平常的配菜也沒問題，對肝臟來說是百利而無一害。

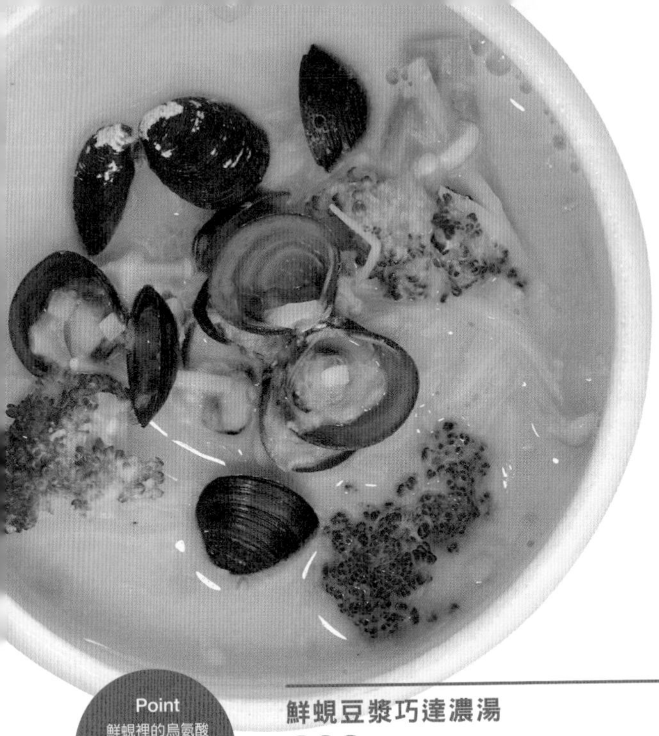

**Point**
鮮蜆裡的鳥氨酸加上豆漿、味噌裡的大豆皂素，能夠有效提高肝功能。

## 鮮蜆豆漿巧達濃湯

**202**kcal

①先將青花菜（50g）切成小朵，金針菇（1／4 株）切成 3cm 左右，再將生薑、大蒜（各 1 片）切碎。②鍋裡倒進 1 杯水，把鮮蜆（80g）放進去後以文火加熱，煮到蜆殼打開後轉成中火，將青花菜、金針菇、生薑、大蒜等食材放進去。③水滾之後，將豆漿（1 杯）和味噌（2 小匙）一起加入鍋裡。

### 喝酒不會發胖的4大鐵則

**1 飲酒絕對不能過量 為肝臟設定休息日**

再怎麼健康強勁的肝臟，也會有功能的上限，長期飲酒過量會造成肝臟過度疲勞。可以的話，請在喝過酒的隔天讓肝臟休息，而且每週至少要讓肝臟休息兩天。

**2 下酒菜要選 具有嚼勁的食材**

生菜、毛豆、雞胗、軟骨以及內臟等食材都具有極佳的嚼勁，因此在咀嚼間就能帶來充分的飽足感。除了能夠預防飲食過量之外，也能有效防止血糖值急速上升。

**3 積極攝取 對肝臟有益的食物**

解酒對肝臟來說是相當辛苦的工作，因此一定要讓肝臟獲得充分的休息。此外，請定期攝取可以提升肝臟功能的食物，讓它能無後顧之憂地全力工作。

**4 飲酒後絕對要克制 拉麵的誘惑**

過度運作的肝臟會尋求能夠做為其能源的醣類，因此喝完酒後身體會發出需要醣類的訊息，這時一定要忍住！因為拉麵裡的醣類和脂肪含量極高，這就是發胖的禍源。

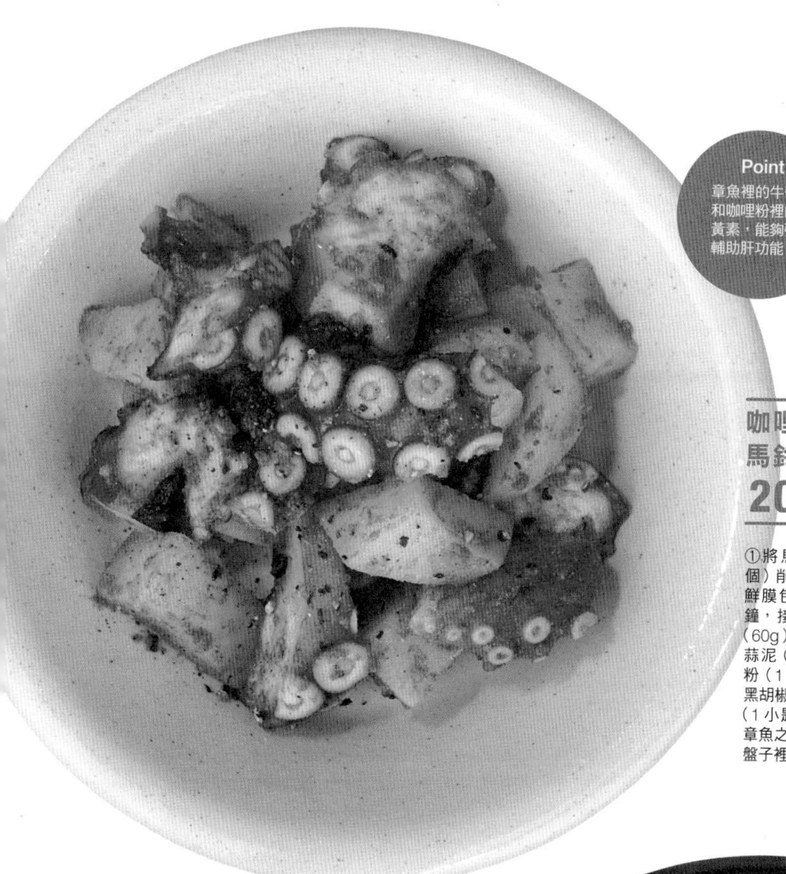

Point

章魚裡的牛磺酸和咖哩粉裡的薑黃素，能夠強力輔助肝功能。

## 咖哩章魚馬鈴薯沙拉

**202** kcal

①將馬鈴薯（中型尺寸1個）削皮後切丁，然後用保鮮膜包好微波加熱約2分鐘，接著再將燙熟的章魚（60g）切成小塊狀。②將蒜泥（1／2小匙）、咖哩粉（1～2小匙）、鹽巴和黑胡椒（適量）以及橄欖油（1小匙）等加入馬鈴薯和章魚之中，攪拌均勻後盛到盤子裡。

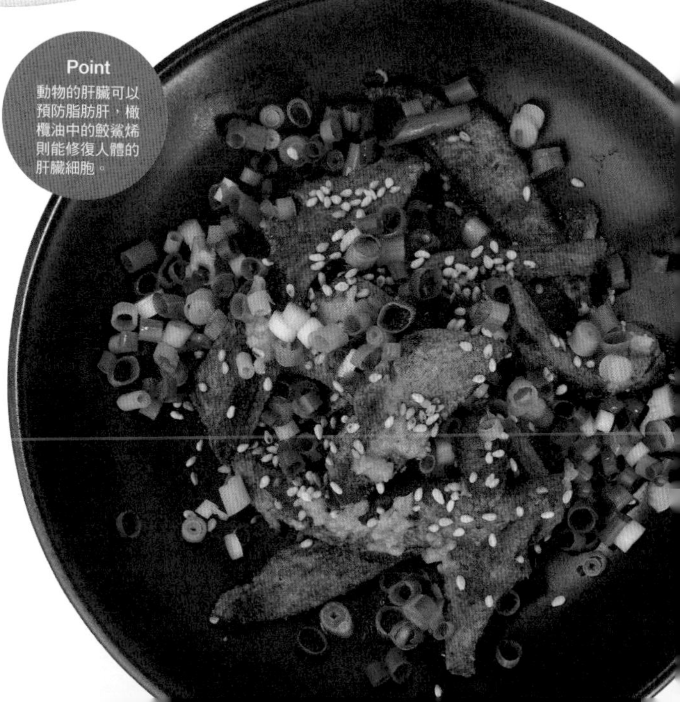

Point

動物的肝臟可以預防脂肪肝，橄欖油中的鮫鯊烯則能修復人體的肝臟細胞。

## 鹽味蔥花炒豬肝

**231** kcal

①將豬肝（100g）切成薄片並用鹽巴搓揉一下後放置10分鐘，接著用酒迅速沖洗一下。豬肝準備好後，將珠蔥切成蔥花。②以橄欖油（1小匙）熱好平底鍋後，將豬肝下鍋炒熟。③關火後，將調好的醬汁（芥茉1小匙、鹽巴1／2小匙）倒進去，最後撒上蔥花和芝麻（皆適量）。

7/8

## 吃太多也不會形成體脂肪的小秘訣

# 經常飲食過量的人 請將大量蔬菜加入菜單中！

雖然說一切都以打造不發胖的體質為優先，但絕對不能忍過頭。偶爾吃點烤肉，好好地發洩一下壓力也不錯。重要的是在這之後，如何讓身體回復原本的步調！

### 關鍵就是攝取大量蔬菜和蛋白質

每個人都有抗拒不了食物誘惑的時候，重要的是在大吃特吃之後，該如何善後。方法很簡單，只要在隔天嚴禁攝取前晚飲食過量的養份即可。首先絕對不能攝取脂肪，醣類的攝取量也只能比平常的一半再稍高一些。相對的，肌肉合成時所需的蛋白質、維持代謝的維他命、礦物質以及調整內臟平衡的食物纖維等，都必須大量攝取，平衡被打亂的身體。

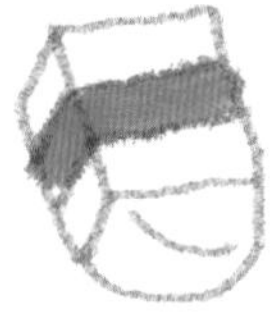

## 調整飲食過量4大訣竅

### 1 確實攝取蔬菜類和蛋白質

蔬菜的卡路里低，且含有許多代謝時必要的維他命和礦物質，因此想在飲食過量後維持身體內部平衡，蔬菜就是最佳幫手。另外蛋白質若是不足，肌肉量就會減少，這點必須特別注意！請活用大豆製品來補充蛋白質。

### 2 吃太多時隔天就要立即調整

若是一直放任自己吃太多，脂肪就會變得容易囤積，因此要立刻對身體進行調整，消耗多餘囤積。以飲食搭配有氧運動是最有效的方法，當然更重要的是，要隨時為自己的身體把關，遵守均衡飲食的守則。

### 3 降低醣類的攝取

人體內的醣類一旦用盡，就會將脂肪轉化為熱量，因此在重新調整體內平衡時，醣類的攝取量也要以這門檻為界線。不過醣類攝取不足時，會造成代謝力低落，所以攝取量大約稍高於平日的一半就可以了。

### 4 盡量避免攝取脂肪

脂肪不但卡路里高，也是形成體脂肪的直接要因，所以當然要盡量避免攝取。調理食物時，與其用炒的不如用蒸的，如此可以減少調理用油。選擇食材時，也請以腿肉代替五花肉，從小地方做起即是積沙成塔的真諦。

# 讓身體重獲平衡的最佳食材

**維他命、礦物質、食物纖維**

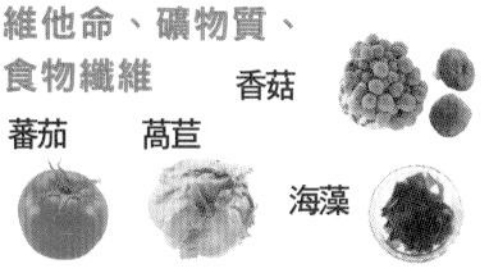
香菇
蕃茄
萵苣
海藻

蕃茄除了維他命 C 外，還含有能夠抗氧化的茄紅素，提升代謝和抑制血糖的檸檬酸含量也很豐富，最適合用來調整體內平衡。此外，食物纖維豐富的香菇、海藻、高麗菜等，都應該多加攝取。

**蛋白質**

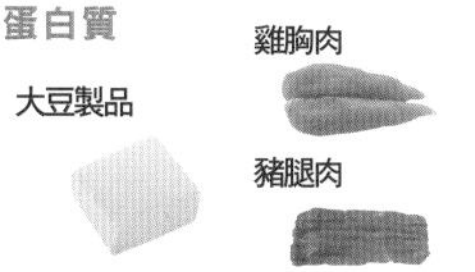
雞胸肉
大豆製品
豬腿肉

以脂肪含量低的食材做為選擇基準。維他命 B1 是代謝時不可欠缺的營養素，選擇豬腿肉或里肌肉最為正確。雞肉的話就選雞胸肉，裡面含有大量能促進脂肪燃燒的菸鹼酸，大豆製品也是不錯的選擇。

**醣類**

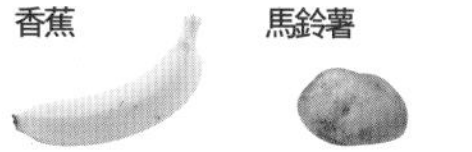
香蕉
馬鈴薯

香蕉能為身體提供長效性的熱量，同時擁有豐富的食物纖維及合成蛋白質需要的維他命 B6，對抑制血糖值也相當有效，是許多瘦身人士的首選食物。馬鈴薯內則含有飽足感十足的馬鈴薯蛋白。

# 熱量在400kcal以下也能獲得飽足感 維持體內平衡的最佳菜單

豬肉中的維他命 B1 能夠促進醣類的代謝。另外以洋蔥、生薑、大蒜的辣味來燃燒脂肪！

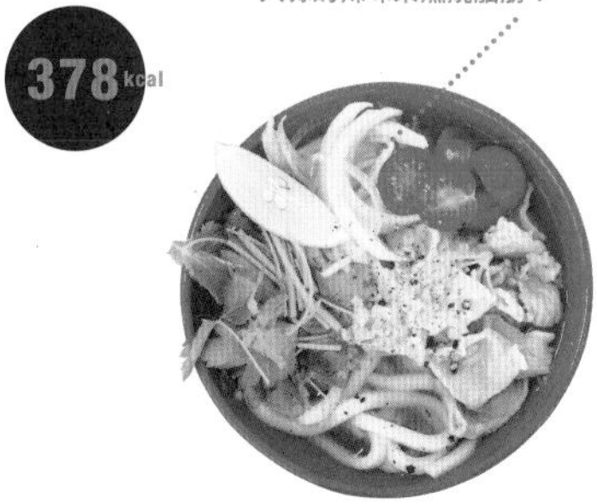
378kcal

充分攝取生菜，從中補給維他命和礦物質。蕃茄和檸檬中的檸檬酸有助於促進身體的代謝能力。

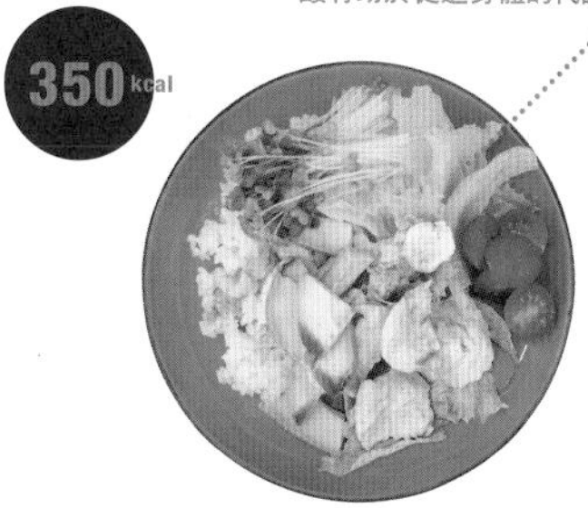
350kcal

## 越式蔬菜烏龍麵

①將豬肉（50g）切成方便吃的大小，洋蔥（1／6個）切片，生薑、大蒜（各 1 片）切碎，小蕃茄（2～3 個）對半切開。②倒 3 杯水至鍋中煮沸，再將高湯粉（1 小匙）、大蒜、生薑、豬肉放進去一起煮，煮熟後將烏龍麵（1 球）加入，並用魚露、鹽巴（適量）調味。③將煮好的麵盛入碗中，接著將洋蔥、小蕃茄和鴨兒芹（10g）擺放上去，最後撒上黑胡椒（適量）並滴上幾滴檸檬汁（1／8 個）。

## 雞肉酪梨沙拉飯

①將雞胸肉（50g）斜切成片，撒點酒後覆上保鮮膜用微波爐加熱約 3 分鐘。酪梨（1／4 個）切丁，萵苣（1～2 片）撕成方便吃的大小。②將萵苣、鱷梨、蘿蔔芽（適量）和雞胸肉擺在盛好的白飯（120g）上，淋上以醬油（2 小匙）和芥末（適量）調製而成的醬汁，最後滴幾滴檸檬汁（1／8 個）。

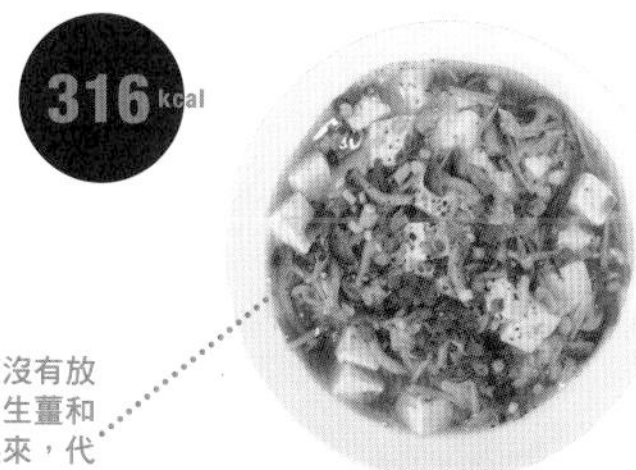
316kcal

使用大量菇類的話，即使沒有放肉也能有充分的飽足感。生薑和醋能讓身體由內部暖和起來，代謝能力也跟著提升！

## 香菇酸辣蓋飯

①將佔地菇（50g）撕成小朵，金針菇（50g）對半切開，豆腐（1／3 塊）切成小塊，生薑（1 片）切成細絲，珠蔥（適量）則切成蔥花。②倒 1 杯水進鍋裡煮沸，接著將高湯粉（1 小匙）、佔地菇、金針菇以及豆腐下鍋，並用醬油（2 小匙）和少許鹽巴調味，加了醋（1 大匙）後再用太白粉水（1 大匙）勾芡。③將步驟 2 的食材倒在盛好的白飯（100g）上，最後撒上適量辣油和黑胡椒。

8

8

改正營養偏差的問題

# 仔細觀察自己吃進哪些食物 養成均衡的飲食習慣

每個人都知道，營養均衡是非常重要的事，可是，大部份人卻不知道自己的飲食出現偏差。現在就為大家介紹一目瞭然的營養均衡檢測法！

## 僅用目測就能判斷營養均不均衡

想要達到營養均衡的狀態好像很難……可是千萬不能因此而放棄。雖然要對營養成份做精確的數字計算，的確要花上很多工夫，但有一種方法，是僅靠手掌就能衡量出各種食物應該攝取的份量，請以如此「一目瞭然」的簡單方式，為健康輕鬆做檢測。

**白飯、麵類、麵包等**

醣類、熱量來源

**大約是**
**單手手掌的份量**

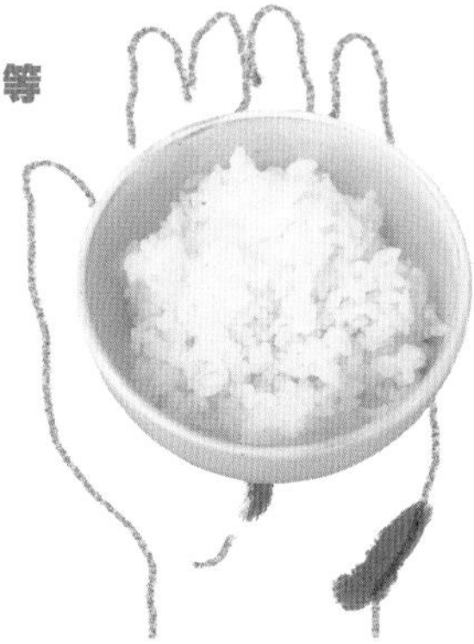

**肉類、魚類、雞蛋、**
**乳製品、大豆製品等**

蛋白質

**大約是**
**單手手掌的份量**

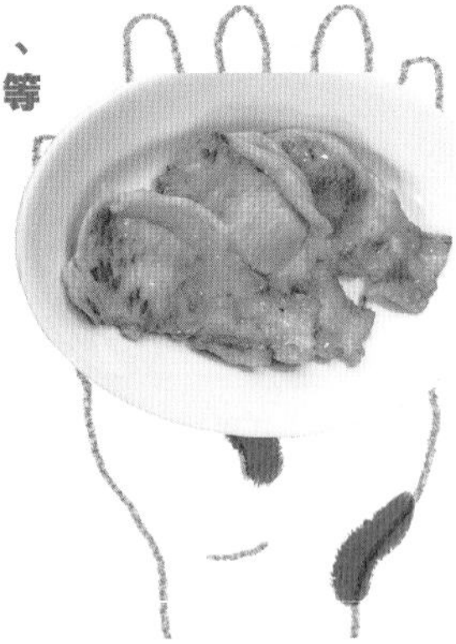

**蔬菜、香菇、**
**海藻、水果等**

維他命、礦物質、食物纖維

**裝滿**
**兩手手掌的份量**

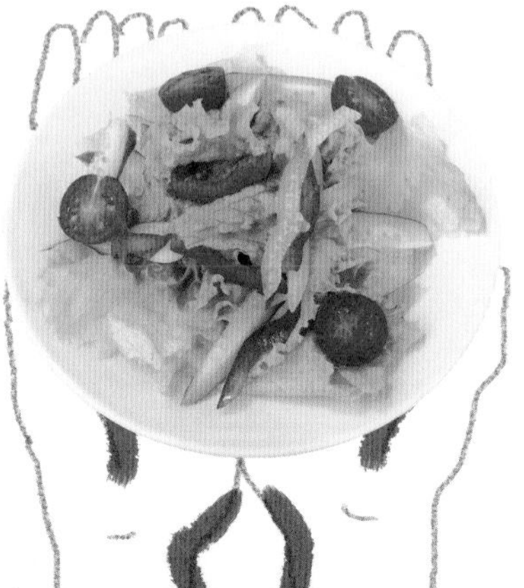

## 每天皆能輕鬆實踐的兩種檢測法

維持均衡的營養相當重要，除了三大營養素之外，維他命、礦物質甚至是脂肪，只要有任何一項失去均衡，就會讓身體變得容易發胖。

那麼，怎樣才算是營養均衡？一般是以「PFC比率」中所標示的蛋白質、脂肪以及醣類的卡路里為基準，而理想的數值為：蛋白質20％、脂肪25％、醣類55％。雖然這是非常有用的情報，但無法理解這種抽象數值的人也不用擔心，運用手掌測量法（如右頁所示），就能一眼看出「白飯太多」或「蔬菜太少」，輕鬆達到營養均衡的目標。

另一個相當容易實行的，就是回顧當日飲食的檢測法。只要找出需要改善的癥結點，讓你在不自覺中，就能改善不良的飲食方式。

## 請在每晚入睡前進行營養自我檢測

自己的身體，是由自己每天吃進去的食物所打造，
所以在每晚入睡前，回顧今天吃過哪些東西，是非常有意義的做法。
只要把飲食的內容掛在心上，自然而然就能養成均衡的飲食習慣。
不必想得太困難，先試著實行看看吧！

### ☑check 醣類、熱量

- ☐ **主食（白飯、麵類、麵包）是否吃得太多**
- ☐ **正餐之外是否吃了甜食或啤酒**
- ☐ **是否吃了油炸物**
- ☐ **是否吃了摻有大量美乃滋或醬汁的料理**
- ☐ **是否將油脂豐富的咖哩醬或拉麵連湯都一起吃光**

請務必注意醣類和熱量是否攝取過度，尤其是男性，很容易因為吃太多飯而讓醣類和熱量的指數偏高，這時請用手掌測量法來確定自己該吃的份量，以防吃得過多。此外，啤酒或甜食等的醣類通常都很高，千萬不能掉以輕心。當然，影響脂肪囤積的卡路里數值也一定要 check，除了調理用油外，美乃滋、沾醬、咖哩醬、拉麵湯等隱藏大量脂肪的食物，也一定要小心。

### ☑check 蛋白質

- ☐ **是否大多吃同一種肉（譬如全都是豬肉）**
- ☐ **是否吃了魚肉料理**
- ☐ **每天是否吃兩個以上的雞蛋**
- ☐ **是否吃了豆腐、豆漿等大豆製品**
- ☐ **是否吃了乳製品（牛奶、起司、優酪乳）**

蛋白質主要來自肉類、魚類、大豆製品、雞蛋以及乳製品中，但一昧吃肉或全都吃魚是不行的，因為這樣還是會造成營養不均衡。請回顧一整天的進食內容，沒吃到的食材請在隔天補足，這樣一定能幫助身體盡快達到營養均衡的狀態。此外，較常外食的話，很容易就選擇偏向肉類的料理，最好能改為以魚類或大豆製品為主。

### ☑check 維他命、礦物質

- ☐ **是否吃了深綠色蔬菜（紅蘿蔔、青椒、小松菜等）**
- ☐ **是否吃了淺綠色蔬菜（白蘿蔔、高麗菜、豆芽菜等）**
- ☐ **是否吃了甘薯類蔬菜**
- ☐ **是否吃了海藻或香菇**

蔬菜的攝取量非常重要，攝取的種類也同樣不能馬虎。一天要吃的蔬菜量為350g，其中必須有 120g 為黃綠色蔬菜。此外，香菇和海藻也是蔬菜的一種，請務必確實攝取。任何一種蔬菜都含有豐富的食物纖維和礦物質，卡路里也接近零。甘薯類蔬菜雖然醣類較多，但食物纖維和維他命都很豐富，不妨每天都吃上一些。

你是屬於哪一種體質？

# 食量大卻很瘦？或是連喝水都會胖？

**有些人明明食量很大卻胖不起來，有些人卻連喝水都會發胖，**
**現在就來觀察這兩種人的生活習慣吧！**

original／K.Sumitomo 住友慶介（住友內科診所）
illustrations／A.Tsukakoshi 塚越 AKIRA

世界上有許多不公平的事，有些人不管怎麼吃就是不會胖，有些人卻連喝水都好像會變胖。其實吃再多也不會變胖的人，他們之間有一項非常有趣的共通點。人類的脂肪細胞，分為白色脂肪細胞和褐色脂肪細胞兩種，白色脂肪細胞負責儲存營養，褐色脂肪細胞則有分解養份並將其轉化為熱量的功能。也就是說，那些吃不胖的人，身體中的褐色脂肪細胞較多，反之容易變胖的人，身體內的白色脂肪細胞佔絕大多數，所以會為身體不斷地儲存營養。

　一開始就已經說過「世界上有許多不公平的事」，這是因為白色脂肪細胞的數量，大多取決於先天的遺傳因素，而且還會受到後天環境的影響。但是，千萬不能因為自己的白色脂肪細胞過多就陷入絕望，因為事情並非毫無轉圜。雖然不可能轉變為怎麼吃都不會胖的體質，但還是有辦法可以讓自己不輕易發胖。只要能夠適當地攝取氨基酸並定期運動，就能藉由增加身體內的肌肉量來克服先天性的遺傳障礙。

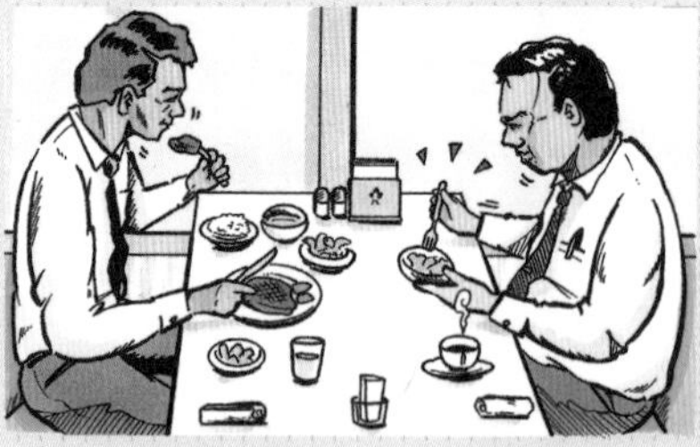

吃再多也不會胖的人，大都具有定時定量的飲食習慣。

　話說回來，這裡要講解的並不是科學原理，真正的主題，是要從飲食習慣來分析發胖的原因。基本上，怎麼吃都不會胖的人，幾乎都具有定時定量的飲食習慣。舉例來說，易瘦體質的人除了定時吃早餐外，份量也相當豐富，所以午餐時並不會太餓，吃得份量也較為普通。而平常不吃早餐的人，通常到中午就會覺得飢腸轆轆，於是開始大吃特吃，吃下的份量也比前者更多。到了晚上，易瘦體質的人會在固定的時刻用餐，因為一天三餐都有正常地攝取，所以睡前也不會覺得肚子餓。飲食生活這麼正常的人，由於吃進去的卡路里都被正當地消耗掉，確實比較不易變胖。

　反過來說，平常想減肥而刻意節食的人，會因為飲食上的壓力導致滿腦子都是食物，吃東西也總是狼吞虎嚥；肚子經常陷入空腹狀態不說，晚上睡不著時就想吃點什麼墊肚子。總之，不論是吃的時間或吃的內容都糟糕透了。所以大家必須瞭解，「吃的方式」遠比「吃的份量」來得重要，讓我們一起努力養成健康正確的飲食習慣吧。

# 5大營養素

## 運用均衡飲食的訣竅
## 打造健康易瘦的體質

**Fat／Carbohydrate／Protain／Vitamin／Mineral**

「飲食要均衡」，這是經常聽到的一句話。
在考量怎樣才能均衡飲食之前，必須先瞭解 5 大營養素的特性，
並從中找出打造易瘦體質的訣竅。
進食的時間、方式固然重要，但進食的內容也一樣很重要。

consultant／清水加奈子 K.Shimizu（營養管理師） photos／K.Shimada 島田健次、S.Kimura 木村真一
illustrations／田中齊 H.Tanaka
original／M.Fujioka 藤岡操
Food coordinator／篠原洋子 Y.Shinohara

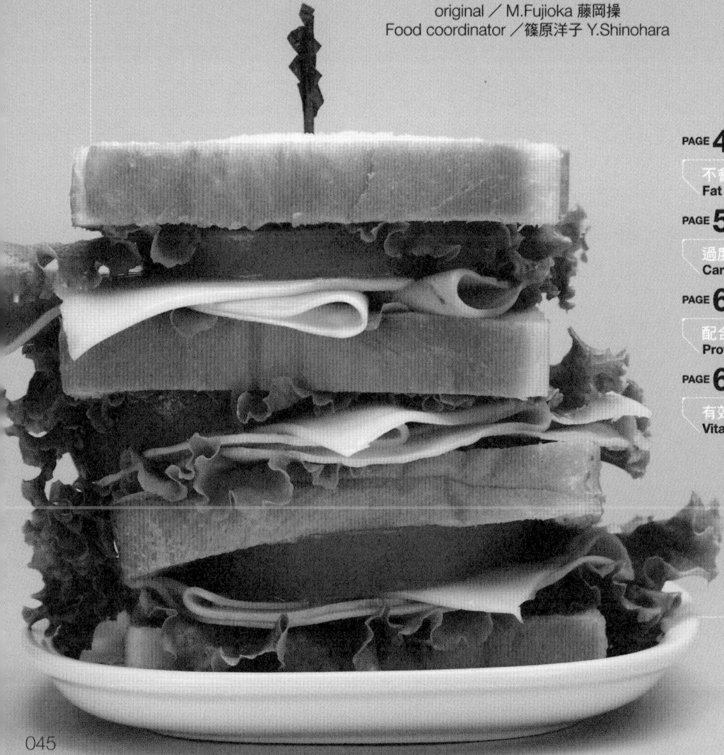

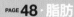

# 調整體質並打造健康的身體
# 5大營養素真面目

變胖的原因、變瘦的理由
全都在這裡！

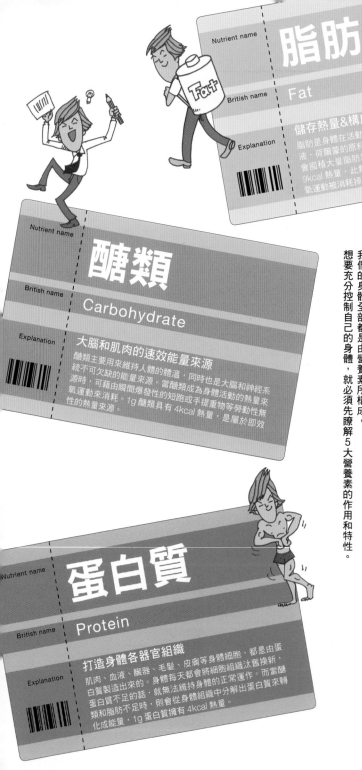

我們的身體全部都是由營養素所構成，想要充分控制自己的身體，就必須先瞭解5大營養素的作用和特性。

Nutrient name
## 脂肪
British name
Fat
Explanation
**儲存熱量&構成身體的主要成份**

脂肪是身體在活動時的能量來源，同時也是細胞膜、血液、荷爾蒙的原料。此外，為了應付突發狀況，身體也會囤積大量脂肪以備不時之需。1g 脂肪能夠有效產生 9kcal 熱量，此熱量主要可透過慢跑、瑜伽或游泳等有氧運動被消耗掉。

Nutrient name
## 醣類
British name
Carbohydrate
Explanation
**大腦和肌肉的速效能量來源**

醣類主要用來維持人體的體溫，同時也是大腦和神經系統不可欠缺的能量來源。當醣類成為身體活動的熱量來源時，可藉由瞬間爆發性的短跑或手提重物等勞動性無氧運動來消耗。1g 醣類具有 4kcal 熱量，是屬於即效性的熱量來源。

Nutrient name
## 蛋白質
British name
Protein
Explanation
**打造身體各器官組織**

肌肉、血液、臟器、毛髮、皮膚等身體細胞，都是由蛋白質製造出來的。身體每天都會將細胞組織汰舊換新，蛋白質不足的話，就無法維持身體的正常運作。而當醣類和脂肪不足時，則會從身體組織中分解出蛋白質來轉化成能量，1g 蛋白質擁有 4kcal 熱量。

## 身體的構成與活動皆仰賴5大營養素

我們的身體是由吃下的食物所構成，就像脂肪質攝取過多時，肚子周圍很快就會囤積出肥肉。另外，沒吃早餐就直接工作的話，腦袋會無法運轉；感冒時連續吃了幾天白粥，肌肉就會變得越來越無力。這些症狀都與吃下去的食物有關，讓我們更加瞭解「脂肪、醣類、蛋白質」等三大營養素，與身體之間有著密不可分的關係。

除此之外，不吃蔬菜就會造成便秘或皮膚粗糙，不攝取鈣質骨頭就會變得鬆軟，這些症狀則與剩下的2大營養素－維他命與礦物質有關。

5大營養素中，只要缺乏任何一項人類就無法存活，這是相當基本的健康知識，同時對打造不易發胖的體質也極有貢獻。

營養素的代謝關係圖

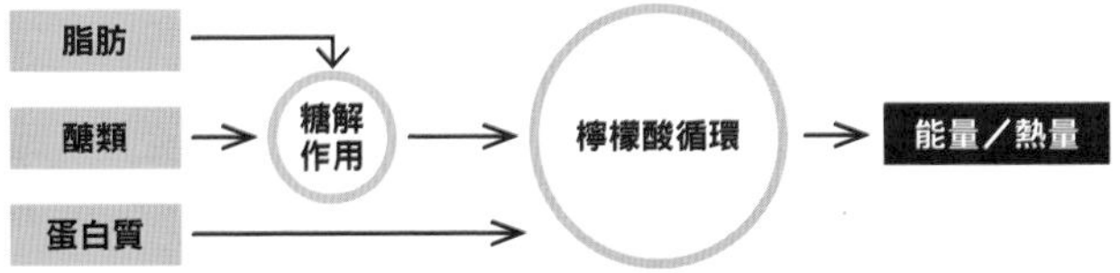
脂肪
醣類
蛋白質
糖解作用
檸檬酸循環
能量／熱量

醣類在經由「糖解作用」後，會在檸檬酸循環中轉化成熱量，而蛋白質、脂肪在進入檸檬酸循環後，會變成身體的熱量來源。由於三大營養素都是透過檸檬酸循環轉化，因此只要其中一種失衡，就會影響到整體運作。

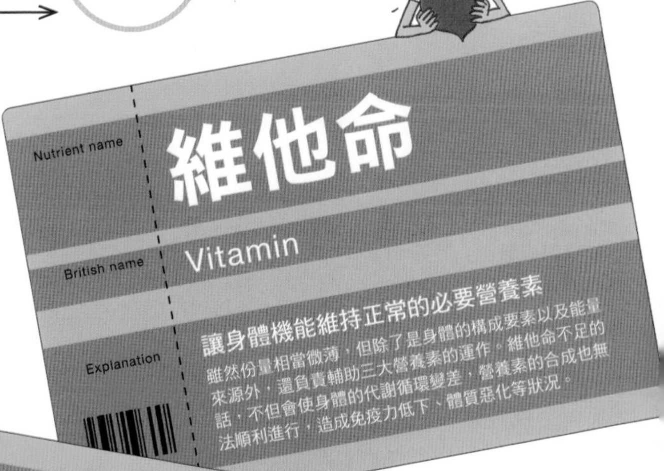
Nutrient name
維他命
British name
Vitamin
Explanation
讓身體機能維持正常的必要營養素
雖然份量相當微薄，但除了是身體的構成要素以及能量來源外，還負責輔助三大營養素的運作。維他命不足的話，不但會使身體的代謝循環變差，營養素的合成也無法順利進行，造成免疫力低下、體質惡化等狀況。

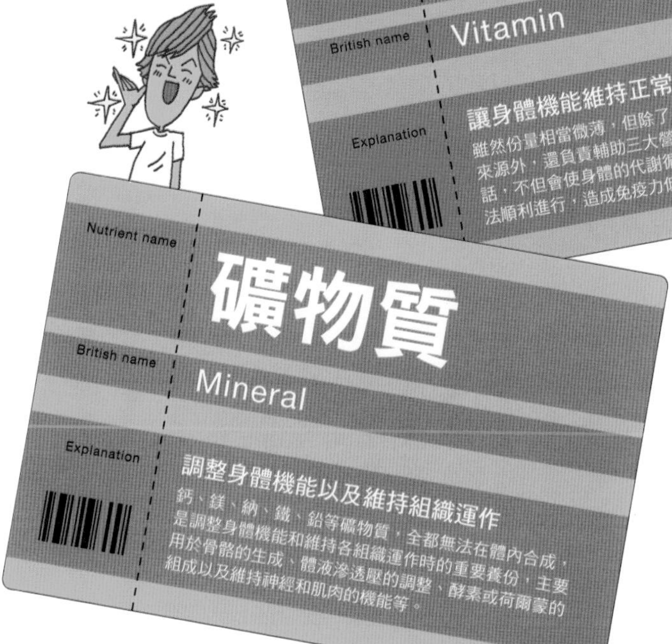
Nutrient name
礦物質
British name
Mineral
Explanation
調整身體機能以及維持組織運作
鈣、鎂、鈉、鐵、鉛等礦物質，全都無法在體內合成，是調整身體機能和維持各組織運作時的重要養份，主要用於骨骼的生成、體液滲透壓的調整、酵素或荷爾蒙的組成以及維持神經和肌肉的機能等。

British name | Fat
Nutrient name | 脂肪

# 油份不是減肥的敵人！
# 讓身體不發胖的油脂攝取法

越是一心想瘦的人，就越容易選擇「不攝取任何油份」的減肥方式。可是，脂肪對人體來說，是非常重要的營養素之一，千萬別忘了身體有許多重要運作，都需要仰賴脂肪才能順利進行。

## 脂肪是好東西？還是壞東西？

### 體脂肪是如何囤積起來的呢？

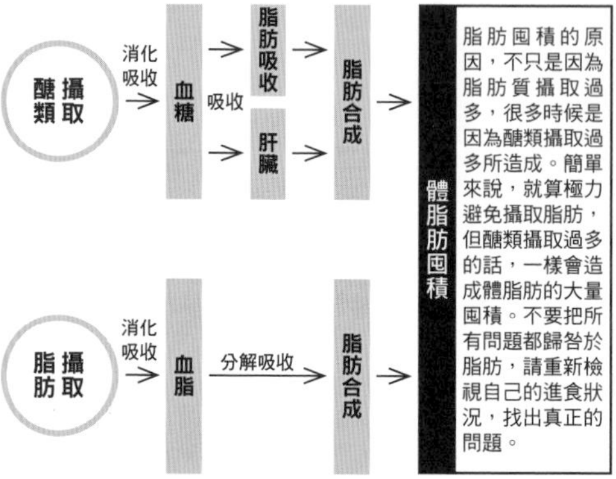
醣類攝取
消化吸收
血糖
吸收
脂肪吸收
肝臟
脂肪合成
脂肪攝取
消化吸收
血脂
分解吸收
脂肪合成
體脂肪囤積
脂肪囤積的原因，不只是因為脂肪質攝取過多，很多時候是因為醣類攝取過多所造成。簡單來說，就算極力避免攝取脂肪，但醣類攝取過多的話，一樣會造成體脂肪的大量囤積。不要把所有問題都歸咎於脂肪，請重新檢視自己的進食狀況，找出真正的問題。

### 脂肪不足的話身體會變得如何呢？

**造成脂溶性維他命吸收不良**

脂溶性維他命K、A、E、D是必須跟著脂肪一起攝取，才能提高吸收度的營養素，主要功用為促進血液循環、強化粘膜以及幫助鈣質吸收。所以脂肪嚴重攝取不足時，身體會無法吸收這些重要的營養素，並直接將其排出體外。

**成為血管硬化、皮膚粗糙、腦血管疾病的病因！**

脂肪是身體細胞的重要成份，一旦攝取不足，首先就會造成皮膚乾燥粗糙，心臟的肌肉也會因為沒有足夠的能量而無法正常運作，最後甚至會對腦組織造成影響，所以一定要攝取足夠的脂肪才行。

### 膽固醇是身體的必要成份嗎？

**除了能夠製造60兆個細胞也是荷爾蒙的原料**

膽固醇是人體內約60兆個細胞的主要成份，也是荷爾蒙的原料，因此對身體相當重要。攝取過多雖然不好，但也不必把它當成洪水猛獸。

**膽固醇的單日攝取量**

| 男性750mg | 女性600mg |
| --- | --- |

雞蛋中含有210mg，豬肝中含有250mg，花枝則是100g中含有300mg膽固醇，請注意不要攝取過量。

## 想要駕馭脂肪就從瞭解其種類開始

正在進行節食的人，不管是誰都會認為脂肪＝體脂肪＝敵人！其實脂肪並不是惡魔，除了被當做體脂肪囤積起來以備不時之需，促進脂肪燃燒的成長荷爾蒙以及降低血糖值的肥胖荷爾蒙（胰島素），也是以脂肪質為材料。

脂肪可分為飽和脂肪酸與不飽和脂肪酸兩種，飽和脂肪酸大多存於肉類或奶油之中，攝取過量時，血液中的中性脂肪與低密度脂蛋白膽固醇值會上升，導致動脈硬化。不飽和脂肪酸除了能抑制低密度脂蛋白膽固醇，還能預防有害的過氧化脂肪質產生，所以不飽和脂肪酸是好的油脂，植物油或魚油就是其代表。因此，想要打造不發胖的體質，基本原則是要以魚油或植物油來代替動物性飽和脂肪酸。

# 油脂的選擇方法

油脂的種類非常多，為了讓身體不會發胖，
事先瞭解每種油脂的性質、該不該攝取就相當重要。首先從油脂的特性開始吧！

## 植物性油脂

### 調理用油
**n-3、n-6、n-9**
**不飽和脂肪酸**

運用植物的力量
抑制脂肪的囤積

植物油中含有豐富的亞麻酸以及亞油酸等必需脂肪酸。能讓血液中的膽固醇值下降的亞油酸，可以從紅花油中攝取，亞麻仁油中則含有降低血脂質的亞麻酸。而抗氧化性高且能抑制低密度脂蛋白膽固醇的油酸，可從橄欖油及菜種油中獲得。此外，芝麻油裡也含有大量的油酸和亞油酸。

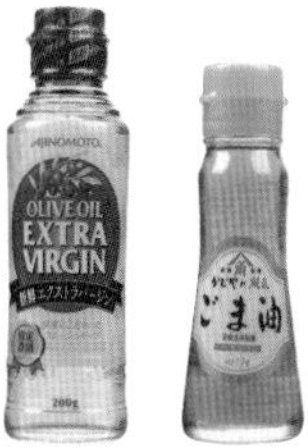


芝麻油、橄欖油、葡萄籽油、沙拉油以及米油等，雖然價位較高但都是百分之分純天然油，對身體健康十分有益。

## 動物性油脂

### 魚貝類
**n-3不飽和脂肪酸**

兼具降低體脂肪及
清血的效果

鯖魚、沙丁魚、秋刀魚等青魚類中所含的脂肪酸、EPA、DHA，能夠降低中性脂肪並增加高密度脂蛋白膽固醇的含量，讓血液變得清澈。DHA也是分解脂肪時的酵素，可讓解脂酵素活性化。和肉類油脂不同，魚油在常溫下仍保持液狀，並含有不會在人體中進行合成的氨基酸以及花生四烯酸。

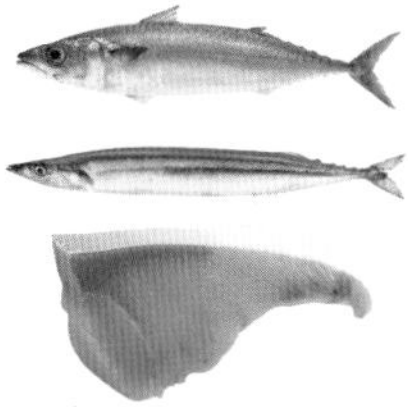

當季的青魚多具有豐沛的油脂且營養價值較高，建議食用氧化程度較低的生魚片。此外，鰤魚、鰺魚、鰹魚也都是屬於青魚類。

### 肉類、乳製品等
**飽和脂肪酸**

容易造成肥胖的油脂
請勿攝取過量

肉類、豬油以及奶油中含有的飽和脂肪酸，若攝取過量會造成血脂或低密度脂蛋白膽固醇上升，而無法轉化成能量消耗掉的部份，則會全部變成體脂肪並導致動脈硬化。因此，平時就應該多加注意，避免攝取太多動物性油脂。此外，動物性油脂在常溫下呈固體狀，遇熱則會融化，請務必多加注意。

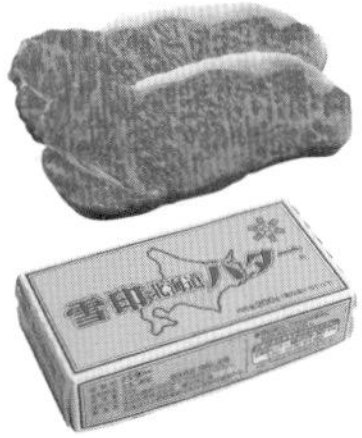


油脂豐富的肉類雖然很有吸引力，但為了打造易瘦體質還是少吃為妙，盡可能選擇里脊肉或腿肉等油脂較少的部份。

### 何謂
### 中鎖脂肪酸
### 與植物醇？

「中鎖脂肪酸」存在於椰子油中，由於分解速度快且容易轉化為能量，因此是較不易成為體脂肪的油份。而植物油中經常可見的植物醇，能夠抑制身體吸收膽固醇，對預防體脂肪的囤積具有顯著的效果，在選購調理用油時請選擇天然產品。

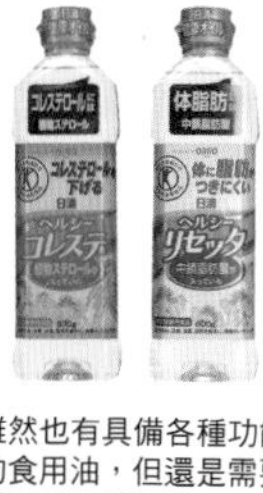


雖然也有具備各種功能的食用油，但還是需要用眼睛分辨好壞！

### 請盡量避免
### 人工製造的
### 反式脂肪酸！

反式脂肪酸是植物油經過氫化處理後產生的副產品，通常存在於人造奶油、餅乾或是製造速食產品時使用的起酥油中。人體細胞吸收到反式脂肪酸後，會造成發炎或是過敏，請盡量避免攝取人工合成油脂。

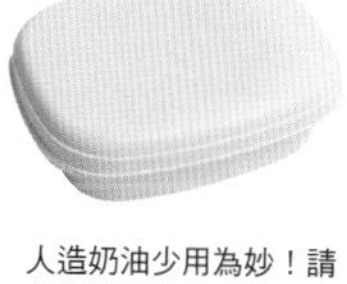

人造奶油少用為妙！請仔細確認食品成份，盡量選擇天然的產品！

**避開肉類油脂就是首要目標！**

# 是減肥的大敵！

British name Fat
Nutrient name 脂肪

**潛藏在食物中的油脂就像是忍者般，在「瘦身者」不注意時，擾亂其減重的步調。**

## 知情之下順利瘦身？不知情下逐漸發胖？

以打造易瘦體質為目標的人一定要知道，油脂其實潛藏在各種食物之中，尤其是油炸物、沾醬和湯品。油炸物中的脂肪含量極高大家都知道，在吃咖哩、燉菜或拉麵時，也要特別注意醬汁和高湯的部份。一般來說，拉麵是以「濃郁」的高湯為賣點，所以湯裡當然潛藏大量看不見的油脂。而濃稠的歐風咖哩中，不知摻有多少看不見的奶油和豬油，加上肉類的油脂也會溶解在裡面，熱量可想而知。

雖然聽來可怕，但並不是要大家「別再吃了」，而是希望大家在瞭解之後能夠慎選食物，並透過克制份量、增加蔬菜的方式來對抗看不見的油脂。所以，在瞭解之後才攝取，或在不知情下攝取過量，這就是會不會發胖的關鍵。

色香味俱全的美食背後有何內幕！？

## 確認表面看不出來的隱藏油脂！

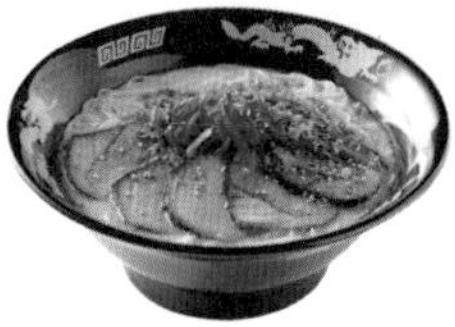

### 豬骨拉麵

- 900kcal
- **脂肪含量** 3又1／2大匙 43g

吃拉麵要特別留心溶在湯裡的油脂，喝湯時只要喝1～2口就好。叉燒肉的脂肪也很高，絕對不要再加點！

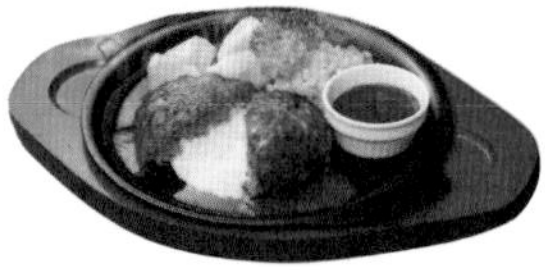

### 漢堡排

- 508kcal
- **脂肪含量** 近3大匙 33g

牛、豬綜合絞肉中含有大量油脂，加上起司，脂肪含量更上一層樓。不想變胖的話，偶爾在午餐時吃吃就好。

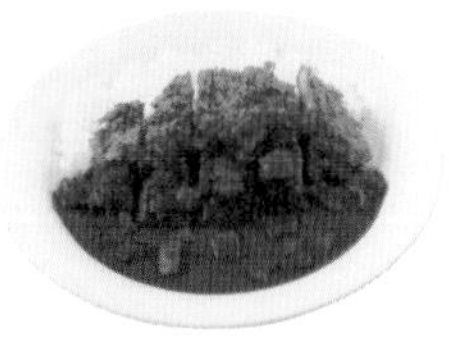

### 咖哩豬排飯

- 909kcal
- **脂肪含量** 3又1／2大匙 42g

炸豬排的油份和醬汁的油份交織成肥油二重奏。一般咖哩都是用牛油或奶油調理，所以選擇印度咖哩較好。

### 炸雞塊

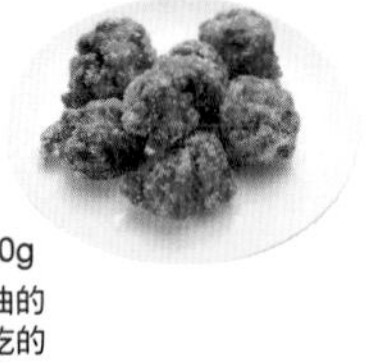

- 462kcal
- **脂肪含量** 2又1／2大匙 30g

脂肪含量極高的雞腿肉加上會吸油的麵衣，油脂含量當然非常高，想吃的話只能在中午吃，而且要淺嚐即止。

### 焗烤

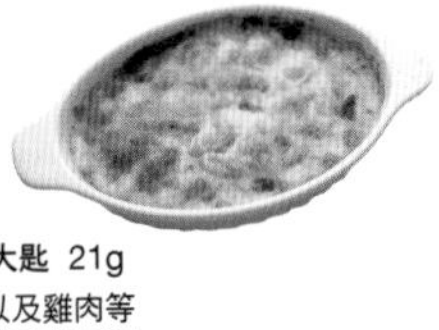

- 470kcal
- **脂肪含量** 2又1／2大匙 21g

用奶油或牛奶調製的醬汁以及雞肉等食材，油脂含量皆很高，請千萬不要和漢堡排等食物一起食用。

# 看不見的油脂

## 瞭解食材與調理過後所累積的油脂含量

即使是一樣的魚或肉，脂肪含量也各自不同。可是，突然被問到哪種油脂含量較少，相信大多數的人都回答不出來。現在就依據食材或調理法，介紹脂肪含量最基本的判別方法。只要能夠根據肉類的部位、魚的種類以及不同的料理方式判斷出脂肪質的含量，即使不是自炊，也能輕易計算外食中所含的熱量。

**魚**

鮪魚雖然屬於紅肉魚，但腹部同樣擁有相當高的脂肪量，而若是做成蔥鮪軍艦壽司時，還會添加更多油脂。

白肉魚
<
紅肉魚
<
青魚

**肉**

在超市買肉時，價格越高的肉，脂肪含量越少。以豬肉來說，里肌肉的脂肪含量最少，腿肉則僅次於里肌肉。

里肌肉
<
肩背肉
<
五花肉

**調理法**

吸油量＝食材重量（g）× 吸油率（%）。乾炸的吸油率是5%、油炸（薄麵衣）7%，油炸（厚麵衣）15%，炸天婦羅則是20%。

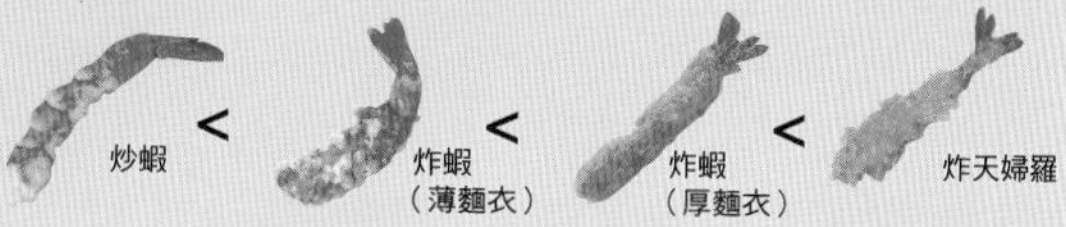
炒蝦
<
炸蝦（薄麵衣）
<
炸蝦（厚麵衣）
<
炸天婦羅

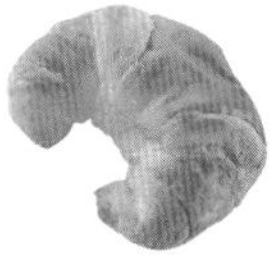

### 牛角可頌

・179kcal
・ 脂肪含量　2又1／2大匙　11g

可頌酥酥脆脆的秘密就在於和麵粉一層層交織起來的牛油。最好搭配大量生菜和低脂蛋白質食物。

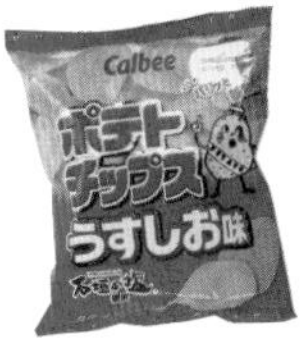
Calbee
ポテトチップス
うすしお味

### 洋芋片

・476kcal
・ 脂肪含量　2又1／2大匙　30g

因為是油炸食品，脂肪含量驚人。洋芋片和炸薯條一樣，皆由醣類和脂肪組成，要吃的話試試味道就好。

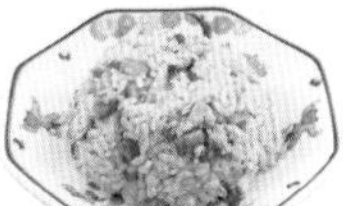

### 什錦炒飯

・619kcal
・ 脂肪含量　2大匙多　35g

炒飯中的每一粒米飯皆裹著油和蛋汁，油脂含量高得驚人，有時候甚至會使用豬油來炒飯。

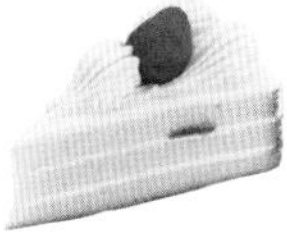

### 蛋糕

・306kcal
・ 脂肪含量　1又1／4大匙　16g

海綿蛋糕夾層的奶油含有大量脂肪，不適合做為減肥期間的點心，真的很想吃，請控制在下午三點的時間帶。

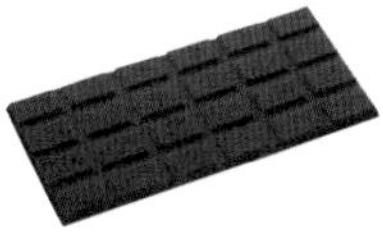

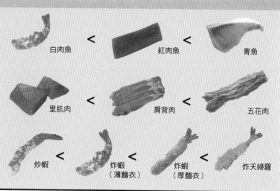

### 巧克力

・363kcal
・ 脂肪含量　近2大匙　23g

巧克力含有高脂肪與高卡路里。雖然其中約有50%是吸收率不高的可可油，但還是要注意不能吃太多。

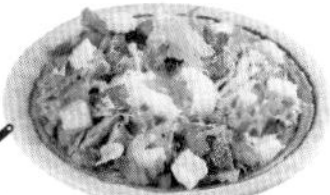

### 凱撒沙拉

・299kcal
・ 脂肪含量　2又1／2小匙　10g

凱撒沙拉的脂肪含量不容小覷，若是沾醬裡再加上起司、美乃滋、橄欖油甚至雞蛋，脂肪量將直線上升。

## 小心口味較重的醬汁與高湯！

# 油份的簡單技巧

British name Fat

Nutrient name 脂肪

**每個人對於喜歡的東西，總是不吝惜多花點心力。**
**對自己喜歡的燒肉或炸雞，也可以想辦法，**
**降低其中所含的油份，如此就能吃得更加暢快！**

## 極具效益的簡單減油妙招

節食的時候會特別想吃烤肉、甜點或是熱呼呼的油炸物，但為了不想發胖又不得不忍耐！其實忍過頭只會累積壓力，與其節食失敗後跌落復胖地獄，倒不如偶爾吃吃想吃的東西，讓自己放鬆一下。現在就為大家介紹減少食物油份的簡易技巧。

簡單來說，就是烤肉時要選擇鐵網，用微波爐為油炸物加熱時，則先墊上廚房用紙巾，這些都是舉手之間就能做到的事情，如果知道光是這動作就能減少多少油份的話，絕對會迫不及待地想要實行。舉例來說，使用鐵網烤肉居然就能減少大約25%的熱量，實在令人難以置信！話雖如此，但也不能就此掉以輕心而吃得太多，否則就浪費這麼神奇的減油技巧。

用鐵網燒烤可以降低25%卡路里！

### 調理方式和卡路里的變化

| | |
|---|---|
| **烤肉／使用鐵網（牛小排100g）**<br>食用前＝454 kcal<br>↓<br>火烤後＝341 kcal<br>（降低 25%） | 油脂透過鐵網流掉，讓油份大幅下降。建議盡量烤熟一點，將油份全部逼出。1 片肉以 20g 來計算，10 片肉就可減少 226kcal，但要注意不要因為大意而吃太多。 |
| **烤肉／使用鐵板（牛小排 100g）**<br>食用前＝454 kcal<br>↓<br>火烤後＝381 kcal<br>（降低 16%） | 雖然經由火烤可逼出肉裡油份，可是因為沒有流掉，所以卡路里的跌幅還算普通。烤肉用的鐵板要是有開洞的話，不妨稍微傾斜將油份流掉較好。 |
| **涮涮鍋（豬的肩背肉 100g）**<br>食用前＝263 kcal<br>↓<br>涮過後＝239 kcal<br>（降低 9%） | 涮涮鍋的豬肉片只降了9%熱量，降幅稍低。雖然如此，但涮涮鍋裡可以吃到很多蔬菜，是瘦身期間相當推薦的調理方式。 |

※ 參考文獻：日本女子營養大學出版部「調理用基礎數據列表」

**減肥期間也能盡情享用烤肉♪**

## 吃烤肉也不會發胖！

減肥期間總會特別想吃烤肉，可是又怕油份太高而不敢開懷大吃，如果能讓烤肉大幅減少油份，那就不再是煩惱了，這樣一來，即使偶爾去吃個烤肉也可以不用太過擔心。具體的做法為何呢？只要選擇使用鐵網烤肉的店家就好了。藉由烤肉的鐵網，肉類的油脂將會流掉大半，像是牛小排的卡路里就會下降 25%之多，若再加上事先選定油脂較少的肉類，那就更加萬無一失了！

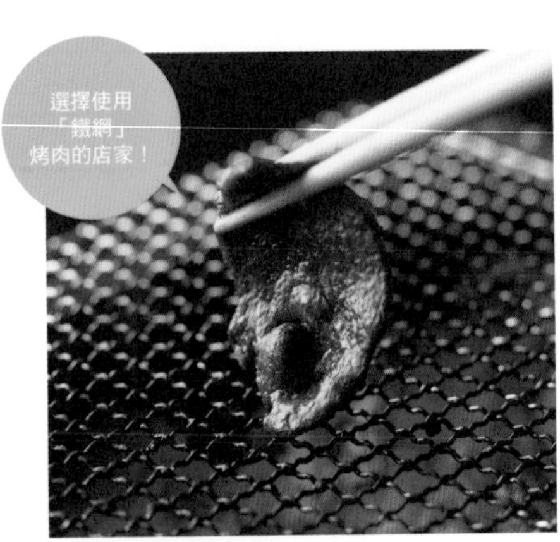


從鐵網上方紛紛滴落的油脂，讓卡路里大幅下降。請盡量將肉片烤至熟透，將油脂全部逼出來吧！

# 降低

為油炸物降低油脂的小幫手！

## 運用微波爐濾掉過多的油脂

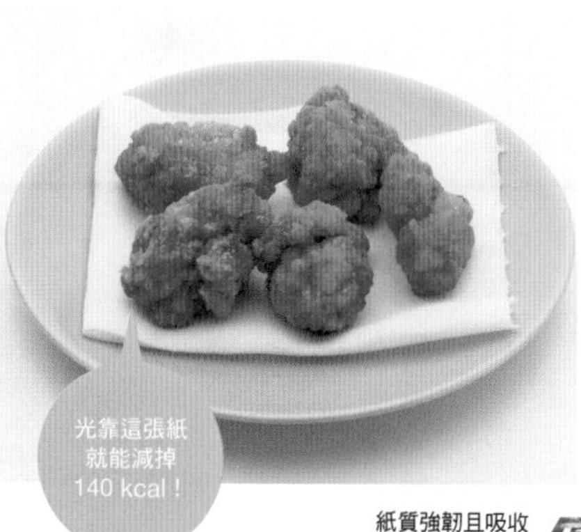
光靠這張紙
就能減掉
140 kcal！

喜歡油炸食品的人有福了！吃油炸食品時只要多花一點工夫，就能大幅減油並降低卡路里。做法很簡單，首先將烘焙紙鋪在耐熱盤上，再將買回來的油炸食物放到盤子裡，最後再放進微波爐裡加熱。光靠烘焙紙的吸收力，就可以讓 320g 的炸雞整整少掉 140 kcal 熱量。如此積少成多下來，成果不容小覷，加上手續並不麻煩，請務必試試這個好方法。

油炸食品經過重複加熱後很容易就會濕軟掉，但使用紙巾就能讓外皮保持酥脆。因為是喜歡的食物，所以更值得多花工夫。

紙質強韌且吸收力超強，除了油炸食品外，也可將蔬菜包起來進行微波調理，讓維他命等營養成份完整保留。

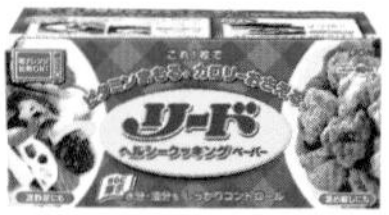
リード
ヘルシークッキングペーパー

油炸物專用的「炸物烘焙紙」。喜歡將油炸物當做小菜的人，不妨試試它的效果。

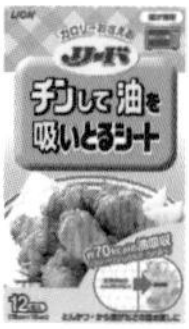
リード
チリして油を吸いとるシート

料理時浮出的油份務必去除

## 煎煮炒炸油份大幅降低

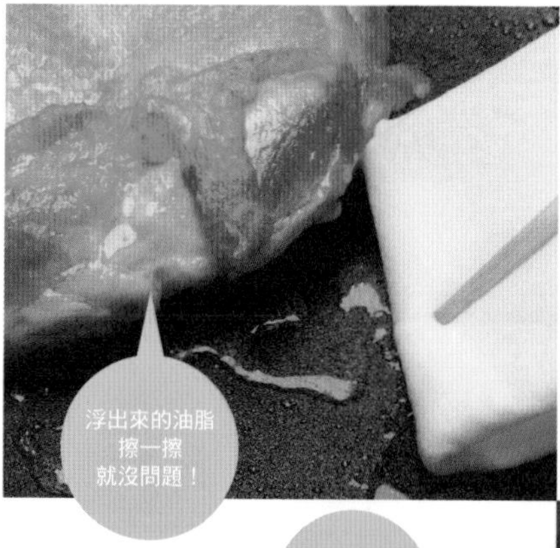
浮出來的油脂
擦一擦
就沒問題！

就像右頁所說，鐵網比鐵板更能大幅減低料理中的油脂含量。也就是說用平底鍋炒菜時，也會像鐵板一樣，很難降低料理時產生的油份，一起拌炒的蔬菜，甚至會將炒肉時的浮油一併吸收進去。像這樣的問題，其實舉手之間就能解決。因為從肉裡浮出來的油份，只須用烘焙紙吸掉就可以。烹煮時也一樣，像是煮咖哩，只要用杓子將浮上來的油以及煮滾時產生的泡沫一起舀掉就好。

將烘焙紙摺疊起來，擦掉積在平底鍋裡的油脂就行。這麼簡單的方法，請務必要嘗試！沒有烘焙紙，一般面紙也可以代替！

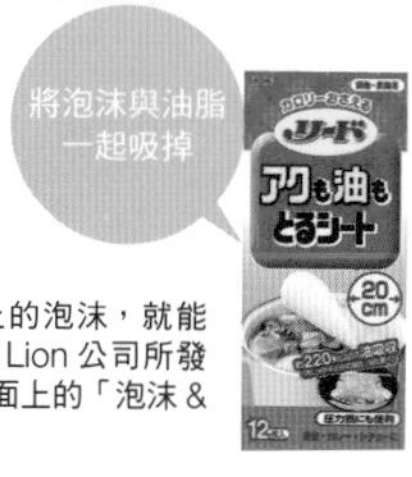
將泡沫與油脂
一起吸掉
リード
アクも油もとるシート
20cm

只要去掉浮在湯上的泡沫，就能減低油脂。由日本 Lion 公司所發售、可直接鋪於湯面上的「泡沫 & 油脂專用烘焙紙」。

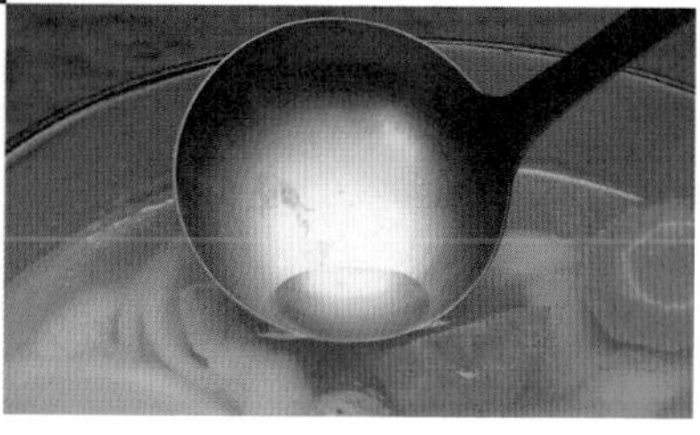

舉手之間就能預防油脂攝取過量！

## 體脂肪的來源不光只是油！

### 醣類×醣類的甜蜜陷阱

# 攝取過量的醣類將會成為體脂肪

「肥胖都是油脂造成！」或許有些人會如此堅信。其實攝取過多醣類也是脂肪囤積的原因。喜歡吃飯、吃太快以及只吃醣類的人，請務必特別注意。

| British name | Carbohydrate |
| --- | --- |
| Nutrient name | 醣類 |

**每天所需的碳水化合物量**

**約270g**

↓

**主食中所攝取的量**

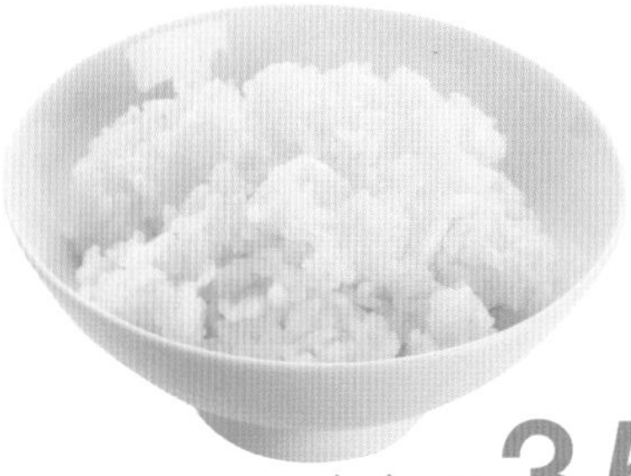

× 約3.5碗

**換算成飯糰的話……**

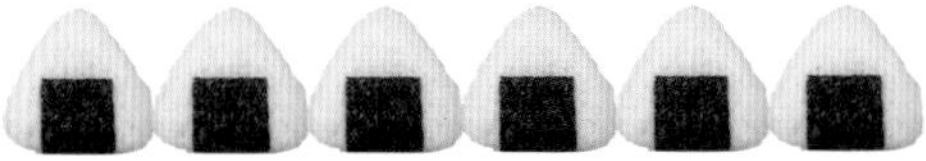

早餐＝一碗飯、中午＝蓋飯（兩小碗）、晚上＝一小碗，這樣吃的話大概就能達到適當的攝取量。而只要有一餐是「醣類 × 醣類」的組合，就會變成攝取過量。主食以外的醣類，會透過芋頭或砂糖等食物攝取到超乎想像的量，好甜食的人要特別注意。

## 醣類攝取過量＋脂肪質是脂肪囤積的最大原因！

醣類變成脂肪，這點可能令人覺得不可思議，但吃太多飯會變胖便是這麼一回事。為了生存，人體會將所需的物質以各式各樣的形式吸收，所以在持續空腹的狀態下，一旦攝取到養份，身體就會努力地將其儲存起來以備不時之需。

對於主宰身體的大腦而言，醣類（葡萄糖）是其唯一的能量來源，也就是因為醣類太過重要，所以即使攝取過量，大腦也不會輕易地將其捨

## 體內醣類的去處

醣類會優先被使用於腦及血液之中，接著會往肝臟、肌肉移動。男性的話，肝臟能夠儲存約70g 的醣類，肌肉則約 400g。但儲存在肝臟的醣類大約 8 小時就會消耗完畢，之後就會形成空腹狀態。早上起床時會覺得肚子餓，就是這個原因。

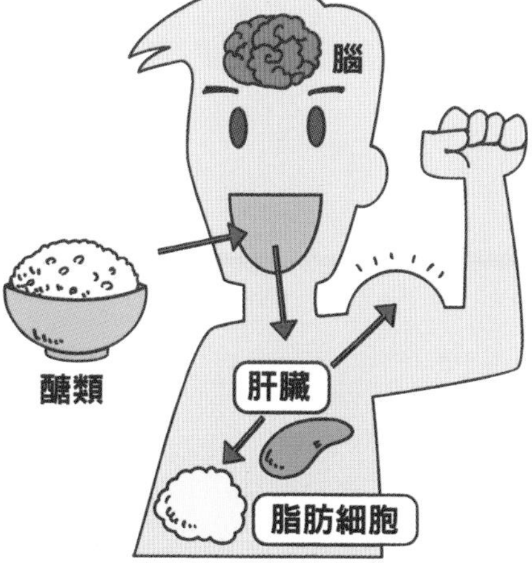
腦
醣類
肝臟
脂肪細胞

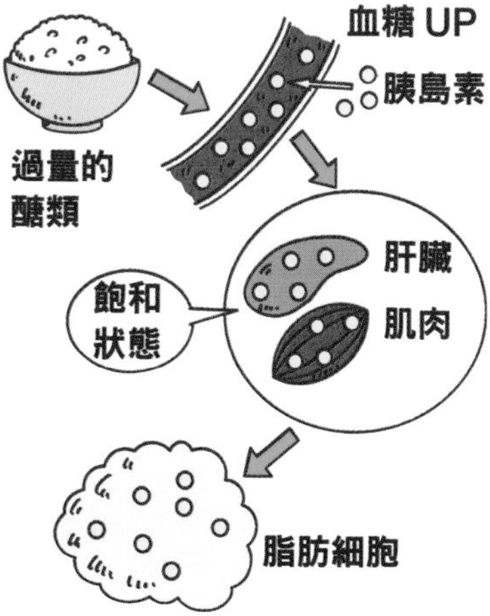
血糖 UP
胰島素
過量的
醣類
肝臟
肌肉
飽和
狀態
脂肪細胞

## 醣類成為體脂肪的過程

血糖值上升的話，胰臟就會分泌肥胖荷爾蒙（胰島素），並將血糖運往肝臟。肝臟的血糖若為飽和狀態，就會轉往肌肉。如果連肌肉也飽和的話，就會被運往脂肪細胞並轉換成中性脂肪堆積起來。

棄掉，因此過量攝取的醣類，就會被轉換成脂肪儲存起來，這就是為什麼醣類攝取過量會導致身體變胖的原因。被儲存起來的脂肪，會在醣類不足時，透過肝臟轉換成糖份，這也說明為什麼抑制醣類的攝取，便能達到瘦身的效果。

不過光是醣類攝取過量，也不會那麼容易就讓身體發胖，有問題的是「醣類攝取過量＋脂肪質」這樣的組合。這兩者被當做能量消耗的順序為①醣類②脂質，所以當醣類攝取過多使身體來不及處理時，脂肪質就會在不被代謝的狀態下直接轉換為體脂肪，多餘的醣類也會被當做體脂肪一起儲存起來。

想要預防這種恐怖的「體脂肪囤積組合」，就要避免攝取過量醣類，像是大碗蓋飯、米飯×麵等，這樣的吃法都已經算是醣類攝取過量，請大家務必多加注意。

# 發胖的4大原則

British name Carbohydrate
Nutrient name 醣類

過去亞洲人的飲食生活皆是以醣類與蔬菜為主，
然而現在已被歐美的高脂肪食物取代，
因此必須知道如何攝取醣類而不變胖的方法。

## 是否在不知不覺中吃了過量的米飯？

醣類是重要的能量來源，雖然不能攝取不足，但攝取過量也會導致體脂肪過多，這點大家應該都記起來了吧？

接著從實際的菜單對照醣類的質量吧。瘦身時，1天所需的總能量若為1800大卡，醣類就約佔6成，即是1080大卡，換算成米飯約為5小碗。那麼在早餐吃了1個麵包、午餐吃了大碗咖哩、晚餐吃了外賣便當的情況下，攝取的醣類就已超標，因為麵包裡含有砂糖，咖哩裡面有馬鈴薯，便當內的調味醬汁也會使用砂糖等，林林總總加起來，在不知不覺中就攝取了過量醣類。

以下介紹攝取醣類也不會變胖的簡單方法，建議大家掌握攝取的醣類份量時，也能夠加以實踐。

## 1 細嚼慢嚥

### 吃太快是飲食過量的原因

「吃飯要細嚼慢嚥」，在這裡要再次強調，因為若是狼吞虎嚥，不僅會對胃腸造成負擔，更會成為飲食過量的原因。飽足中樞在開始吃飯後約20～30分鐘才會感受到刺激，吃太快，就會在飽足中樞啟動之前就吃下太多食物，還會使血糖值急速上升而使胰島素過度分泌，導致醣類被運往脂肪細胞之中。總而言之，吃太快對身體一點好處也沒有。

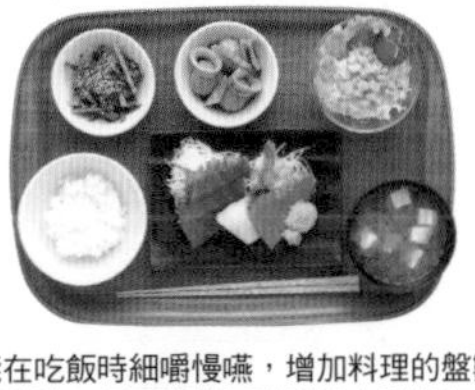

為了能在吃飯時細嚼慢嚥，增加料理的盤數也是一個方法。只要讓筷子移動的次數增加，自然而然就會變得會細嚼慢嚥。

## 2 不攝取過量醣類

### 要注意無意識中所攝取的醣類！

說到醣類就會想到飯、麵包以及麵類，雖然每一種都是主食，但仍要注意攝取過量，尤其是經常外食的人最好多注意飯量。比方說，咖哩飯一般份量大約有300g，以小碗來算約2碗。蓋飯的份量也差不多，換算成飯糰大概是3個，其他像是薯類、砂糖、啤酒中也含有大量醣類。仔細回顧自己的飲食習慣，應該就會發現在無意中攝取了過量醣類。

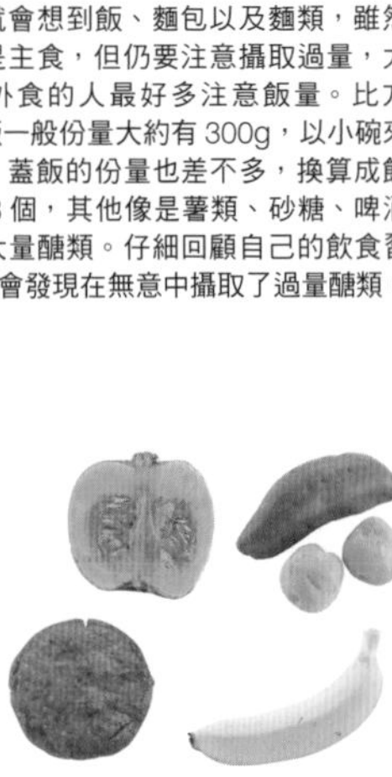

主食、薯類、砂糖、水果、啤酒等，身邊充斥許多含有大量醣類的食物，攝取時請多加留意。

# 攝取醣類也不

## 醣類、胰島素以及肥胖之間的關係

醣類導致肥胖的原因之一，在於肥胖荷爾蒙＝胰島素的過度分泌。隨著血糖值的上升與飽足中樞受到刺激，大腦會發出指令使胰臟分泌胰島素。此時，血液中的醣類被吸收進肝臟與肌肉，血糖值也會下降，但如果分泌過度，醣類就會被運往脂肪細胞並轉換成脂肪。胰島素為何會過度分泌？原因就在於血糖的急速上升。因為吃太快或攝取大量醣類導致血糖急速增加時，腦部所發出的胰島素分泌指令會來不及反應，因而導致胰島素分泌過度。

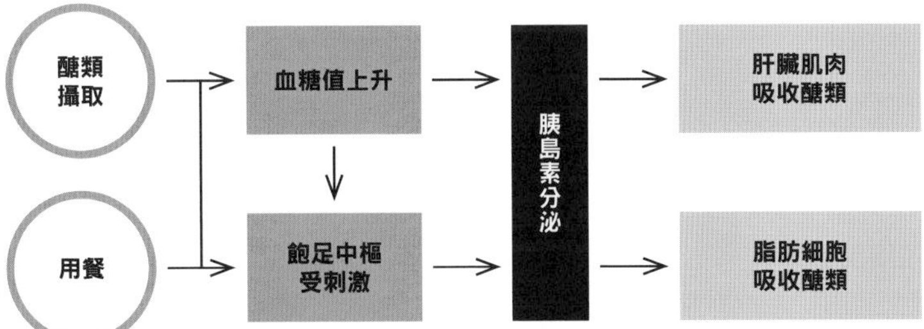


## 3 飯要最後吃

### 從蔬菜開始吃的話 就能預防血糖值急速上升

要預防肥胖荷爾蒙的過度分泌，細嚼慢嚥很重要，但還有一種更有效的方法，就是進食的順序。蔬菜中的食物纖維能夠抑制血糖值，因此開始用餐時當然先吃蔬菜，醣類的吸收速度就會趨於穩定。加上緩慢咀嚼蔬菜的時間，已經足夠刺激飽足中樞，如此就能預防血糖值急速上升以及胰島素過度分泌（詳細內容請見下頁）。

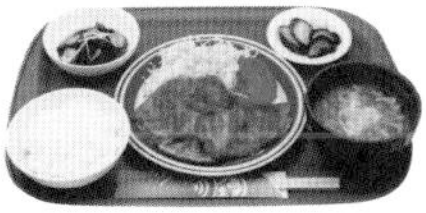

定食的進食順序

從能夠提升新陳代謝的醃菜、蔬菜或湯品等不容易提升血糖值的食物開始，最後再吃白飯。

## 4 攝取充足的維他命B1

### 維他命B1是醣類代謝 不可或缺的營養素！

想要讓醣類在糖解作用後順利轉化為能量，就必須要有維他命 B1，若是缺乏維他命 B1，除了醣類之外，脂質與蛋白質的代謝也會變得遲滯。不僅容易變胖，疲勞也會難以消除，甚至還會導至腳氣病。越是經常攝取醣類的人，越是需要維他命 B1。毛豆、豆腐等大豆類以及豬肉、米糠醃菜和大蒜等，都是維他命相當豐富的食材。

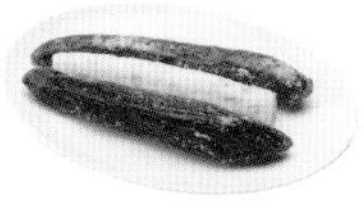

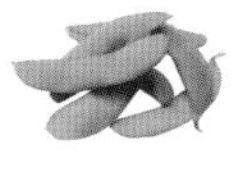

豆類含有豐富的維他命 B1，大蒜也是相當推薦的食材。豬肉對消除疲勞極具效果，是因為富含維他命 B1。

# 請從吃太快以及只吃醣類食品的惡習中畢業！

# 取過量的技巧！

| British name | Carbohydrate |
| --- | --- |
| Nutrient name | 醣類 |

「最喜歡白飯了！」
像這樣容易攝取過量醣類的人，務必要知道這 3 個技巧。
做法相當簡單，從今天起就開始身體力行吧！

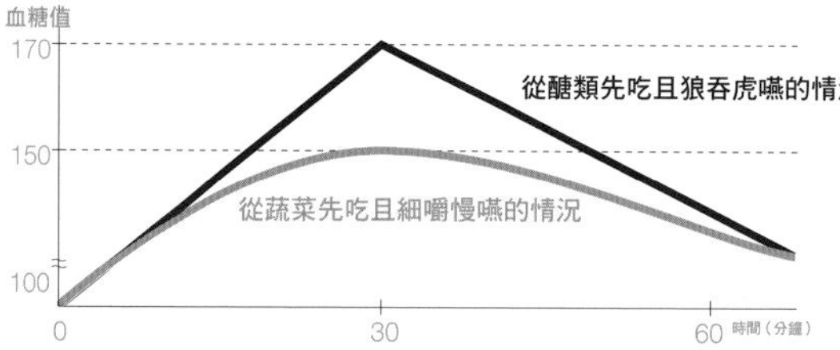
血糖值
170
150
100
0
30
60
時間（分鐘）
從醣類先吃且狼吞虎嚥的情況
從蔬菜先吃且細嚼慢嚥的情況

### 用餐後的血糖值圖示

從先吃醣類與先吃蔬菜的進食順序來看，血糖值的上升差異相當明顯，這是因為先吃蔬菜的時候，肥胖荷爾蒙的分泌被抑制的關係。只是這麼一個簡單的步驟就能讓身體不易發胖，請務必要實行。

技巧1

白飯要最後吃

## 預防過度分泌肥胖荷爾蒙

### 從湯品、蔬菜等配菜開始吃起

上一頁已經提到過「進食的順序」，現在就來介紹具體的方法。進食順序的基本原則為①蔬菜②湯品③肉、魚等配菜④白飯。不需要一板一眼地嚴格遵守也沒關係，不過請務必要記得「蔬菜最先、白飯最後」這點。比方說，先吃蔬菜跟肉類，最後再吃醃菜與白飯也不算違反規則！

### 進食順序的基本原則

| 白飯 | | 肉、魚等配菜 | | 湯品 | | 開胃菜、蔬菜等配菜 |
| --- | --- | --- | --- | --- | --- | --- |
| 先攝取食物纖維且最後才吃白飯的話，除了能使醣類的吸收變得穩定，也能有效抑制胰島素的分泌。 | ← | 蛋白質幾乎不會提升血糖值，所以就算先吃也沒關係。不過先吃蔬菜的話，還能夠抑制脂質的吸收。 | ← | 除了增加飽足感、預防飲食過量外，還能溫暖身體提升代謝。湯中的蔬菜與海藻類也有增幅效果。 | ← | 蔬菜的食物纖維能抑制血糖值急速上升，醋也具有同樣效果，檸檬酸則具有活化新陳代謝的功用。 |

---

### 馬鈴薯沙拉≒馬鈴薯→蔬菜沙拉

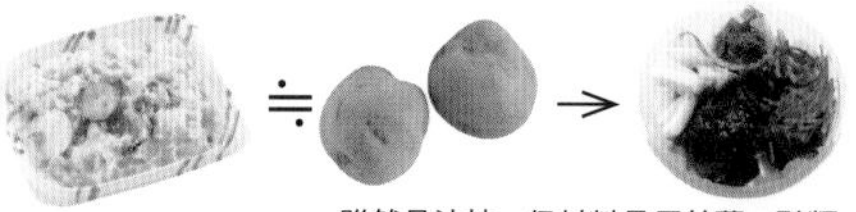
≒
→

雖然是沙拉，但材料是馬鈴薯＝醣類，美乃滋中的脂肪含量也不少，可以的話請盡量選擇蔬菜沙拉。

### 蓋飯≒飯糰3個

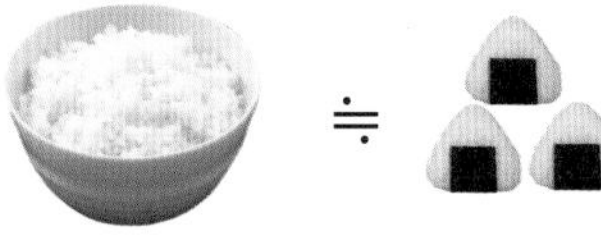
≒

蓋飯上因為有配菜，所以不容易看出白飯的份量，但其實約有 3 個飯糰的份量，最好能夠減少一個飯糰並用蔬菜來代替。

讓隱藏的醣類現形

技巧2

## 預防攝取過量的醣類

### 蓋飯與薯類料理是醣類過多的原因之一

想要掌握每天所攝取的醣類份量，最簡單的方法就是換算成飯糰。1 個飯糰以 100g 來算，上限就是「1 天 6 個」。一般來說，蓋飯約有 300g，所以是 3 個飯糰，也就是說，吃下一碗蓋飯就等於吃下半天的醣類需求量。薯類在醣類的吸收方面雖然較為穩定，不過還是要控制份量。

# 預防醣類攝

針對喜歡白飯的人

## 以蔬菜彌補飯量的增量術

技巧3

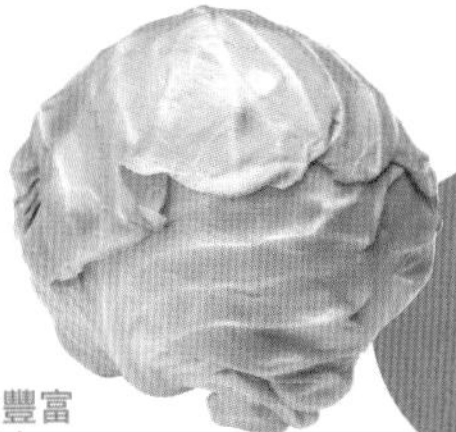

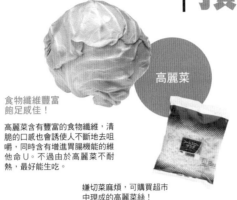

高麗菜

**食物纖維豐富**
**飽足感佳！**

高麗菜含有豐富的食物纖維，清脆的口感也會誘使人不斷地去咀嚼，同時含有增進胃腸機能的維他命U。不過由於高麗菜不耐熱，最好能生吃。

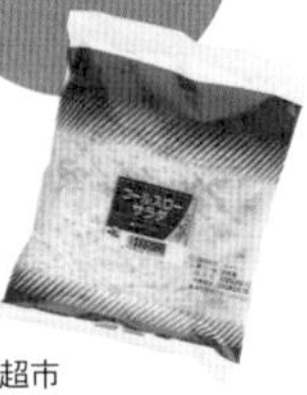

嫌切菜麻煩，可購買超市中現成的高麗菜絲！

### 將高麗菜絲與白飯混合即可！

對於喜歡吃飯的人來說，被要求「克制飯量」是相當痛苦的事，加上配菜若是非常下飯的話，那就更不用說了。在此要推薦「高麗菜飯」，只要將高麗菜絲與白飯混合就好，並不費什麼工夫，同時還能一起攝取高麗菜的食物纖維與營養成份。在吃口味較重的配菜或咖哩等容易過量的食物時，請務必試試這個方法。

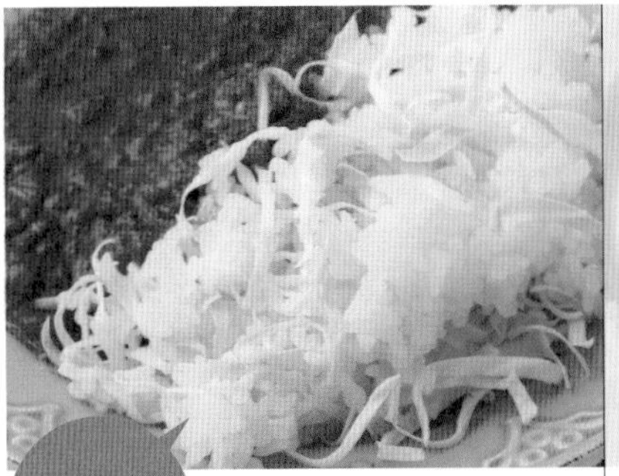

**吃咖哩飯時**

增量術很適合用在容易吃過頭的咖哩飯上，只要加入大量高麗菜就能為咖哩飯增量，同時能抑制咖哩醬中的脂肪吸收。

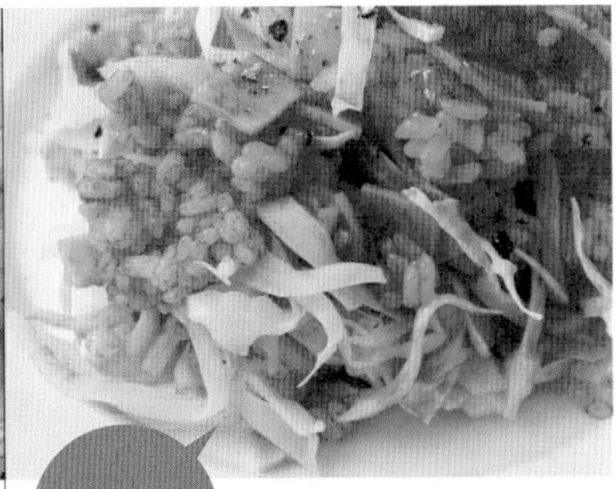

**吃拌飯或炒飯時**

在做炒飯或雞肉飯時可混大量蔬菜。雞肉飯還可在飯裡加上蕃茄醬以及火腿，以微波爐加熱後還能夠降低熱量。

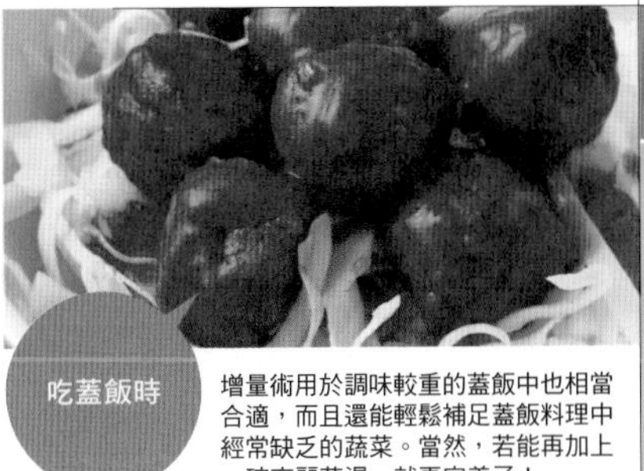

**吃蓋飯時**

增量術用於調味較重的蓋飯中也相當合適，而且還能輕鬆補足蓋飯料理中經常缺乏的蔬菜。當然，若能再加上一碗高麗菜湯，就更完美了！

### 還有其他的增量術！

除了白飯以外的主食，烏龍麵或蕎麥麵等也可以使用增量術。麵類推薦搭配的蔬菜是白蘿蔔，只要切絲後汆燙，再與麵拌均就好了。除了能夠預防醣類攝取過量，白蘿蔔具備的消化酵素與食物纖維也有助於胃腸蠕動。使用能夠促進醣類代謝、富含維他命B1且脂質少的毛豆與豆腐來增量也不錯，像是毛豆飯、豆腐雜燴粥以及毛豆素麵等都很值得推薦。

## 以蔬菜代替減少的飯量

| British name | Protein |
| --- | --- |
| Nutrient name | 蛋白質 |

# 一輩子的瘦身夥伴
# 配合瘦身目標有效攝取蛋白質！

除了肌肉外，指甲與頭髮也都是由蛋白質所形成。雖然相當不可思議，但人類的身體就是如此奇妙。在徹底瞭解秉性複雜的蛋白質後，請務必要採取聰明的攝取方式。

## 無謂的攝取方法會讓身體付出代價！

「身體是由吃下的食物所構成」，這句標語已經在本書中出現過好幾次，而最符合這句話的就是蛋白質。人類的頭髮、皮膚、內臟、肌肉以及指甲等，都是由蛋白質所構成，不僅如此，身體組織每天都在不斷進行更新。舉例來說，我們的指甲和頭髮會不斷變長，就是蛋白質每天都在進行更新的有力證據。

所謂的蛋白質，其實就是指胺基酸。構成人體的胺基酸約有20種，其中有9種無法在體內合成而需由食物中攝取，由於這9種胺基酸對人體都是必需要素，因此也被稱為「必需胺基酸」，只要缺少任何一種就會造成身體機能低下。

正因為蛋白質是由20種胺基酸以複雜的方式結合而成，因此不論在分解或吸收上，都需要花費不少時間。蛋白質被吸收後，也會在身體內重新進行複雜的結合，最後再轉化為肌肉或頭髮等組織。此外，老化的蛋白質也會再度被分解，並透過肝臟重新被轉化為胺基酸，再運送到身體需要的各個地方。所以「分解、合成」與「攝取、排出」必須保持均衡，如此才能維持身體正常運作。所以，我們更要避免無謂的攝取方式，才能有效攝取蛋白質，這對身體來說，就是最佳的回報。

## 不可不知的基本蛋白質食品

**1 肉類、肉類加工品**

內含所有
必需胺基酸的優等生
但要注意攝取過量

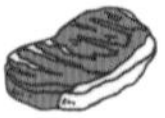

**2 魚貝類**

蘊含百分之百的
必需胺基酸
特別推薦青魚類

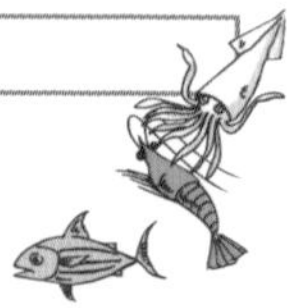

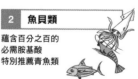

**3 大豆、豆類製品**

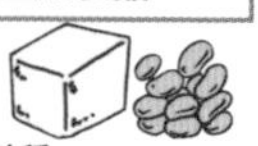

大豆擁有
「田中之肉」的美稱
是健康的蛋白質來源

**4 雞蛋**

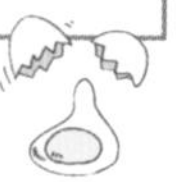

擁有平衡性極佳的
必需胺基酸
且集各種營養於一身

**5 牛奶、乳製品**

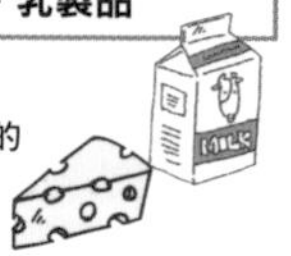

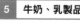

易於消化吸收的
起司最值得
注意！

# 9種必需胺基酸

### 異亮胺酸

屬於支鏈胺基酸（BCAA），是肌肉蛋白質主的要成分，特徵是無法在肝臟中處理，所以最快被肌肉吸收。通常蘊含於動物性蛋白質中。

### 色胺酸

「血清素」具有安定情緒的作用，而色胺酸即是其原料。通常存在於乳製品與高麗菜中，這也是牛奶為何能幫助睡眠的原因。

### 苯丙胺酸

為腦與神經細胞間，負責傳遞訊號之神經傳達物質的材料，能夠提升記憶力、學習能力、注意力以及精力等。存在於肉類、魚貝類和雞蛋中。

### 賴胺酸

動物性蛋白質中含有豐富的賴胺酸，能製造將脂肪搬運至肌肉的左旋肉鹼，與組織的成長、醣類的代謝、肝功能的提升、脂肪的燃燒等皆有關係。

### 纈胺酸

BCAA 的一種，具有將醣類吸收至肌肉中的作用，並能促進醣類的能量化（BCAA 的共通作用），在許多食物中皆有纈胺酸的存在。

### 亮胺酸

製造肌肉的 BCAA 之一。由於無法在肝臟中處理，因此直接被肌肉吸收，對於提升肝功能極具效果。亮胺酸存在於各種食品，不用擔心攝取不足。

### 甲硫胺酸

肌肉代謝時的必需胺基酸，不足的話會導致肥胖。此外，也具有去除活性酵素與降低血中膽固醇的作用，存在於海苔、起司、鮪魚等食物之中。

### 組胺酸

輔助與成長相關的神經機能，也是製造白、紅血球時的必需胺基酸。對於心臟、神經組織以及腦組織更是不可或缺。富含於雞肉與鮭魚等食材中。

### 蘇胺酸

雞、魚肉中含大量蘇胺酸，雖然也存在於穀物中，但吸收率較低。除了能促進成長、預防脂肪肝，當身體運用蛋白質時，就需要蘇胺酸輔助。

只能從食物中攝取的必需胺基酸都具有重要的功能，除此之外，精胺酸也相當重要。精胺酸雖然可以在體內合成，但在成長期、壓力大或懷孕期間容易不足，所以被稱為半必需胺基酸。

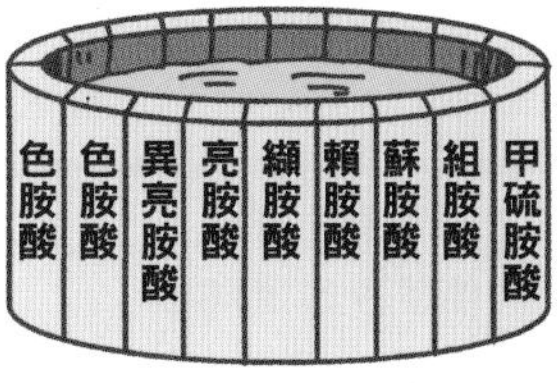


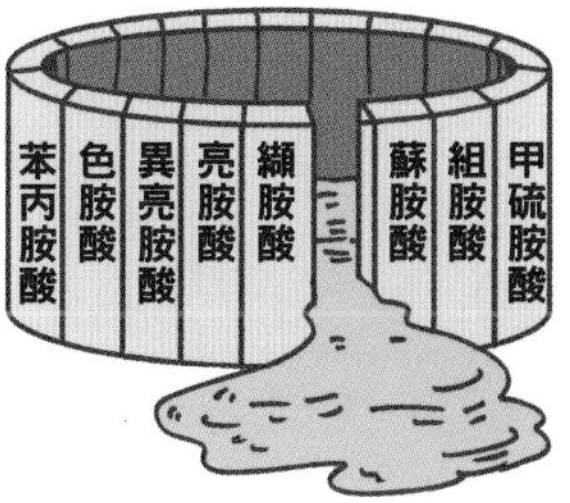


**必需胺基酸如果不足的話……**

食物中每種胺基酸的比例都不相同，因此必須互相搭配以彌補不足的地方。比方說牛奶、肉類以及大豆製品等，皆具備所有必需胺基酸，但米的話就會缺乏賴胺酸，所以必須搭配大豆製品一起食用。

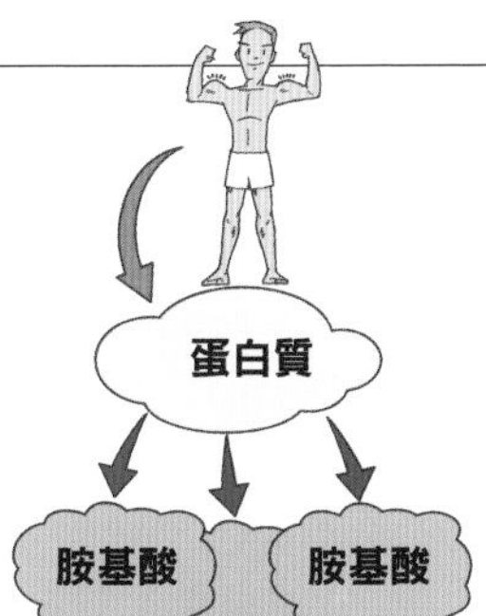


**身體、蛋白質與胺基酸的關係**

人體中的絕大部份都是由蛋白質所構成，而構成蛋白質的則是胺基酸。當人體攝取到蛋白質後，會先將其分解為胺基酸，之後再由身體加以吸收。蛋白質除了肌肉、指甲、頭髮等以外，也被用來作為免疫細胞、荷爾蒙與基因的材料。

# 蛋白質攝取方式

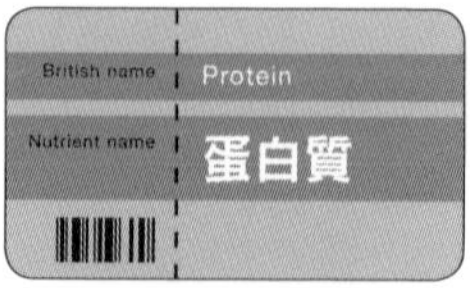
British name
Protein
Nutrient name
蛋白質

**以提升肌力為目標的人應該會積極地攝取蛋白質，
不過其他人最好也能知道蛋白質的攝取方式，
而想要降低體脂肪的人當然更加不能錯過。**

## 掌握蛋白質需求量是踏出瘦身的第一步

想要瘦身，肌肉是絕對必要的；想要鍛鍊肌肉，蛋白質也是必要的。那麼到底需要攝取多少蛋白質才夠呢？

一般來說，成年男性1天所需的蛋白質約為70g，這是指純粹的蛋白質質量。此外，蛋白質在牛肉中約佔17%左右，在雞胸肉中也僅約佔25%，如此一來，單靠牛肉1天就必須吃上400g，毫無疑問地會讓脂肪質過量。為什麼要從各種食材中攝取蛋白質，就是這個原因。

雖然說了這麼多，但這裡所要介紹的，是各種不同類別的蛋白質攝取法。不論是基本的攝取量或是按照胺基酸的級別等，皆有詳盡的介紹，希望大家能夠多加參考並選出適合自己的攝取方式。

### 必要的蛋白質基準量

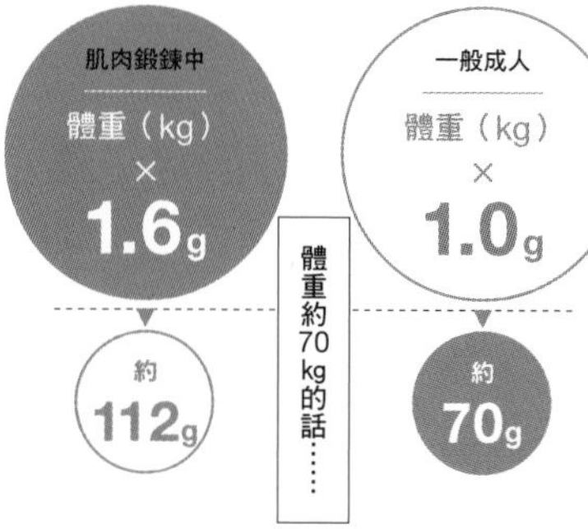
肌肉鍛鍊中
體重（kg）
×
1.6g
一般成人
體重（kg）
×
1.0g
體重約70kg的話……
約
112g
約
70g

※ 根據飲食攝取基準，為了維持身體健康，30～49歲的男性每天必須攝取的蛋白質為60g，女性則為50g，不過依照肌肉量與運動量的不同，還是會產生些許差異。

### 體內的蛋白質 隨時都在合成、分解 不斷地進行替換工作！

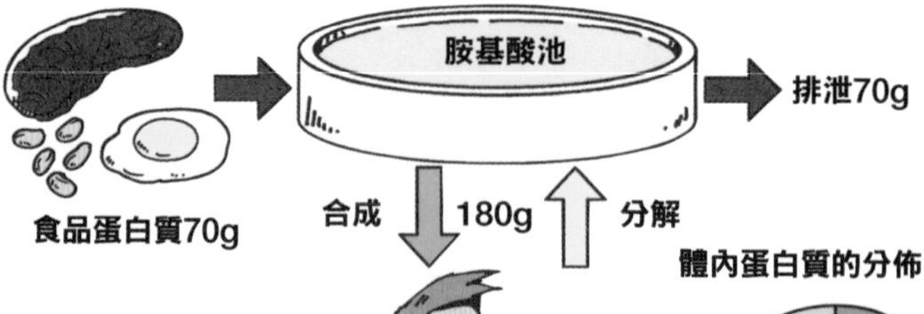
胺基酸池
排泄70g
食品蛋白質70g
合成
180g
分解

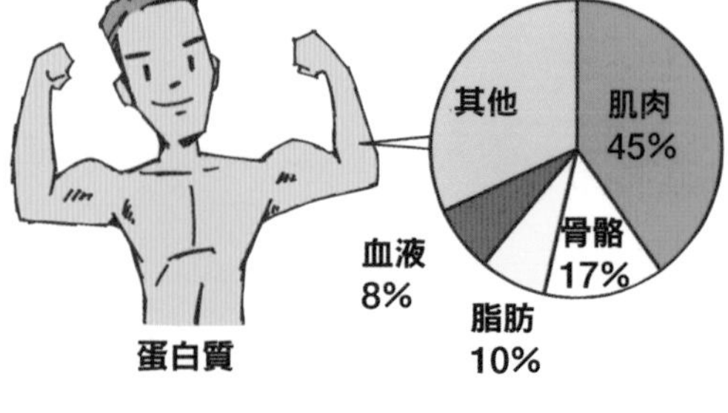
體內蛋白質的分佈
其他
肌肉
45%
骨骼
17%
血液
8%
脂肪
10%
蛋白質

前一頁已經說過，吸收到體內的蛋白質會被分解為胺基酸，並視需要而被使用於肌肉、內臟、荷爾蒙以及基因的合成上。但更厲害的是，老舊的體內蛋白質也能再度被分解成胺基酸，同時也能再度進行合成並成為身體的組織，一直到最終無法使用後才會被排泄掉。如此一來，「攝取量與排出量」、「分解量與再合成量」皆能保持均衡，讓身體每天都維持在全新的狀態。

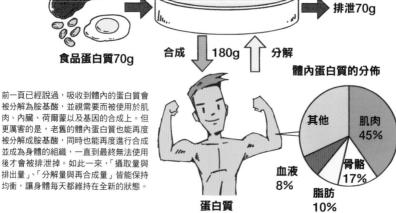

# 不同類別的

## TYPE 1 文書作業

### 以文書作業為中心 想要維持現狀的人

除了通勤與購物外，
沒做其他運動的一般類型。
雖然並未以增強肌肉為目標，
也覺得減肥與自己無關，但在閱讀過後，
或許會意外地發現正處於蛋白質不足狀態。

**從肉、魚、大豆等均衡地攝取蛋白質**

請將以下所述當做攝取蛋白質的基本方法。男性每天的基本攝取量為70g（女性50g），也就是大概要吃400g豬背肉，每餐吃80g，約要吃5餐才行。但這樣實在太勉強了，只要在早、午、晚餐中，從肉、魚、大豆製品、乳製品以及雞蛋等食材中平均攝取就行了。此外，在補充不足的胺基酸時，也不能偏向同一類食品，這點相當重要。

只從肉類攝取

約**400**g

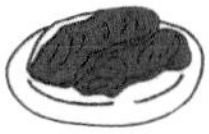

換算成肉量約400g，但請不要光從肉中攝取蛋白質！

## TYPE 2 運動

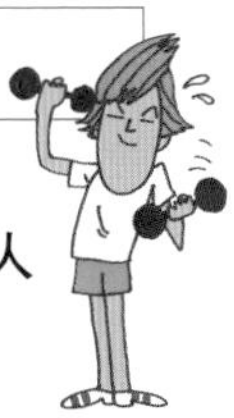

### 將運動當成每日功課 正在進行肌肉鍛鍊的人

最近為了健康開始鍛鍊肌肉，
而每天勤奮努力的身體
正需要蛋白質！
知道需求量後或許會嚇一跳，
但還是要極力地去攝取！

**肌肉鍛鍊初期更需要大量蛋白質**

肌肉一旦增多，就更需要大量蛋白質以維持身體健康，尤其是剛開始鍛鍊時，肌肉相當容易受損，為了修復身體，大量的蛋白質更是不可或缺。以體重來看的話，正在進行肌肉鍛鍊的人，每1kg需要1.4～2.0g的蛋白質。所以體重70kg的男性，最多會需要140g的蛋白質。換算成牛肉的話約為800g，需求量可說相當大。

只從肉類攝取

**560～800**g

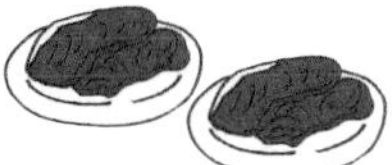

此時的需求量大約是平常的一倍，所以必須選擇脂肪含量較少的肉或魚做為蛋白質來源，同時努力減少熱量。

## TYPE 3 體脂肪

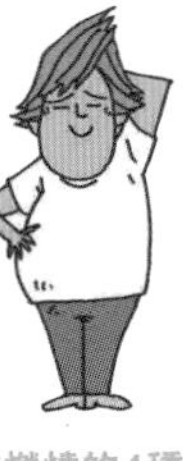

### 肚子附近凸出一圈…… 目標是減少體脂肪！

以下為各位介紹能夠幫忙消除腹部脂肪的胺基酸。
雖然不是吃了就會瘦的魔法，但知道的話，
就能更有效率地攝取蛋白質。

**有效利用胺基酸來燃燒脂肪！**

食物中存有能夠幫助脂肪燃燒的胺基酸，只要充分攝取就能減少體脂肪。有效的胺基酸有4種，分別是精胺酸、丙胺酸、脯胺酸以及賴胺酸，但並不是只要攝取這些就足夠。請以TYPE1為基準，從各種食品中攝取蛋白質的同時，也攝取這4種胺基酸為輔助。

**有效幫助脂肪燃燒的4種胺基酸**

精胺酸

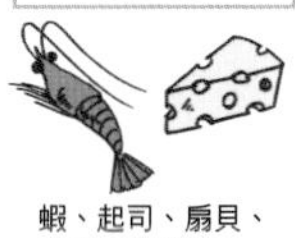

蝦、起司、扇貝、芝麻、海苔等

**促進成長荷爾蒙分泌讓肌肉增加**

丙胺酸

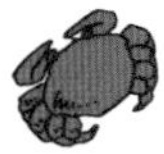

螃蟹、扇貝、干貝、海苔、葡萄等

**幫助脂肪分解酵素活性化**

脯胺酸

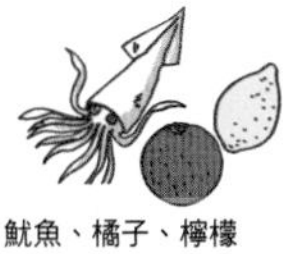

魷魚、橘子、檸檬

**幫助脂肪分解酵素活性化**

賴胺酸

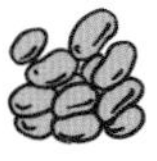

大豆、魩仔魚、蛋黃、鮪魚、乳製品等

**將脂肪搬運至肌肉的左旋肉鹼之原料**

# 配合自身需求調整攝取的質與量！

# 的蛋白質攝取法

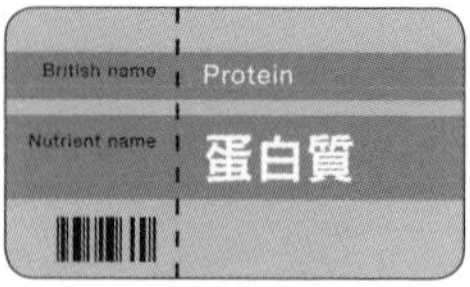
British name
Protein
Nutrient name
蛋白質

**蛋白質本身的吸收率雖然不差，但仍有更具效率的攝取方法。從日常飲食到營養補給品，為大家介紹更加聰明的攝取訣竅。**

## 搭配分解／合成時所不可欠缺的食材一同食用

食品中所蘊含的蛋白質比例較低，所以提升吸收率的飲食方式相當重要。
大家一起來認識蛋白質分解、合成時，所必需的食材吧。

### 有助於合成的食材

被分解的胺基酸會再次合成，並轉化為身體各組織，輔助此過程就是維他命 B6 與葉酸。B6 除了肉類外，還存在於大蒜及小青辣椒中，葉酸則是富含於小松菜中，搭配魚或肉一起食用更具效果。

維他命B6、
葉酸

消化酵素等

### 有助於分解的食材

消化酵素是消化蛋白質時的必要元素，而富含消化酵素的代表性食材就是白蘿蔔，所以烤魚配上白蘿蔔泥是相當正確的選擇。另外檸檬或辣椒能夠刺激胃部，具有促進胃酸分泌的效果。

運動後
約
**30** 分鐘

## 藉由攝取的Timing來提升吸收率

增強肌肉的「黃金時間」，是指肌肉鍛鍊開始的 1 ～ 2 小時前，與肌肉鍛鍊結束後約 30 分鐘的時間帶。此外，BCAA 是製造肌肉的原料，由於它能直接作用於肌肉上，所以是效率極佳的胺基酸，若能在運動中經常攝取，對鍛鍊肌肉將會極有幫助。

### 運動後會分泌成長荷爾蒙此時就是肌肉增量的黃金時間！

肌肉鍛鍊後為了修復疲憊的肌肉，就必須吸收蛋白質，此時就是所謂的黃金時間。雖然想把握此時間帶為身體送上蛋白質，但若要透過用餐來攝取的話，時機上會有困難。因此可藉由營養補給品為身體及時補充蛋白質，同時還能一起補充糖份，讓肌肉恢復地更加快速。

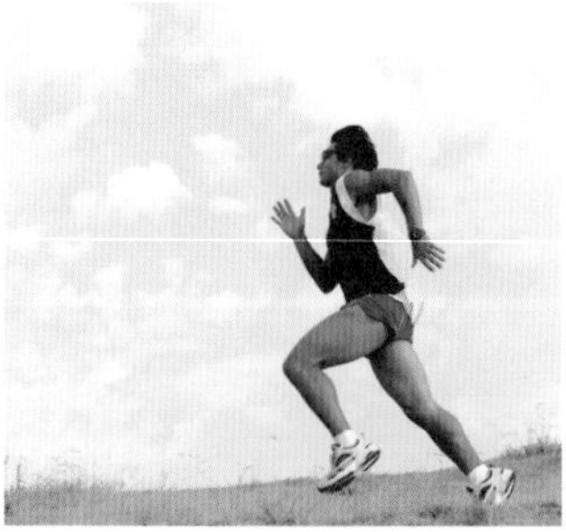

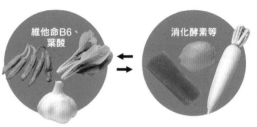

【運動中】運動時也能透過飲料補充 BCAA。

### 肌肉鍛鍊前的營養補給是以蛋白質為主

蛋白質在消化吸收上需要花費一些時間，為了能在肌肉鍛鍊時，能夠有效地被吸收，因此最好能在開始鍛鍊的前 1 小時就事先攝取。透過用餐來攝取的話，基本上應該選擇以醣類、蛋白質為主體，且容易消化吸收的餐點，不過若能選擇吸收率較佳的營養補給品，將會更具效果。

運動前
約
**60** 分鐘

**「就寢前 1 小時」與「早上」是補充蛋白質的最佳時機**

就寢後會分泌成長荷爾蒙，此時就是增強肌肉的絕佳時間帶。考量到消化吸收所需花費的時間，建議在就寢前的 2 小時之內，就事先攝取蛋白質。此外，空腹醒來的早上，也是吸收蛋白質的最佳時機，特別是吸收率佳的起司與半熟蛋等，就十分適合用來當做早餐。

# 有效率

## 有效攝取 營養補給品

肌肉鍛鍊時，若光只是從食物中攝取蛋白質，將很難維持平衡。此時就要有效地活用營養補給品。只要理解每種營養品的效能，就能讓它成為運動訓練時的好夥伴。

### 蛋白質

**吸收率佳的乳清蛋白最值得推薦**

就營養補給品來說，蛋白質有各式各樣的種類，因此在挑選上相當困難。要確實地從食物中吸收有效的營養，首先要確認蛋白質含量，建議選擇含量達70%以上者。此外，是否含有提升吸收率的維他命C、B群也是挑選重點。而在鍛鍊肌肉時，最適合由吸收率佳的牛奶中，獲取蛋白質和乳清蛋白。

### 牛磺酸

**體內的牛磺酸約有3／4存在於肌肉中！**

富含於魚貝類之中的牛磺酸，當它被攝取到人體內時，大部份儲存於肌肉之中。牛黃酸同時能夠提高肌肉中的胺基酸濃度，要讓鍛鍊更具效果，最好能在運動前事先服用。此外，能夠提升肝功能這點也不能忘記，由於肝臟身兼合成蛋白質、維持醣類與脂肪質的平衡以及體內解毒等重責大任，因此攝取牛磺酸對肝臟而言也相當有意義。

### BCAA

**肌肉鍛鍊時所使用的胺基酸不足的話將會導致肌肉損傷！**

支鏈胺基酸BCAA（纈胺酸、亮胺酸、異亮胺酸）是製造肌肉的主要成份，也是肌肉鍛鍊時所不可或缺的元素。BCAA雖然對肌力的提升具有直接作用，但攝取不足時，會從肌肉中直接提取並轉化成能量。在鍛鍊肌肉時，使用營養補給品是最好的方式。進行慢跑或游泳等有氧運動時，BCAA也會被當成能量來源，所以必需進行補給。

### 麩醯胺酸

**在肌肉蛋白質中佔約一半的重要胺基酸**

在肌肉中佔有約一半份量的胺基酸就是麩醯胺酸，由於可以在體內進行合成，所以不是必需胺基酸。肌肉鍛鍊時，麩醯胺酸會被大量消費，不足的話就會導致肌肉分解與減少，因此在鍛鍊後，最好能以營養補給品進行補給。配合成長荷爾蒙的分泌，在就寢前攝取對肌肉的修復格外有效。

### 肉鹼

**將脂肪運往肌肉的燃脂小幫手**

肉鹼在近年來備受矚目，除了營養補給品以外，也推出甜點或飲料等眾多產品。事實上，左旋肉鹼除了將脂肪運往肌肉外，也是幫助脂肪燃燒的好幫手。雖然肌肉中的脂肪燃燒主要是透過運動來進行，但如果脂肪沒有運送過來就毫無意義，因此左旋肉鹼的作用相當重要，最好在運動前就補給完畢。

## 學習提升吸收率的飲食方法

British name　Vitamin & Mineral

Nutrient name　維他命＆礦物質

瘦身者絕對無法抗拒

對瘦身有益的8種蔬菜

# 有效降低體脂肪的蔬菜列表！

雖然知道蔬菜對身體有益，但有些人就是對蔬菜沒有興趣，越是這樣的人，就越應該知道蔬菜所具有的神奇力量！

## 蔬菜的營養目錄

Vegetable Nutriton Catalogue

### 維他命C

Vitamin C

體內蛋白質合成時的必要營養素，特別是膠原蛋白生成時更加不可或缺，所以又被稱為「美肌的營養素」。此外，對於去除活性氧也極有做用。抽煙時，維他命C會被大量消費，請務必特別注意。

### 維他命E

Vitamin E

具有促進血液循環的功用，對改善手腳冰冷與預防動脈硬化極具效果。維他命E大多蘊含於南瓜、生菜、國王菜等黃綠色蔬菜以及堅果類中，由於是脂溶性維他命，搭配油脂一起攝取就能提高吸收率。

### 維他命B1

Vitamin $B_1$

醣類在代謝時所不可或缺的營養素，不足的話，也會連帶影響脂肪與蛋白質的代謝。此外，維他命B1還具有消除疲勞的效果，主要蘊含於毛豆、菜豆、豌豆等豆類之中。

## 蔬菜的抗氧化力能讓生鏽的身體復原

蔬菜中的食物纖維，除了能夠透過咀嚼來刺激飽足中樞外，還能穩定血糖值的上升。此外還具有促進代謝與創造美麗肌膚等功效，維他命與礦物質的含量也十分豐富，但蔬菜的神奇力量還不只這些，其中最受到矚目的就是抗氧化力。

抗氧化力簡單來說就是掃除「身體鏽蝕」的功用。在人體進行有氧代謝時，會產生出許多「活性氧」，而它的存在會使細胞與組織氧化（鏽蝕）導致老化加速。幸好蔬菜裡具有能夠預防此現象的抗氧化力，特別是黃綠色蔬菜中的含量極為豐富。此外，對於手腳冰冷、皮膚粗糙、「代謝症候群」等生活習慣病的改善也相當有效。對於美容、健康以及降低體脂肪這三方面來說，皆是一帖良藥。

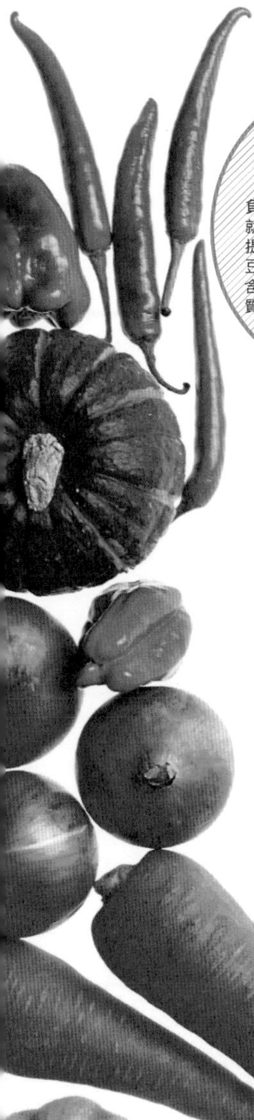

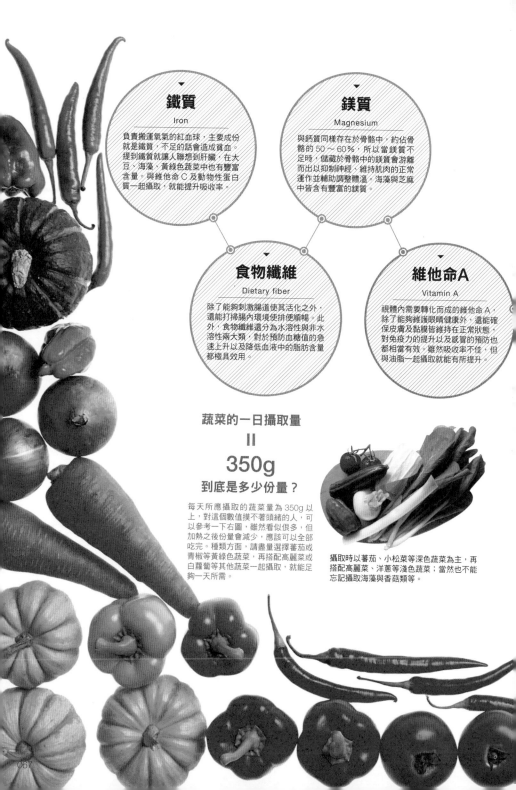

## 鐵質

Iron

負責搬運氧氣的紅血球，主要成份就是鐵質，不足的話會造成貧血。提到鐵質就讓人聯想到肝臟，在大豆、海藻、黃綠色蔬菜中也有豐富含量。與維他命 C 及動物性蛋白質一起攝取，就能提升吸收率。

## 鎂質

Magnesium

與鈣質同樣存在於骨骼中，約佔骨骼的 50 ～ 60%，所以當鎂質不足時，儲藏於骨骼中的鎂質會游離而出以抑制神經、維持肌肉的正常運作並輔助調整體溫。海藻與芝麻中皆含有豐富的鎂質。

## 食物纖維

Dietary fiber

除了能夠刺激腸道使其活化之外，還能打掃腸內環境使排便順暢。此外，食物纖維還分為水溶性與非水溶性兩大類，對於預防血糖值的急速上升以及降低血液中的脂肪含量都極具效用。

## 維他命A

Vitamin A

視體內需要轉化而成的維他命 A，除了能夠維護眼睛健康外，還能確保皮膚及黏膜皆維持在正常狀態，對免疫力的提升以及感冒的預防也都相當有效。雖然吸收率不佳，但與油脂一起攝取就能有所提升。

## 蔬菜的一日攝取量
## ＝
## 350g
## 到底是多少份量？

每天所應攝取的蔬菜量為 350g 以上，對這個數值摸不著頭緒的人，可以參考一下右圖，雖然看似很多，但加熱之後份量會減少，應該可以全部吃完。種類方面，請盡量選擇蕃茄或青椒等黃綠色蔬菜，再搭配高麗菜或白蘿蔔等其他蔬菜一起攝取，就能足夠一天所需。

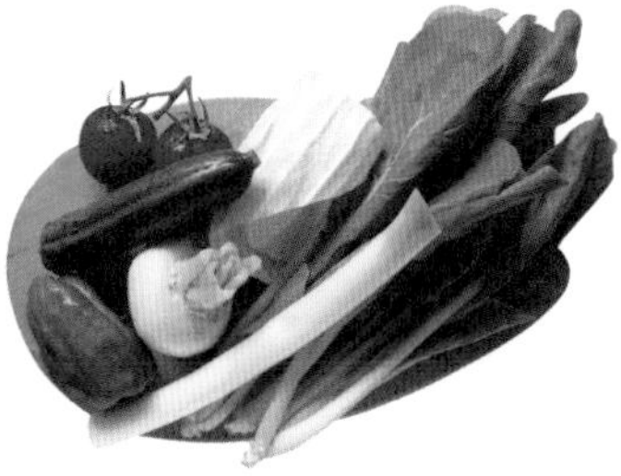

攝取時以蕃茄、小松菜等深色蔬菜為主，再搭配高麗菜、洋蔥等淺色蔬菜；當然也不能忘記攝取海藻與香菇類等。

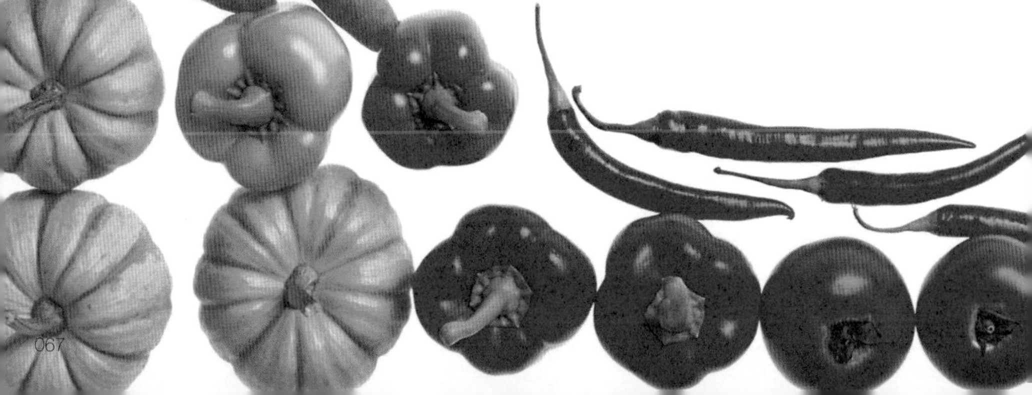

# 脂肪的8種蔬菜！

British name Vitamin & Mineral
Nutrient name 維他命＆礦物質

## 1/8 蕃茄
tomato

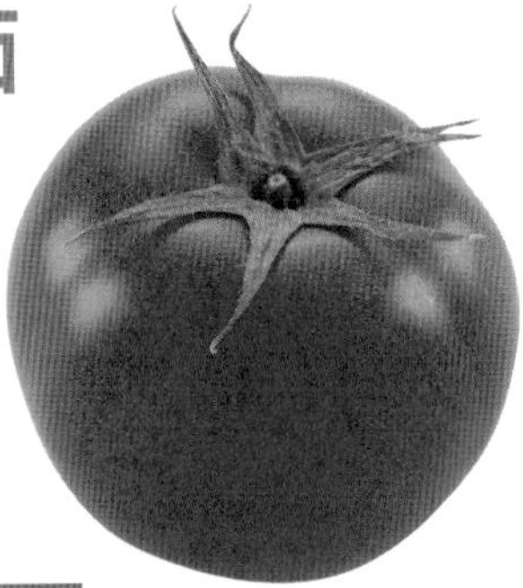

### 運用檸檬酸的力量<br>讓血糖值的上升趨於穩定

蕃茄的酸味源自於檸檬酸，而檸檬酸除了能有效活化檸檬酸循環（可將三大營養素轉化為能量）外，還具有穩定糖份吸收的作用，因此可以預防肥胖荷爾蒙（胰島素）的過度分泌。另外，在紅色色素中約佔 9 成的茄紅素，具有相當強的抗氧化力，這是蕃茄為了保護自己不受紫外線傷害所製造出來的獨特色素，但對人體而言，也同樣具有預防紫外線及美肌的效果。其他還有抑制低密度脂蛋白膽固醇的生成以及使血液清爽等功用，而膠原蛋白生成時所必需的維他命 C，也大量存於蕃茄之中。

**具有這些效果！**

- 提升代謝
- 抑制血糖值上升
- 抗氧化作用
- 使血液清爽
- 美肌

## 2/8 生薑
Ginger

### 除了提升代謝率外<br>還能阻礙脂肪的吸收！

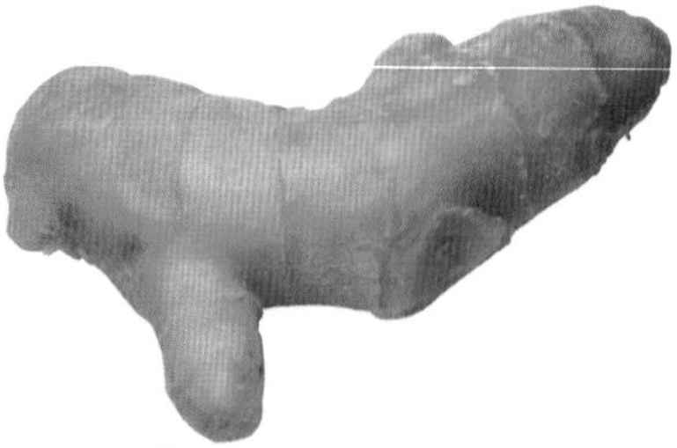

生薑中特有的辣味成份－薑酮與薑酚，具有促進血液循環以及溫暖身體的作用。此外，在促進脂肪燃燒的同時，也能妨礙腸道的吸收並提升基礎代謝，對於打造不易囤積脂肪的體質來說，正是最佳的食材。薑酮與薑酚也具有極強的抗氧化力，且含有薑烯酚等超過 50 種的抗氧化成份，是中國的漢方藥材之一，對於消除浮腫與解毒也極具功效。

**具有這些效果！**

- 提升代謝
- 改善手腳冰冷
- 抗氧化作用
- 燃燒體脂肪
- 阻礙脂肪吸收

# 有效降低體

## 3/8 洋蔥
Onion

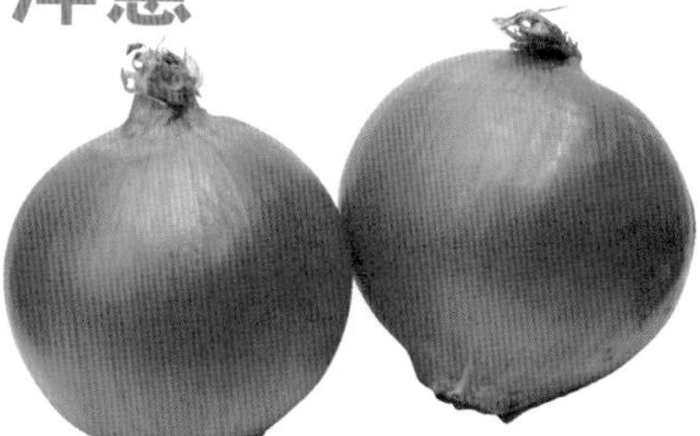

### 使肝臟的解毒酵素活性化 打造不易囤積脂肪的體質

切洋蔥時會流眼淚，而讓人流淚的物質－硫磺化合物，對於囤積於體內的有害物質，具有強力的排除與解毒作用。有害物質囤積於體內時，會讓擔當解毒作業的肝臟負荷過大而導致肝功能低落。由於肝臟與醣類、脂肪的儲存息息相關，就算是在減肥之中，也還是具有相當重要的作用。因此，洋蔥的解毒功能正好能夠輔助肝臟，並為打造不易囤積脂肪的體質奠定良好基礎。食用洋蔥也能降低血中的膽固醇與脂肪含量，同時還能淨化血液。加上內含寡糖，在調整腸內環境與改善排便的功效上也極為加分。

**具有這些效果！**

解毒作用｜淨化血液｜消除便秘｜促進代謝｜消除疲勞

## 4/8 高麗菜
Cabbage

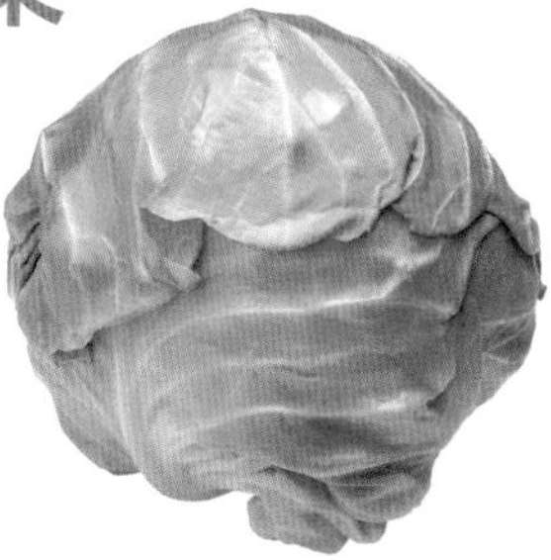

### 含有水溶性食物纖維 能緩和血糖值的上升

水溶性食物纖維中的果膠能讓糖份的吸收穩定，進而抑制血糖值急速上升以及肥胖荷爾蒙（胰島素）的分泌。另外，維他命U能使胃黏膜變得強壯，同時還能提高肝功能，是相當適合用來預防脂肪肝的食材。高麗菜中還含有豐富的維他命C，除了能夠幫助蛋白質吸收，在美肌方面也極具效果，加上抗氧化力強，在蔬菜之中可說是頂級食材。而能夠促進成長荷爾蒙分泌的必需胺基酸一色胺酸，也存在於高麗菜中，肌肉增強、代謝提升以及脂肪燃燒等效果也很值得期待。

**具有這些效果！**

強化肝功能｜抑制血糖值｜抗氧化作用｜提升免疫力｜分泌成長荷爾蒙

British name | Vitamin & Mineral
Nutrient name | 維他命&礦物質

## 7/8 白蘿蔔
Radish

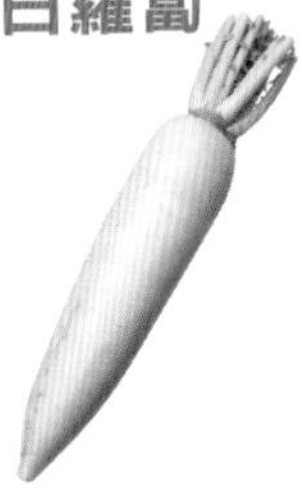

### 抑制血糖值上升 生吃可以促進消化

白蘿蔔中含有澱粉酶、蛋白酶以及脂酶等消化酵素，能夠輔助三大營養素的分解，同時含有豐富的水溶性食物纖維，因此能夠抑制血糖值的上升以及肥胖荷爾蒙的分泌。

**具有這些效果！**

- 促進消化
- 抑制血糖值
- 消除便秘
- 美肌

## 5/8 小青辣椒
Green pepper

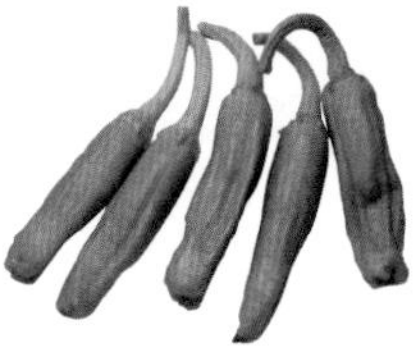

### 運用辣椒素的效果 促進脂肪燃燒

辣椒素為小青辣椒的辣味成份，除了能夠提高代謝率外，還能燃燒脂肪以產生熱能。此外具有抗氧化力，同時含有豐富的胡蘿蔔素以及維他命C，對提升免疫力十分具有幫助。

**具有這些效果！**

- 消除浮腫
- 燃燒脂肪
- 消除便秘
- 提升免疫力

## 8/8 毛豆
Edamame

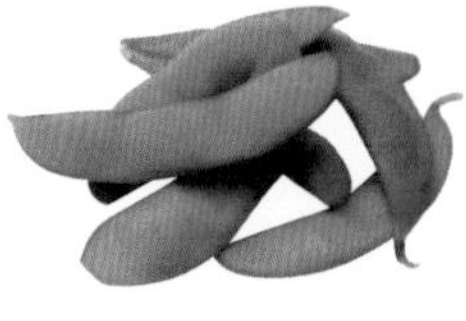

### 維他命B1能 促進脂肪的代謝

與大豆同樣都是均衡的蛋白質來源，3大營養素代謝時所必需的維他命B1也大量蘊含其中。由於具有大豆缺乏的維他命C，所以與大豆製品一起攝取，營養更均衡。

**具有這些效果！**

- 強化肝功能
- 促進脂肪代謝
- 消除浮腫
- 促進醣類代謝

## 6/8 牛蒡
Burdock

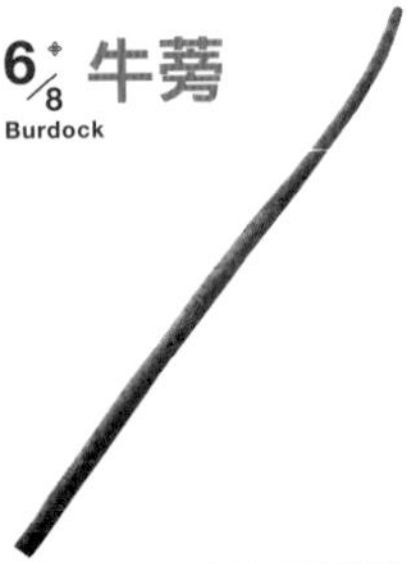

### 豐富的食物纖維 能夠抑制血糖值上升

含有豐富的非水溶性食物纖維且相當具有嚼勁，不僅能刺激腸道使排便順暢，還能挾帶多餘物質並將其排出體外。此外，水溶性食物纖維中的菊糖也能使糖份的吸收穩定。

**具有這些效果！**

- 消除便秘
- 抑制血糖值
- 抗氧化作用
- 解毒作用

# 有效降低體脂肪的其他推薦食材

## 海藻
Seaweed

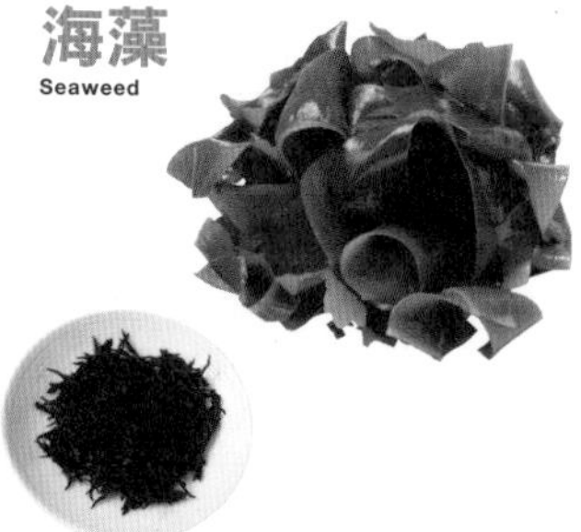

### 運用水溶性食物纖維的力量來減少體脂肪！

海藻中特有的潤滑成份－海藻酸以及褐藻素，是水溶性食物纖維的一種。除了能讓排便順暢、醣類的吸收穩定之外，還具有降低中性脂肪、膽固醇以及改善血液循環的作用，同時含有豐富的鉀、鎂、鈣、鐵等礦物質。

**具有這些效果！**

- 燃燒脂肪
- 淨化血液
- 消除便秘
- 提升免疫力

## 香菇
Mushroom

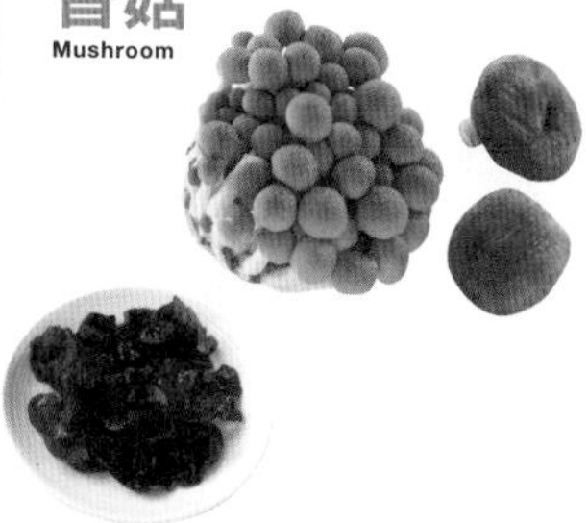

### 兼具抑制血糖值及排除多餘脂肪的功用

香菇中含有豐富的食物纖維且熱量極低，是能夠抑制血糖值上升的最佳瘦身食材。此外，含有與食物纖維作用相似的甲殼素、幾丁聚醣等物質也是其特徵，對降低血膽固醇極具功效。而能夠幫助代謝的維他命 B1 以及 B2，也蘊含於某些菇類之中。

**具有這些效果！**

- 抑制血糖值
- 消除便秘
- 解毒
- 淨化血液

## 蒟蒻
Konjac

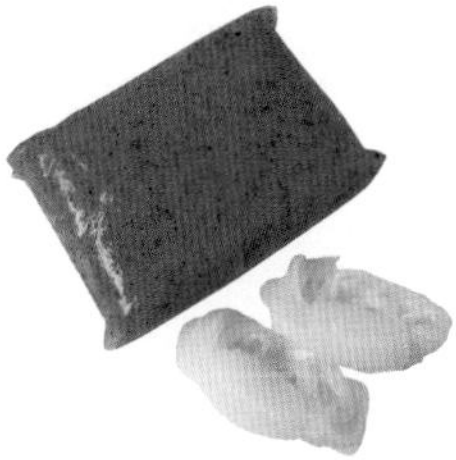

### 葡甘露聚糖能將多餘物質排出

蒟蒻已經是廣為人知的瘦身食材。蒟蒻的食物纖維中含有葡甘露聚糖，具有清淨腸道的作用，所以對於消除便秘相當有效。此外，能在胃與腸壁間張開一層薄膜，將脂肪包住後排出體外。不過除了脂肪之外，也會將其他的營養素一起排出，所以要注意避免攝取過量。

**具有這些效果！**

- 消除便秘
- 抑制血糖值
- 美肌
- 清理腸道

## 用蔬菜來享瘦！不吃即是損失

燃脂飲食說明書

## 燃脂飲食並不是魔法般的飲食瘦身法
## 吃得過量一樣會發胖，請一定要謹記在心

### 首先從瞭解自己需要多少熱量開始吧！

要瘦、要胖、還是要長肌肉，這些都和每天吃的食物息息相關。就算吃的是具有燃脂效果的菜色，吃太多就一定會胖。所以想要發揮最佳的燃脂效果，最重要的就是吃得適量。首先請掌握自己每天所需要的熱量，接下來只要從日常開始注意食物所含的熱量，就能自然而然地掌握住最適當的飲食量。

**每日必需的熱量**

| ●男性 | | | ●女性 | | |
|---|---|---|---|---|---|
| 身體活動等級 | Ⅰ（低） | Ⅱ（普通） | 身體活動等級 | Ⅰ（低） | Ⅱ（普通） |
| 18～29歲 | 2300kcal | 2650kcal | 18～29歲 | 1750kcal | 2050kcal |
| 30～49歲 | 2250kcal | 2650kcal | 30～49歲 | 1700kcal | 2000kcal |
| 50～69歲 | 2050kcal | 2400kcal | 50～69歲 | 1650kcal | 1950kcal |

身體活動等級的基準
Ⅰ（低）＝長時間待在辦公室內，連續運動時間 1 天不到 1 小時
Ⅱ（普通）＝工作時需要站立或移動，連續運動時間 1 天大約 2 小時

# 攻略法

使用說明書

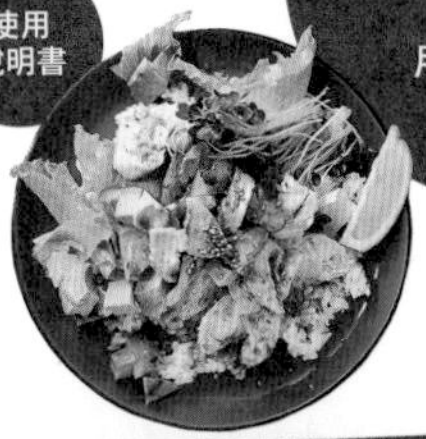

燃脂飲食的目的
在於打造出
容易燃脂的身體
不必太過壓抑食慾
請盡情享受
用餐時的快樂

＊調理重點
●料理的份量（1 人份）皆是以 30 ～ 40 歲的男女為基準，
20 多歲者與運動者可增加若干份量，請視身體和生活習慣來做適當調整。
●計量單位中，1 大匙＝ 15cc，1 小匙＝ 5cc，1 杯則等於 200cc。
●火力以中火為標準，請視調理時的實際狀況調整。

燃脂飲食說明書

## 碳水化合物攝取過量將會妨礙脂肪燃燒
## 為了避免過量，特別推薦1盤就能搞定1餐的食譜

### 「隨心所欲地吃」是非常危險的事。掌握適當的份量，以避免自己吃得太多。

卡路里攝取過量最常見的就是「主食份量太多」，特別是吃飯時習慣再來一碗的人更要注意。以白飯的適當攝取量來說，成年男性 1 天約為 700g，成年女性約為 600g。換算下來大約是飯碗七、八分滿時 3 ～ 4 碗，所以早中晚各 1 碗，可以分配得剛剛好。此外，建議大家在進餐時，選擇目測就能判斷出份量的 1 盤式全餐料理來控制進食份量，在瘦身的過程中，控制自己的慾望是最重要的事。

**適當的白飯份量**

●男性 1天　約700g　　●女性 1天　約600g

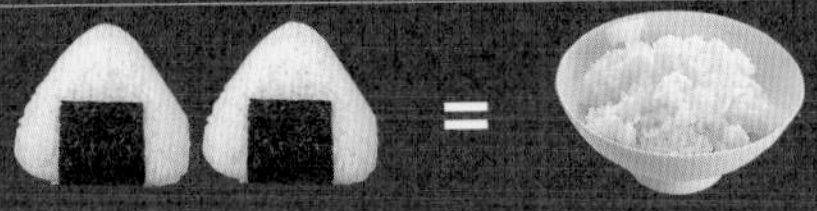

七、八分滿的白飯 1 碗大約 200g，飯糰 1 個約為 100g，餐廳的蓋飯 1 碗則約有 300g。只要知道這些常識，就能確切掌握自己吃進肚子裡的份量。吃烏龍麵等麵類的時候，1 球麵可以換算為 1 碗飯。

燃脂飲食說明書

## 禁止攝取過多油份
## 瞭解什麼油可以吃、什麼油不可以吃，聰明地攝取是重要的原則

**調理時要嚴守份量。**
**請盡量不要將油直接倒進鍋裡。**

即使平時有特別注意不要攝取過多油份，但還是會在不知不覺間，將許多看不見的油脂吸收到體內。令人驚訝的是，像蒸鍋這類烹調器具裡，早已內含約一大茶匙的油份，因此調理食物時請務必要注意。一般人在做料理時，總是習慣多倒一些油在平底鍋內，這就是油份攝取過多的原因。請盡量善用湯匙等量器，取用適當的油份。

請用量匙計量平底鍋的用油

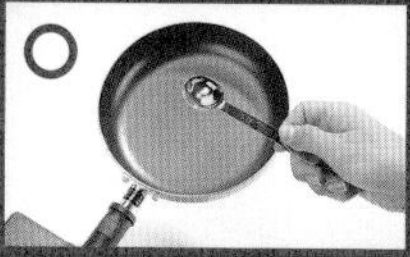


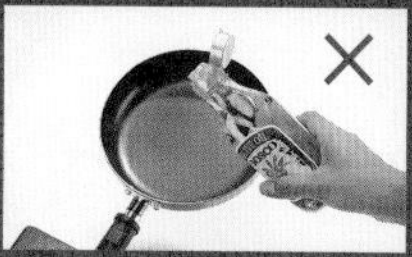


油炸用油、炒菜用油以及肉類本身所含的油脂等，在調理時都要適當控制比較好。橄欖油或芝麻油等植物油，經過加熱後也不易氧化，所以最好能夠直接攝取。此外，魚類萃取的油中含有能促進脂肪燃燒的 DHA 及 EPA，一定要積極攝取。

燃脂飲食的
基本就是
「一盤搞定」

以正確的飲食方式，打造出容易燃燒脂肪的體質！

# 燃脂飲食

就算是具有高度燃脂效果的料理，吃法錯了還是會有反效果。
想要打造出易瘦體質，就要先瞭解正確的吃法。

燃脂飲食說明書

## 搭配運動雙向進行
## 讓燃脂食譜的威力無限提升

**增強肌力，**
**就是打造燃脂體質的捷徑。**

食材中雖然含有能夠直接促進脂肪燃燒的成份，但並非光吃這些東西就能讓脂肪燃燒殆盡，若搭配適量運動就能更有效果。為了打造不易囤積脂肪的體質，在鍛練肌肉、提高基礎代謝率的同時，透過肌肉運動來促進脂肪燃燒也同樣非常重要。不需要太過激烈的肌肉鍛鍊，請以適度的有氧運動來打造易於燃燒脂肪的體質。

日常生活中也要充滿活力

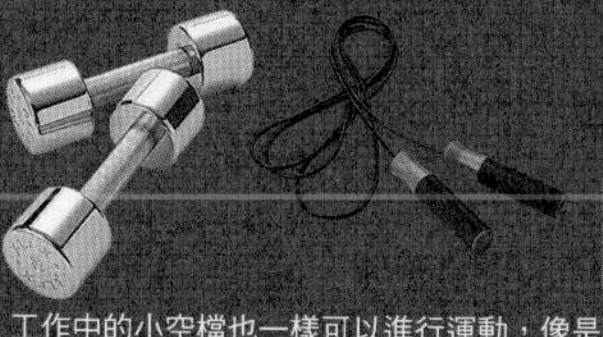

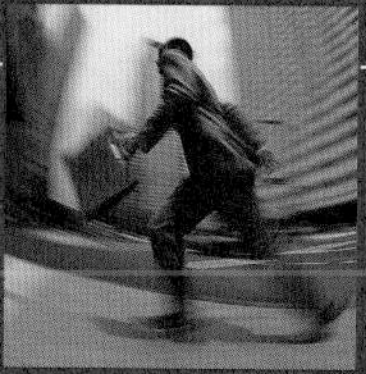

工作中的小空檔也一樣可以進行運動，像是移動時把腳步加快或是搭配小跑步等。此外，邊看電視邊舉啞鈴，晚餐後來個 5 分鐘跳繩等，積沙成塔就是成功的要訣。

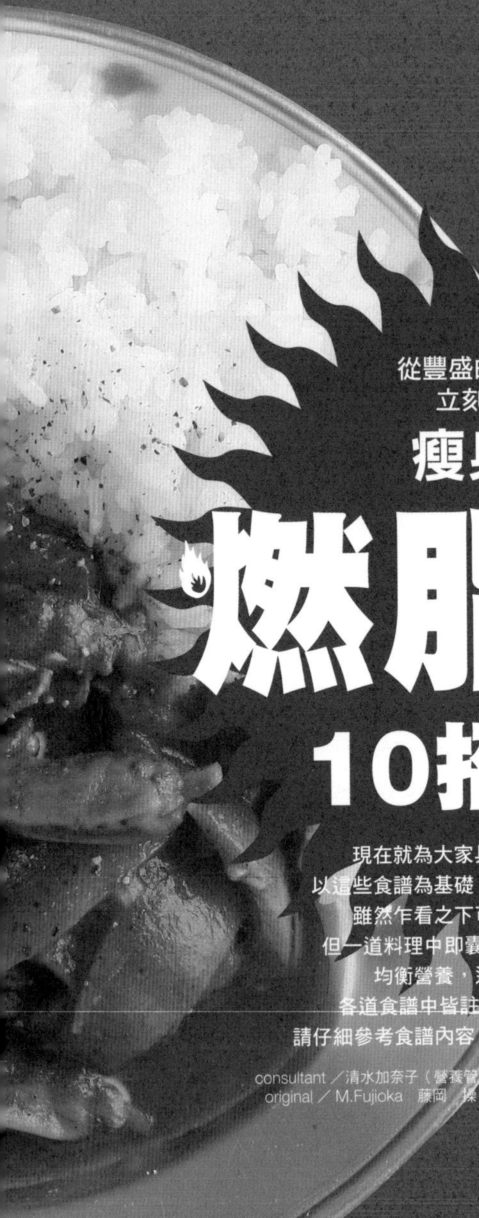

從豐盛的肉類到滿滿的蔬菜
立刻就能開始使用的

## 瘦身食譜！

# 燃脂飲食

## 10招定勝負

現在就為大家具體介紹「燃脂飲食」的食譜。
以這些食譜為基礎，大家不妨在調味上嘗試各種變化。
雖然乍看之下可能會對辛辣的菜色心生懷疑，
但一道料理中即囊括了豐富的左旋肉鹼及食物纖維等
均衡營養，這就是「燃脂飲食」的真諦。
各道食譜中皆註明了「哪裡是燃燒脂肪的重點」，
請仔細參考食譜內容，一步步打造出易於燃燒脂肪的體質。

consultant／清水加奈子（營養管理師／Food coordinator）Food coordinator／篠原洋子
original／M.Fujioka　藤岡　操　photos／A.Ochiai,K.Shimada　落合明人、島田健次

## 提高代謝率

想要促進新陳代謝，檸檬中含有的檸檬酸，豬肉或肝臟中含有的維他命 B1、B2，洋蔥、大蒜、生薑中含有的辣味成份等都很有效。

**檸檬、蕃茄、梅乾、豬肉、鮭魚、鰻魚、肝臟、大蒜、生薑**

## 製造肌肉

肌肉可說是燃燒脂肪的工廠，想要製造更多肌肉就需要蛋白質。而合成或分解這些蛋白質時，需要維他命 B6、葉酸及消化酵素等。

**肉類、魚貝類、大豆、雞蛋、乳製品、小松菜、茼蒿、白蘿蔔、檸檬等**

## 運送脂肪

肝臟會順應身體的需要，把脂肪運送到肌肉裡，被運送到肌肉裡的脂肪則會透過運動而燃燒消耗，而負責運送脂肪的就是左旋肉鹼。

**鮪魚紅肉、鰹魚、牛肉的瘦肉部份、羊肉等**

## 燃燒脂肪

牛磺酸、辣椒素、維他命 B6 和 B2、菸鹼酸、DHA、EPA 等，都是藉由運動燃燒脂肪時，能夠有效促進燃燒的營養素。

**章魚、花枝、貝類、小青辣椒、紅辣椒、大蒜、鰹魚、鮪魚等**

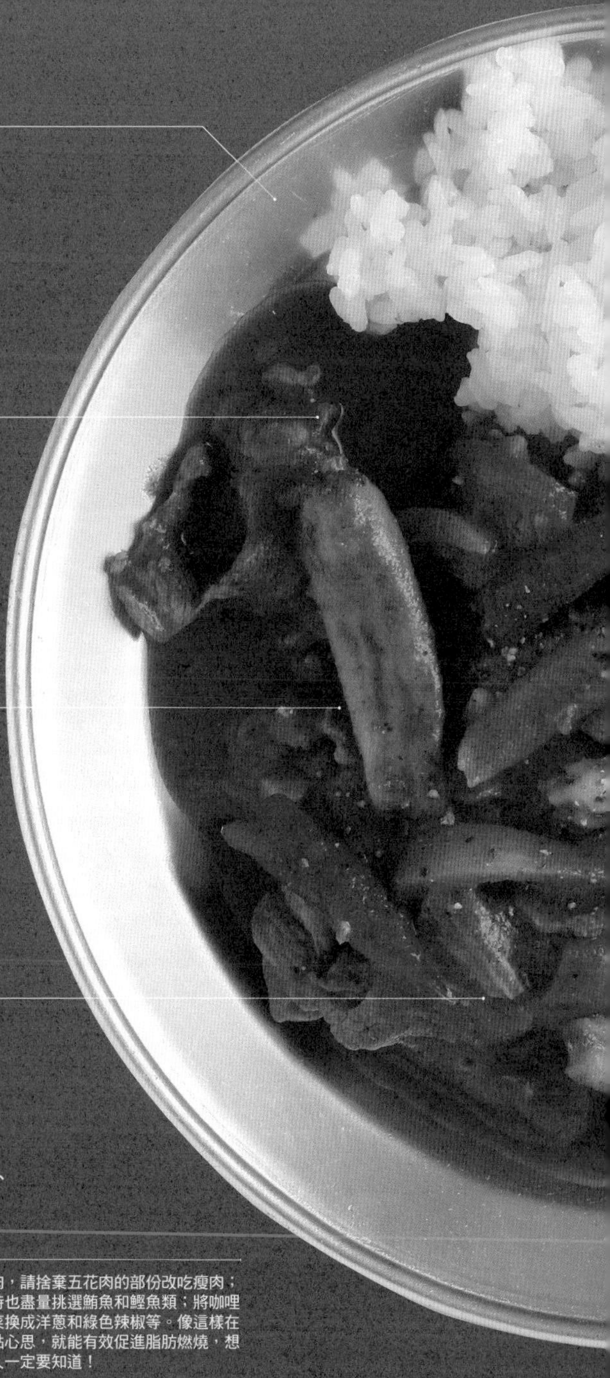

**燃脂飲食的特點**

- **●將燃脂食材組合起來**
- **●巧妙降低油份**
- **●避免複雜化，輕鬆調理**
- **●享受自由變化的樂趣**
- **●就算好吃也別吃過量**

一樣是豬肉，請捨棄五花肉的部份改吃瘦肉；吃生魚片時也盡量挑選鮪魚和鰹魚類；將咖哩裡面的蔬菜換成洋蔥和綠色辣椒等。像這樣在各處多花點心思，就能有效促進脂肪燃燒，想要瘦身的人一定要知道！

易胖的時間帶更需要燃燒脂肪

# 夜晚的燃脂食譜

燃脂飲食 10招定勝負 1

想要降低夜晚攝取的卡路里數，最佳的選擇就是魚貝類、雞肉、菇類以及海藻類。使用這些食材不僅能讓消化更加順暢，還能降低卡路里的攝取量，以下就是充滿飽足感的夜間燃脂食譜。

## 蔥爆章魚泡菜飯

**以章魚和泡菜組成的燃脂搭檔**
**嗆辣的美味和嚼勁都讓人上癮**

**材料**

| | |
|---|---|
| 白飯 | 180g |
| 水煮章魚 | 80g |
| 長蔥 | 20cm |
| 韭菜 | 1／4 把 |
| 芝麻油 | 1 小匙 |
| 珠蔥 | 適量 |
| 芝麻 | 適量 |
| A 韓式味噌辣醬 | 1／2 小匙 |
| A 醬油 | 1 小匙 |
| A 泡菜 | 50g |

**做法**

1／將汆燙過的章魚切成小塊，長蔥斜切成片，韭菜切成 5cm 一段，珠蔥切碎，泡菜則粗略切幾刀。

2／用平底鍋熱好芝麻油，將章魚和長蔥稍加拌炒，再加入韭菜和 A 炒勻。

3／將步驟 2 的食材淋在盛好的白飯上，最後撒上蔥花。

485 Kcal

**以牛磺酸和辣椒素強力燃燒脂肪！**

章魚中含有牛磺酸，泡菜中的辣椒則含有辣椒素，搭配起來能發揮雙倍的燃脂效果。另外，長蔥和韭菜的組合能夠溫暖身體並促進代謝循環。

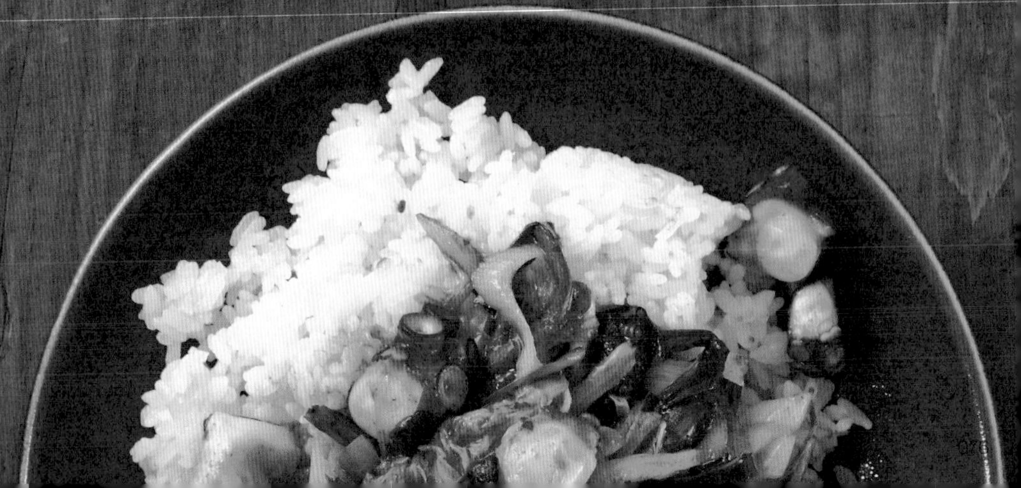

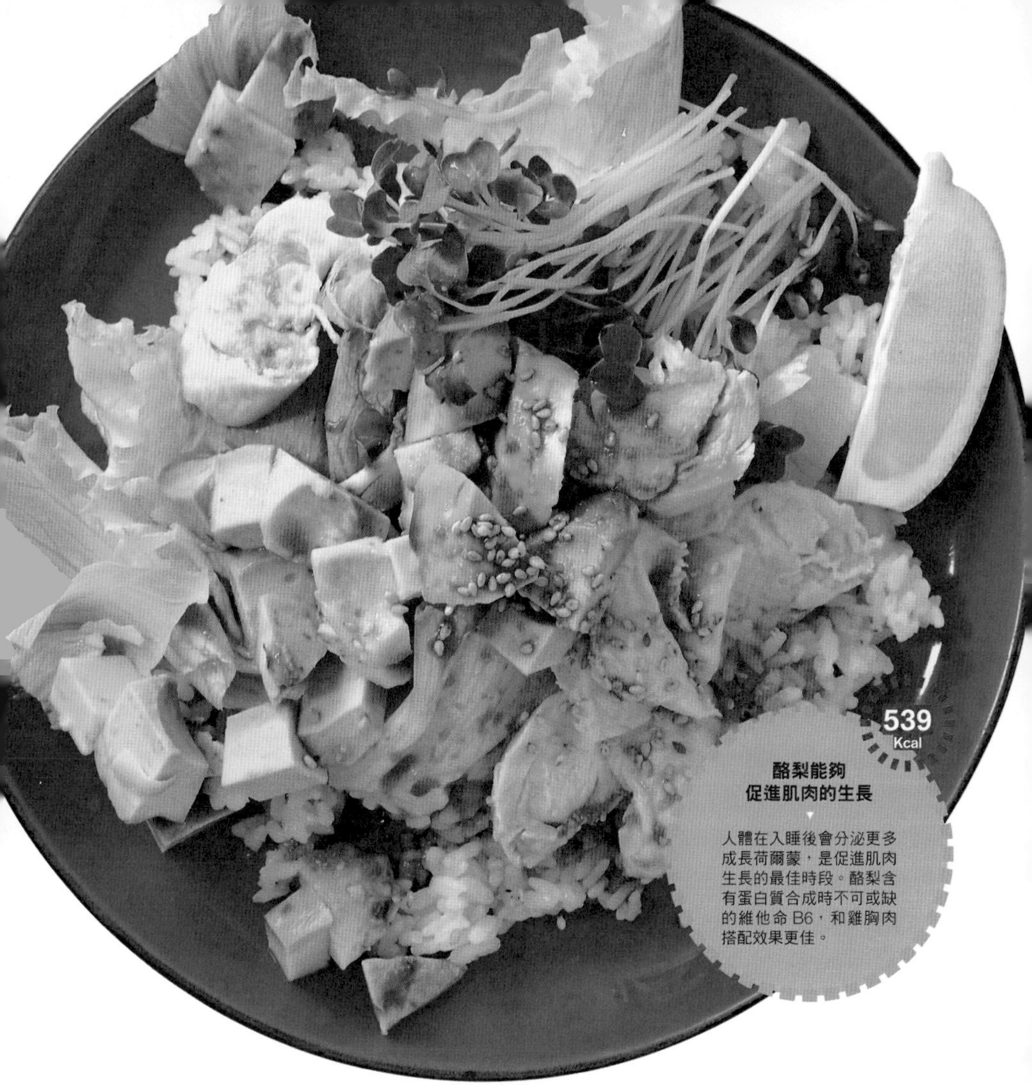

539 Kcal

**酪梨能夠促進肌肉的生長**

人體在入睡後會分泌更多成長荷爾蒙，是促進肌肉生長的最佳時段。酪梨含有蛋白質合成時不可或缺的維他命 B6，和雞胸肉搭配效果更佳。

# 雞胸肉拌酪梨芥末醬油蓋飯

**使用健康滿點的雞胸肉**
**完成口味清爽的飽足餐點**

**材料**

| | | | |
|---|---|---|---|
| 白飯 | 180g | 檸檬 | 1／8 個 |
| 雞胸肉 | 2 塊 | 芥末 | 適量 |
| 酪梨 | 1／4 個 | 醬油 | 適量 |
| 萵苣 | 2 片 | 芝麻 | 適量 |
| 蘿蔔芽 | 適量 | | |

**做法**

1／將雞胸肉斜切成塊並撒上一點酒，再放進微波爐中加熱 3 分鐘。接著將酪梨切丁，萵苣用手撕成方便入口的大小。

2／把萵苣和蘿蔔芽鋪在盛好的白飯上，再蓋上雞胸肉和酪梨，並在表面撒上些許芝麻，最後淋上芥末醬油及些許檸檬汁。

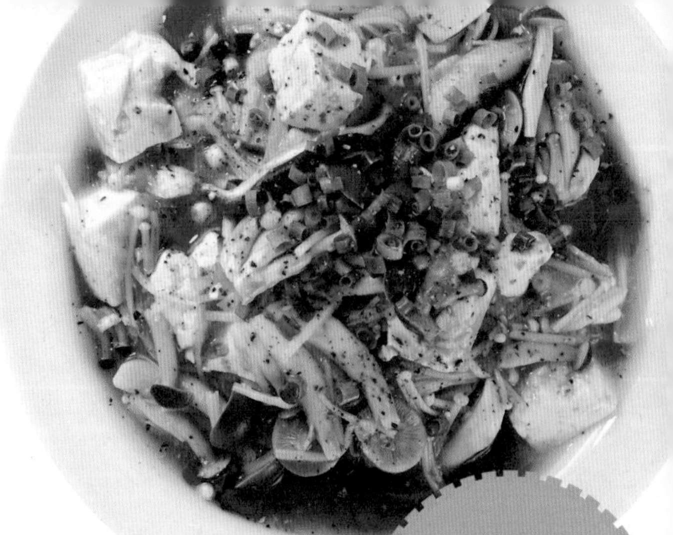

## 香菇酸辣湯蓋飯

**運用滲進體內的辣味、酸味**
**提高代謝率以打造燃脂體質**

**材料**

白飯……………………180g
佔地菇………………3株(50g)
金針菇………………30g
香菇……………………1朵
長蔥……………………10cm
豬腿肉片……………30g
豆腐……………………1／4塊
生薑……………………1片
鮮雞高湯粉…………1小匙
醬油……………………2小匙
鹽………………………適量
醋………………………1大匙
太白粉………………1大匙
辣油……………………少許

**做法**

1／將佔地菇剝成小株，豆腐切成小塊，
金針菇對半切開，香菇切成薄片，
長蔥斜切成段，生薑切成細絲，
再把豬肉切成適合入口的大小。
2／在鍋裡倒一杯水，
煮沸後加進鮮雞高湯粉和步驟1的材料，
煮熟後以鹽和醬油來調味，
最後加上醋及太白粉做成勾芡。
3／將步驟2的食材淋在盛好的白飯上，
最後撒上一點辣油。

504 Kcal

**3種辛辣食材**
**讓代謝率徹底上升**

以大量的香菇和豆腐完成極具份量感的健康餐點。生薑、黑胡椒、辣油的辣味再加上醋，絕對能讓身體的代謝率徹底上升。

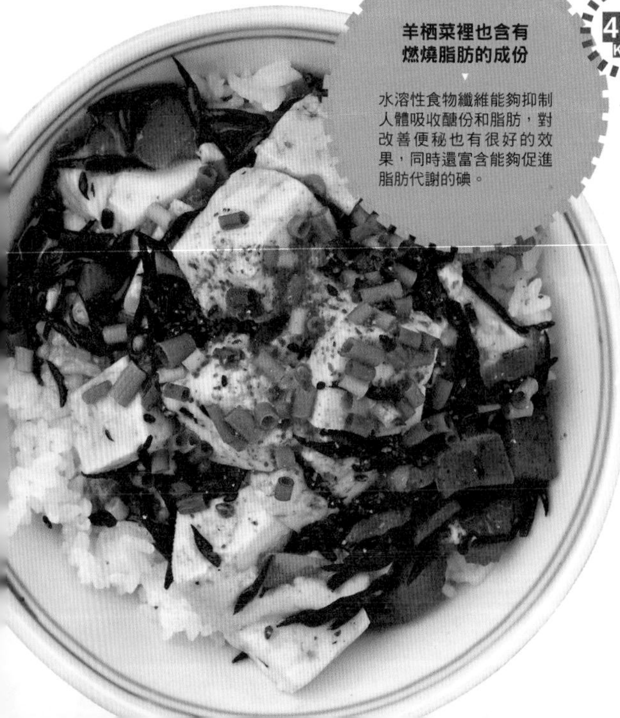

424 Kcal

**羊栖菜裡也含有**
**燃燒脂肪的成份**

水溶性食物纖維能夠抑制人體吸收醣份和脂肪，對改善便秘也有很好的效果，同時還富含能夠促進脂肪代謝的碘。

## 羊栖菜豆腐燴飯

**大量使用食物纖維的**
**寶庫—羊栖菜**

**材料**

白飯……………………180g
燉羊栖菜……………50g
豆腐……………………1／4塊
珠蔥……………………適量
沾麵沾醬……………1大匙
太白粉………………2小匙
七味粉………………少許

**做法**

1／將豆腐切成小方塊，
珠蔥切成蔥花。
2／將沾麵沾醬倒進鍋裡，
把燉羊栖菜和豆腐
放下去滾一陣子，
再加進太白粉水勾芡後，
淋在盛好的白飯上，
最後撒上蔥花和七味粉。

## 針對晚餐時間不固定的人

# 嚴防發胖的實用講座

晚餐時間越是延遲，必需注意的重點也就隨之增加。
不過還是有些訣竅，能讓你在遲來的晚餐中吃得飽足但又不會發胖。

## Lesson1

### 晚上9點以後用餐 低油份是最高原則

**以聰明的方式選擇食材和調理法 就能自然地完成低油料理**

晚上９點以後，是身體開始囤積脂肪的時間帶，所以要盡量避免攝取油份，此時就必須用到燃脂食材。肉類請選擇油脂含量較低的種類，再搭配食物纖維豐富且低卡路里的蔬菜、海藻或香菇等就沒問題了。調理時以「生食、蒸、煮」為主，這樣就幾乎不會使用到油份。此外，運用微波爐不但省事還能降低油份，營養也不易流失，請大家務必嘗試看看。

**適用於晚上九點之後的調理法**

**生食**
此種調理法最適合魚貝類。生魚片本身就具有分解蛋白質的酵素，對消化吸收極有助益，同時能增強就寢時肌肉生成的效果。

**蒸**
蒸法可以讓食材中多餘的脂肪滲出，加熱過程中也不會流失太多維他命，能讓身體吃得更加健康，就算吃飯時間再晚也不怕。

**煮**
食材的脂肪會溶入湯中，只要不喝湯就不會攝取過量。但蔬菜的營養素也會溶於湯中，所以主食材必須挑選脂質較少的種類。

**選擇好消化的食材**

就消化方面來說，絞肉以及魚豆腐、竹輪等魚漿製品，都是好消化的食物。主食方面，湯麵或義大利麵等麵類也會比白飯更好消化。但是炒麵或泡麵使用了過多油脂，半夜最好還是不吃為妙。

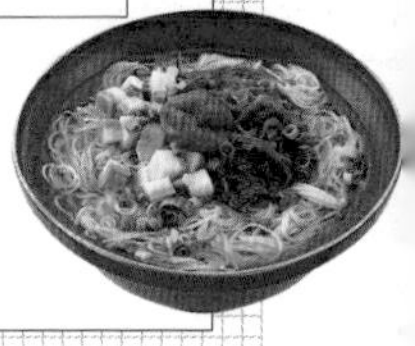

## Lesson2

### 肚子餓到睡不著時 請活用適合半夜吃的點心

**空腹時忍耐過頭 反而容易變胖**

不吃就會瘦雖然是事實，但長時間空腹卻會成為發胖的原因。簡單來說，睡前若是空腹，會讓第二天的體質變得更加容易囤積脂肪。再者，因為空腹而造成營養不足時，身體會從肌肉中分解蛋白質來轉化為熱量，肌肉量就會減少，可說是百害而無一利。所以半夜肚子餓時，不需要勉強忍耐，選擇不易發胖的點心就不會有太大問題。

**適合半夜吃的點心**

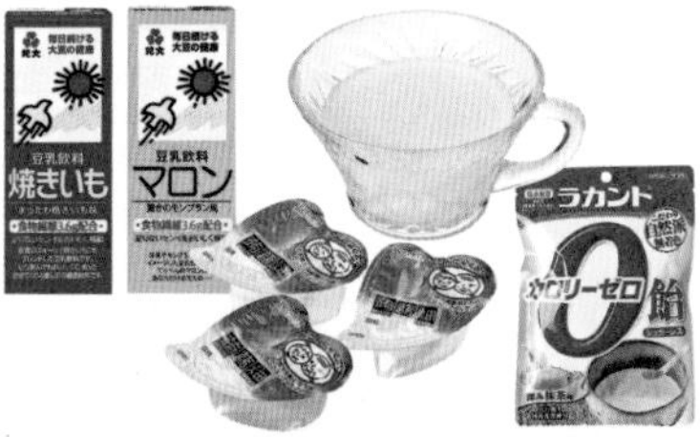


選擇夜間點心的基本就是以醣類為主，因為醣類容易轉化為熱量消耗掉，像是容易產生飽足感的蒟蒻果凍，或是卡路里特別低的寒天等，即使多吃１～２個也無妨。而能提供蛋白質的牛奶，可選擇低脂牛奶，內含的色氨酸還能提升睡眠品質。此外，具有優質蛋白質的豆漿也是很棒的選擇。

燃脂飲食 10招定勝負 2

## 聰明的吃法讓肉類成為瘦身良伴

# 大吃特吃！肉類燃脂食譜

「吃肉讓人更有朝氣」，這是正確的觀念，
因為肉類中的蛋白質能夠打造肌肉以及促進身體新陳代謝。
現在就來介紹兼具燃燒脂肪與提振精神功效的肉類燃脂食譜！

以勁辣十足的辣椒和低脂豬排
搭配極具燃脂效果的生薑肉排醬

**材料**

白飯……180g
豬腿肉排……100g
萵苣……1片
高麗菜……2～3片
油……1小匙
鹽、胡椒……適量
辣椒（切片）……少許
辣椒粉……適量

A
生薑泥……1／2小匙
大蒜泥……少許
醬油……1小匙
伍斯特醬汁……2小匙

蕃茄……1／4個

**做法**

1／先將高麗菜切成較粗的菜絲，
再將蕃茄切成半月型。
豬肉切成適合入口的大小
並撒上鹽和胡椒。
2／在平底鍋中熱好油後，
將豬肉與辣椒切片放進鍋中炒熟，
之後再倒入A一起拌炒。
3／將白飯、蕃茄、萵苣以及
高麗菜擺放在盤中後，
再將炒好的豬排放在白飯上，
最後撒上辣椒粉即可完成。

628 Kcal

**運用燃脂食材的最強組合**
**讓脂肪完全燃燒**

大量使用辣椒、大蒜、生薑等三大燃脂食材，就是這道食譜的特色。蕃茄裡的檸檬酸可以提高代謝，高麗菜中的食物纖維則能幫助身體排出脂肪。

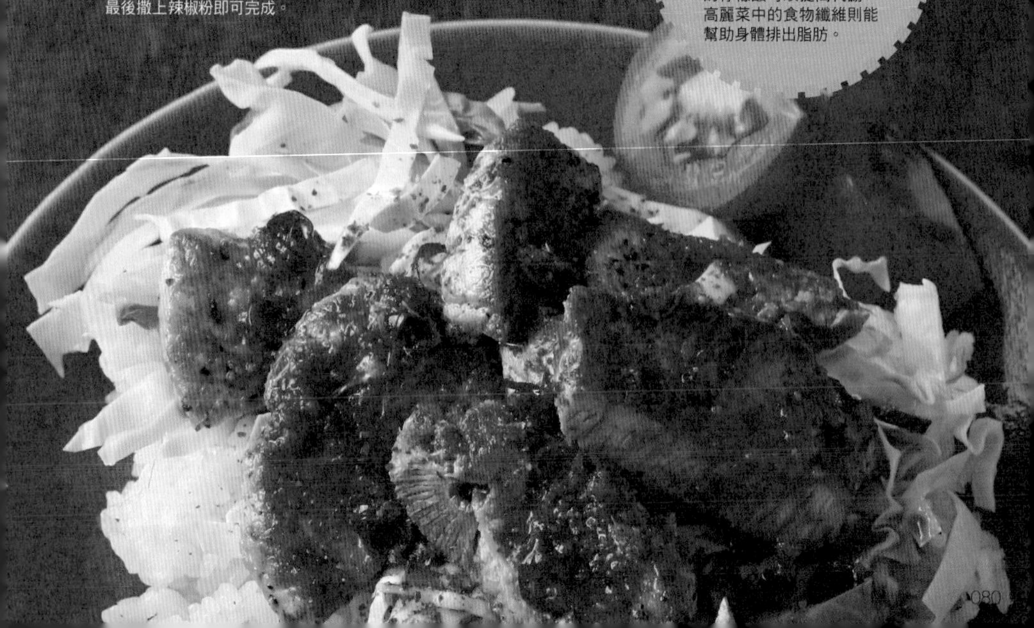

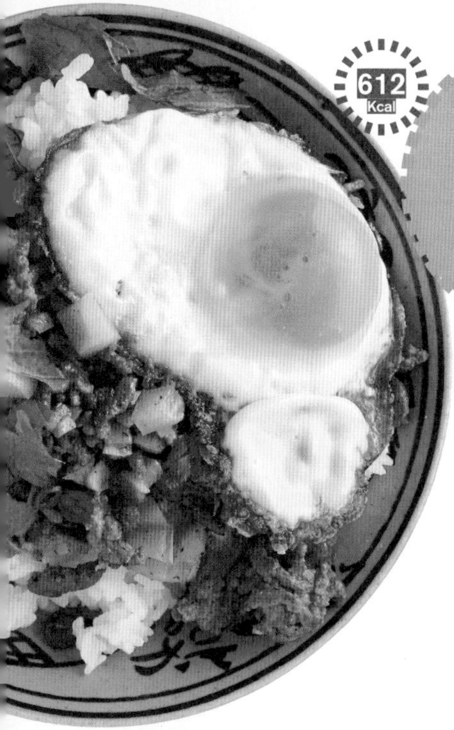

612 Kcal

**將牛肉中的左旋肉鹼與燃脂食材搭配起來**

以大蒜、生薑、辣椒等三大燃脂食材搭配牛肉裡的左旋肉鹼，就能讓燃脂效力大為提升。若再加上黑胡椒的辣味，脂肪囤積將不再是問題。

# 和風泰式牛肉肉醬飯

## 口味清爽的和風肉醬飯 牛肉讓燃脂效果倍增

**材料**

白飯……………………180g
雞蛋……………………1 個
牛絞肉…………………80g
甜椒……………………1／4 個
洋蔥……………………1／8 個
大蒜……………………1 片
生薑……………………1 片
紫蘇葉…………………2 片
辣椒（切片）………少許
油………………………1 小匙
醬油……………………1 小匙
鹽、黑胡椒…………適量

**做法**

1／將荷包蛋煎到半熟，洋蔥、大蒜、生薑等全部搗碎，甜椒則切丁。
2／在平底鍋中熱好油後，將辣椒片、大蒜、生薑、絞肉以及洋蔥等放進鍋中炒熟，之後再加進甜椒拌炒，並以醬油、鹽及黑胡椒來調味。
3／將步驟 2 的食材倒在盛好的白飯上並撒上撕碎的紫蘇葉，最後再放上荷包蛋。

# 咖哩風韭菜炒豬肝蓋飯

## 利用辛辣的咖哩粉 讓韭菜炒豬肝變為燃脂料理

**材料**

白飯……………………180g
豬肝……………………70g
韭菜……………………1／2 把
豆芽菜…………………1／4 包
大蒜……………………1 片
生薑……………………1 片
咖哩粉…………………1 大匙
醬油……………………2 小匙
鹽、胡椒……………適量
油………………………1 小匙

**做法**

1／將韭菜切成約 5cm 的小段，大蒜、生薑則切碎。豬肝斜切成薄片後浸泡在酒中以去除腥味。
2／在平底鍋中熱好油後，將大蒜、生薑、豬肝放進鍋中炒熟，接著加進韭菜和豆芽菜一起拌炒，再依序倒入醬油、咖哩粉，拌勻後再以鹽和胡椒來調味。
3／將步驟 2 的食材倒在盛好的白飯上。

513 Kcal

**豬肝和辛香料讓代謝效果出類拔萃**

富含於肝臟中的維他命 B 能夠促進新陳代謝，卡路里也相當低，與辛香類蔬菜的搭配度也極佳，兩者搭配起來即具有雙重燃脂效果。

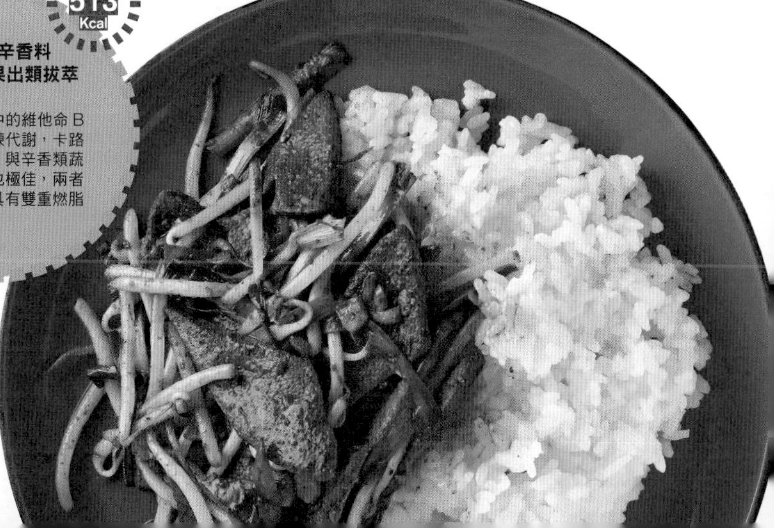

燃脂飲食 10招定勝負 3

乍看之下相當油膩卻不會發胖

# 飲酒時的最佳良伴 燃脂下酒小菜

喝酒會變胖！很不幸地這句話有一半是事實。
不過如果能讓下酒小菜也具有燃脂效力的話，
那麼喝酒時，一定能夠更加開懷暢飲。

## 海苔起司香脆辣味披薩

輕脆爽口的健康迷你披薩！
善用七味粉就能成功變身燃脂小菜

**材料**

餃子皮……………3 片
起司絲……………1 大匙
味付海苔…………適量
蕃茄醬……………適量
七味粉……………適量

**做法**

1／在餃子皮上塗一層蕃茄醬，再將起司絲和撕碎的海苔放上去並用烤箱約烤 2～3 分鐘，直到餃子皮呈現出微焦的色澤。
2／烤完後撒上七味粉即大功告成。

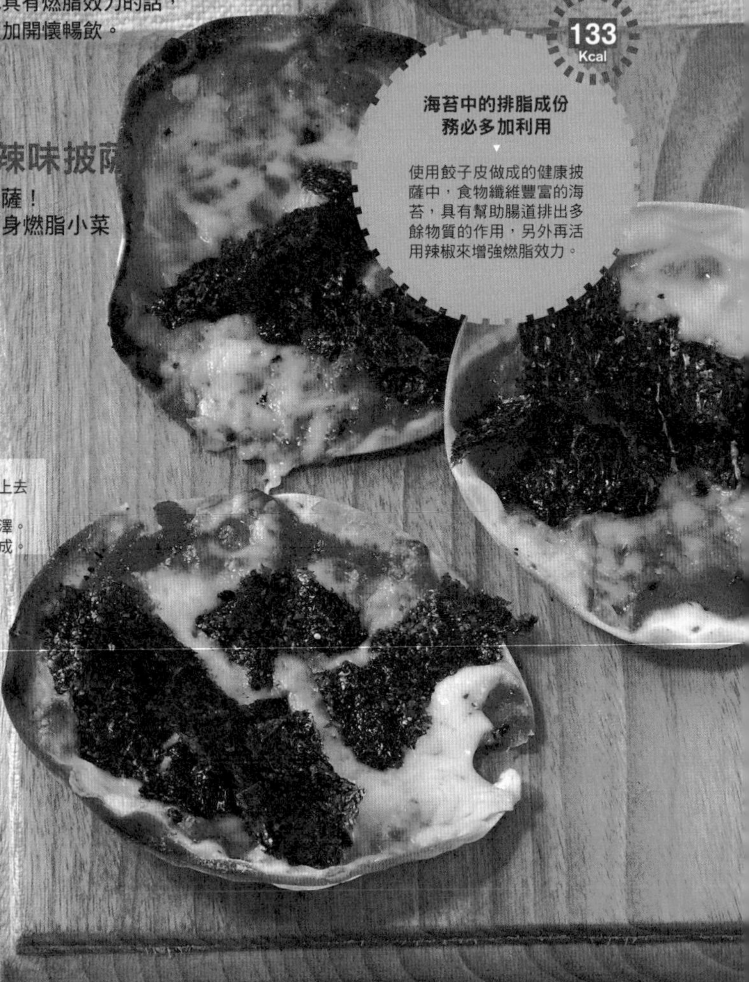

133 Kcal

**海苔中的排脂成份 務必多加利用**

使用餃子皮做成的健康披薩中，食物纖維豐富的海苔，具有幫助腸道排出多餘物質的作用，另外再活用辣椒來增強燃脂效力。

## 馬鈴薯蝦仁堅果小炒

### 以具有飽足感的馬鈴薯和充滿彈性的蝦仁來滿足口腹之慾

**份量感十足的馬鈴薯就是此道小菜的重點**

馬鈴薯相當具有飽足感，是小菜中的優質食材。不過進食順序一樣重要，為了不讓血糖值快速升高，最好先從蝦子開始吃起。

225 Kcal

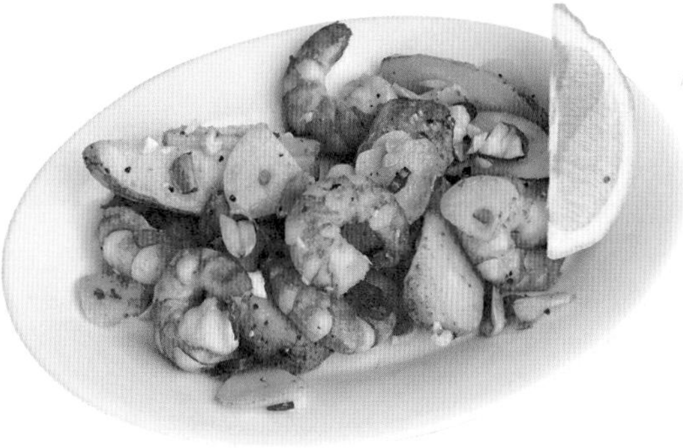

**材料**

炸馬鈴薯（冷凍品）5～6個
蝦仁……………………4尾
堅果……………………10g
橄欖油…………………1小匙
大蒜……………………1／2片
辣椒（切片）………適量
鹽、黑胡椒…………適量
檸檬……………………1／8個

**做法**

1／將大蒜切成薄片、堅果壓碎。
2／將大蒜、辣椒、橄欖油放進平底鍋爆香後，將蝦仁放進去輕炒。接著加入冷凍馬鈴薯，炒熟後撒上堅果、鹽和胡椒等一起拌勻。
3／將步驟2的食材裝盤，最後擠點檸檬汁在上面。

**從咀嚼之間獲得飽足感並運用牛磺酸來燃燒脂肪**

章魚的脂肪含量低且擁有大量牛磺酸，是相當優秀的燃脂食材。此外，藉由咀嚼的動作可刺激飽足中樞以避免飲食過量。

84 Kcal

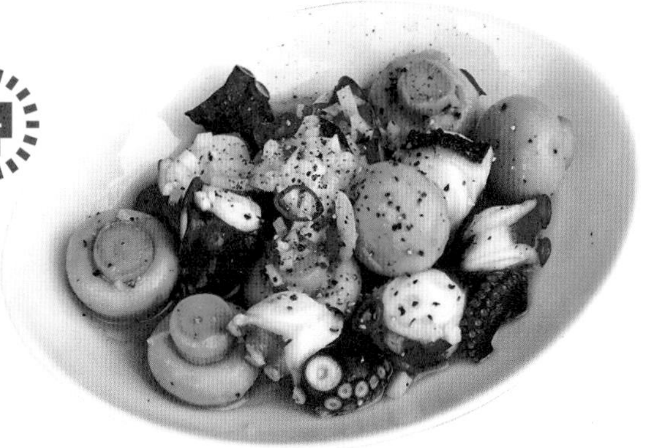

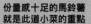

## 辣味章魚蘑菇小炒

### 充滿嚼勁的章魚能有效預防飲食過量

**材料**

水煮章魚……………70g
蘑菇（罐頭）………50g
大蒜……………………1片
橄欖油…………………1小匙
辣椒（切片）………少許
鹽、黑胡椒…………適量

**做法**

1／先將章魚切成小塊。
2／在平底鍋中熱好橄欖油後，將大蒜、辣椒、章魚、蘑菇全放進去快炒，最後用鹽和黑胡椒調味。

## 從濃郁到清淡
## 口味任君挑選的各式麵點

# 大快朵頤的燃脂麵食

即使食慾不振也無法抗拒麵類料理，
可說是飲食上的萬能夥伴，
將其加入燃脂飲食的名單中，絕對有利無害！

### 越式蔬菜烏龍麵

**以大量蔬菜打造**
**兼具健康與燃脂效力的亞洲麵食**

**材料**

烏龍麵……………………1球
豬腿肉薄片…………80g
洋蔥……………………1／8個
小蕃茄…………………3個
香菜（或鴨兒芹）…適量
檸檬……………………1／8個
鮮雞高湯粉…………1小匙
生薑……………………1片
大蒜……………………1／2片
魚露……………………1小匙
鹽、黑胡椒…………少許

**做法**

1／先將洋蔥切片，
小蕃茄對半切開，
生薑、大蒜全都切碎。
2／將3杯水倒入鍋內後點火，
再把高湯粉、大蒜、生薑
等放進去煮，水滾之後
加進豬肉片，最後再放進
烏龍麵並用魚露和鹽調味。
3／將煮好的麵盛進湯碗中，
以切片洋蔥和小蕃茄做裝飾，
最後撒上黑胡椒並滴上檸檬汁提味。

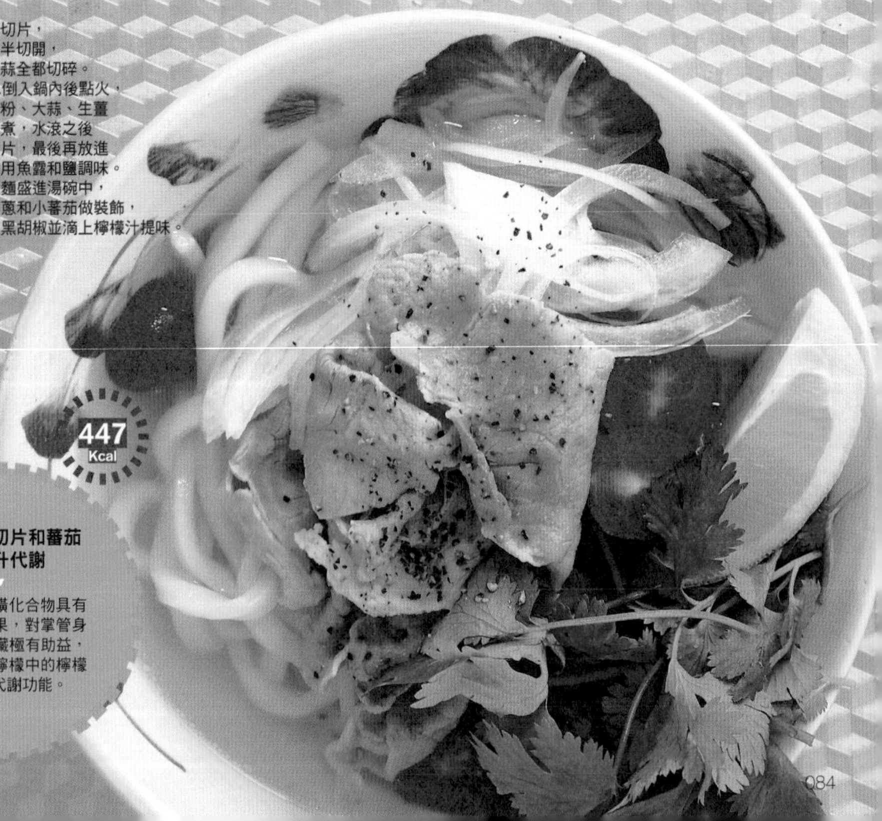

447 Kcal

**運用洋蔥切片和蕃茄來提升代謝**

洋蔥內的硫磺化合物具有強力解毒效果，對掌管身體代謝的肝臟極有助益，加上蕃茄、檸檬中的檸檬酸，能提升代謝功能。

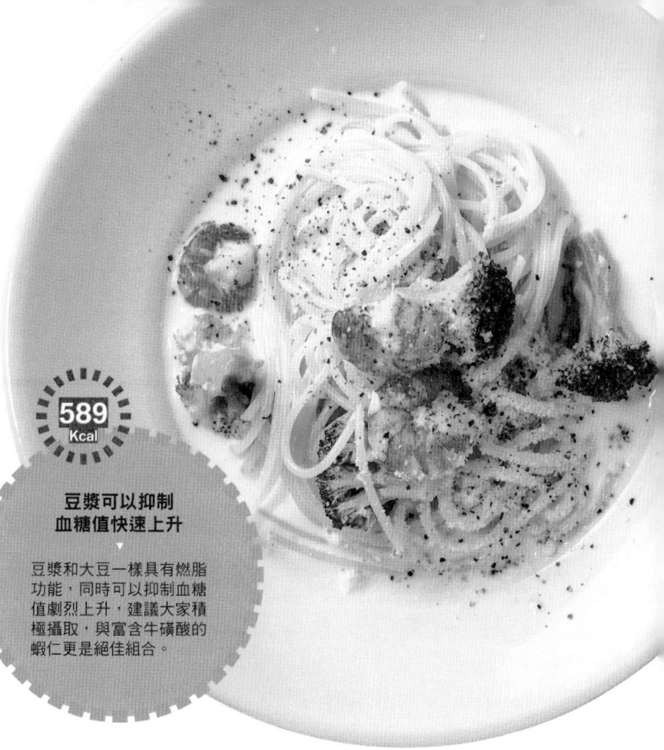

## 青花菜甜蝦豆漿義大利麵

### 使用白醬的義大利麵
### 可藉由豆漿成為燃脂料理

**材料**

義大利麵條…………100g
甜蝦仁…………………4～5尾
青花菜…………………5朵
豆漿……………………1杯
起司粉…………………2小匙
鹽………………………少許
黑胡椒…………………適量

**做法**

1／將青花菜和蝦仁汆燙約1分鐘，瀝乾後加入豆漿以中火稍加燉煮。
2／將義大利麵燙熟後擺進盤裡並淋上步驟1的醬汁，之後撒上起司粉和黑胡椒即大功告成。

589 Kcal

**豆漿可以抑制血糖值快速上升**

豆漿和大豆一樣具有燃脂功能，同時可以抑制血糖值劇烈上升，建議大家積極攝取，與富含牛磺酸的蝦仁更是絕佳組合。

## 秋葵牛肉義大利麵

### 運用含有左旋肉鹼的牛肉
### 打造清爽風味的燃脂料理

**材料**

義大利麵條…………100g
牛腿肉片……………50g
秋葵…………………3支
山藥…………………3cm
橄欖油………………1小匙
生薑…………………1片
醬油…………………1大匙
金桔…………………1／2個
珠蔥…………………適量

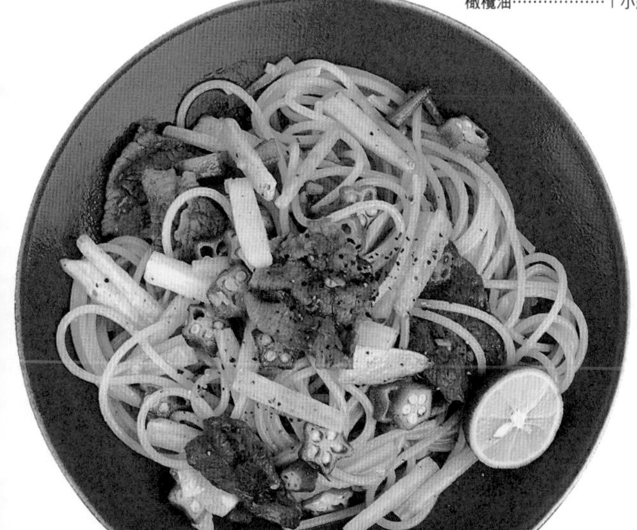

**做法**

1／將牛腿肉切成適合入口的大小，秋葵切成薄片，山藥去皮後切成細絲，義大利麵則事先燙好。
2／在平底鍋中熱好橄欖油後，將生薑與牛肉一起拌炒，接著再加進秋葵與山藥，最後放進義大利麵並淋上醬油一起炒勻。
3／將步驟2的食材盛進盤中，接著撒上珠蔥並滴上幾滴金桔汁。

594 Kcal

**秋葵的食物纖維能夠抑制血糖值**

秋葵含有水溶性食物纖維及果膠，能夠有效抑制血糖值上升，還能預防肥胖荷爾蒙的過度分泌。

5 燃脂飲食 10招定勝負

## 飲食過量時
## 隔天就以大量蔬菜清理腸胃！

# 蔬菜燃脂食譜

「雖然知道蔬菜攝取不足，但……」想要改善這種狀況，
只要多學幾道運用大量蔬菜的食譜就好了。
從今天起，就讓蔬菜做成的燃脂料理天天登上餐桌吧！

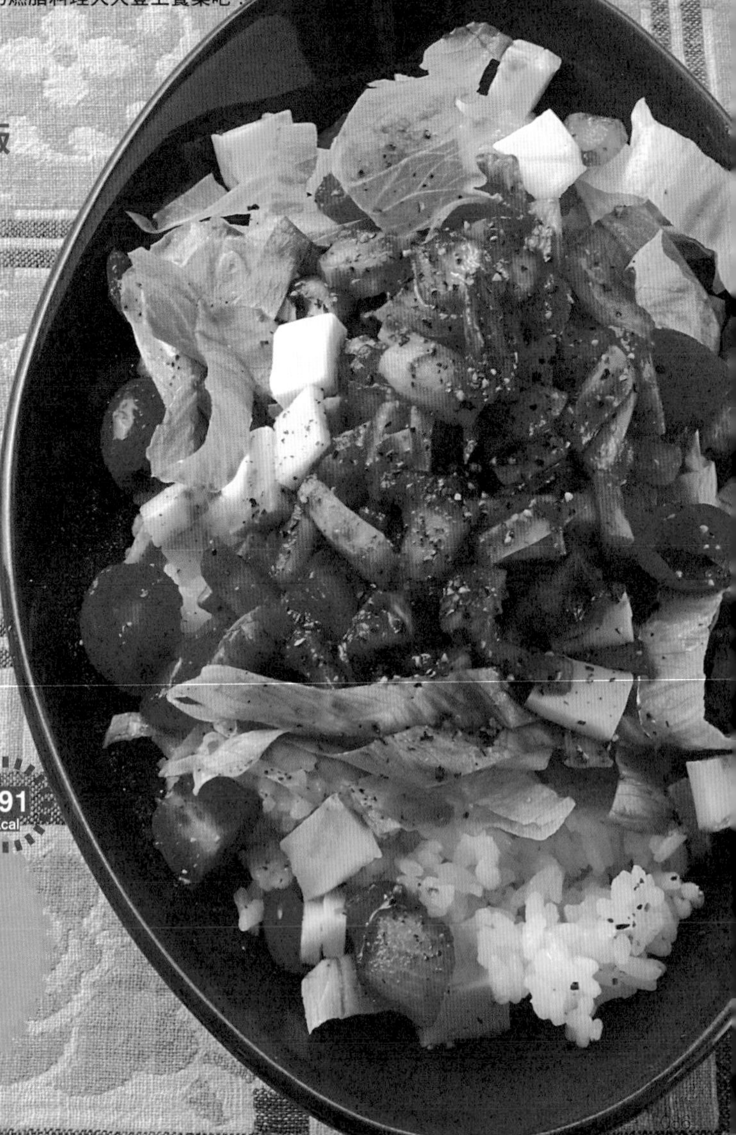

## 杏鮑菇生菜蓋飯

代替肉類的杏鮑菇
口感和嚼勁都很出眾

**材料**

白飯……………………180g
杏鮑菇………………2～3朵
洋蔥…………………1／4個
蕃茄…………………1／2個
萵苣…………………1～2片
起司…………………1個
油……………………1小匙
辣椒醬………………適量
A
蕃茄醬………………2小匙
伍斯特醬汁…………1小匙

**做法**

1／將杏鮑菇切成大塊，
洋蔥切碎，蕃茄、起司切丁，
萵苣則切成小片。
2／在平底鍋中熱好油後，
將杏鮑菇及洋蔥放下去炒，
接著再倒進A一起拌炒。
3／將步驟2的食材倒在盛好的
白飯上，並以萵苣、蕃茄以及
起司加以點綴，
最後再灑上辣椒醬。

491 Kcal

**大量使用能夠提升**
**代謝作用的生鮮蔬菜**

▼

能夠提高代謝的洋蔥、蕃茄等，都必需以生吃的方式來攝取。而食物纖維和起司含有的甲殼素、幾丁質，則能幫助身體排出不必要的多餘脂肪。

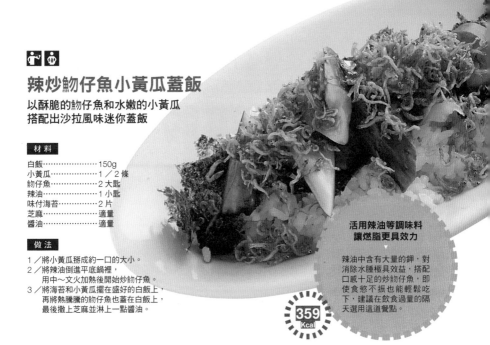

## 辣炒魩仔魚小黃瓜蓋飯

**以酥脆的魩仔魚和水嫩的小黃瓜**
**搭配出沙拉風味迷你蓋飯**

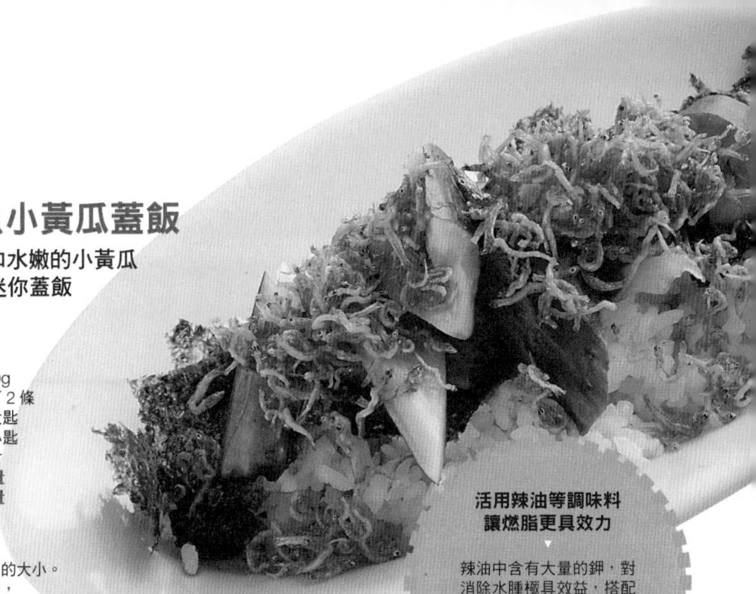

**材料**

白飯……………………150g
小黃瓜…………………1／2條
魩仔魚…………………2大匙
辣油……………………1小匙
味付海苔………………2片
芝麻……………………適量
醬油……………………適量

**做法**

1／將小黃瓜掰成約一口的大小。
2／將辣油倒進平底鍋裡，
用中～文火加熱後開始炒魩仔魚。
3／將海苔和小黃瓜擺在盛好的白飯上，
再將熱騰騰的魩仔魚也蓋在白飯上，
最後撒上芝麻並淋上一點醬油。

**活用辣油等調味料**
**讓燃脂更具效力**

辣油中含有大量的鉀，對消除水腫極具效益，搭配口感十足的炒魩仔魚，即使食慾不振也能輕鬆吃下，建議在飲食過量的隔天選用這道餐點。

359 Kcal

## 韓式蕃茄海鮮泡飯

**韓式泡飯裡加入大量蕃茄**
**熱呼呼的燃脂單人火鍋**

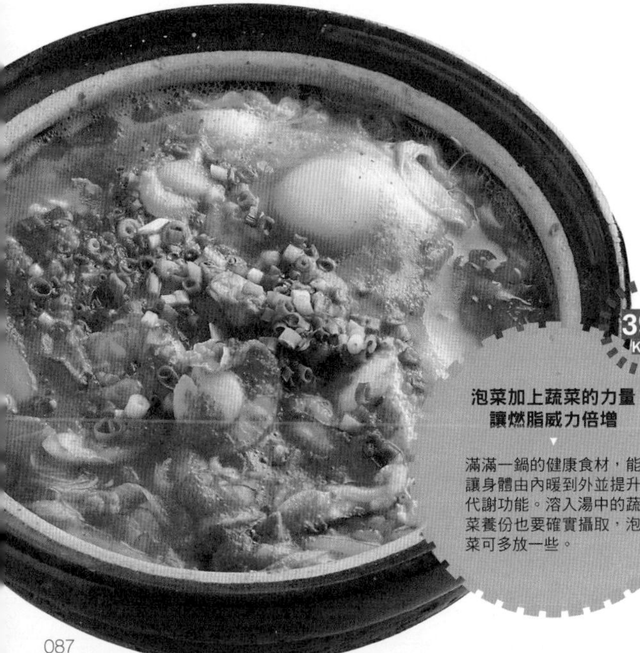

**材料**

白飯……………………100g
絹豆腐…………………1／4塊
綜合海鮮………………50g
蕃茄……………………1個
長蔥……………………10cm
香菇……………………1朵
泡菜……………………50g
大蒜泥…………………1／2小匙
生薑泥…………………1小匙
中式高湯粉……………1／2小匙
雞蛋……………………1個
珠蔥……………………適量
辣椒粉…………………適量

**做法**

1／將長蔥斜切成段，
香菇切成薄片，蕃茄切丁，
珠蔥則切成蔥花。
2／鍋裡倒入2杯水後，
溶入中式高湯粉加以煮沸，
接著將生薑泥、大蒜泥、
綜合海鮮、香菇以及剝碎的
豆腐放進去稍加燉煮，
再把白飯、蕃茄、泡菜等
加進去，水滾之後即可關火，
最後將雞蛋打進鍋中
並撒上辣椒粉及蔥花。

395 Kcal

**泡菜加上蔬菜的力量**
**讓燃脂威力倍增**

滿滿一鍋的健康食材，能讓身體由內暖到外並提升代謝功能。溶入湯中的蔬菜養份也要確實攝取，泡菜可多放一些。

簡單方便就是料理最佳技巧
舉手投足即能輕鬆燃脂

# 活用醃漬醬菜的簡易燃脂食譜

雖然有點麻煩，但還是想在家裡弄點什麼來果腹，
這時就是醃漬醬菜登場的最佳時機。只要選擇蔬菜、海藻等健康食材，
色香味俱全的燃脂料理轉眼間就能完成！

## 羊栖菜梅乾雞肉拌飯

運用梅子的獨特風味
讓口齒之間更加留香

516 Kcal

**運用梅子促進代謝
蛋白質則能強化肌肉**

雞胸肉能提供健康的蛋白質，梅乾裡的檸檬酸則能提高代謝力，由於脂肪含量和卡路里都很低，非常適合在晚餐食用。

**材料**

白飯……………………180g
醃漬羊栖菜…………50g
梅乾……………………1 個
雞胸肉………………1～2 片
紫蘇葉………………2 片
芝麻……………………適量

**做法**

將梅乾去核後撕碎，並在雞胸肉上撒點鹽和酒後微波加熱約3分鐘。接著在白飯中拌入羊栖菜、梅乾以及雞胸肉，最後再撒上切碎的紫蘇葉和芝麻即大功告成。

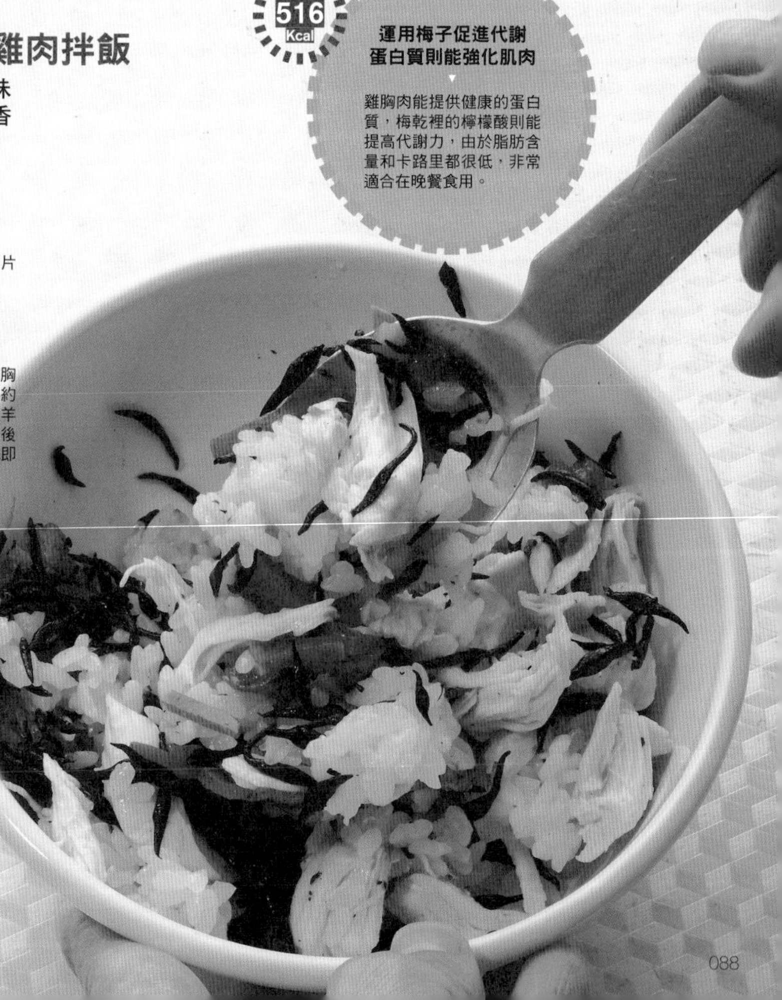

### 醃漬羊栖菜

羊栖菜擁有豐富的食物纖維，不僅能改善腸道不順，也能有效預防脂肪的囤積。此外還含有促進脂肪代謝的碘，是出色的燃脂食材。

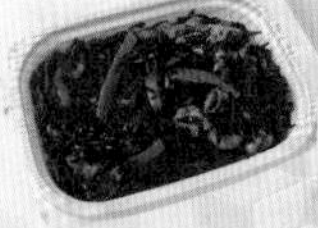

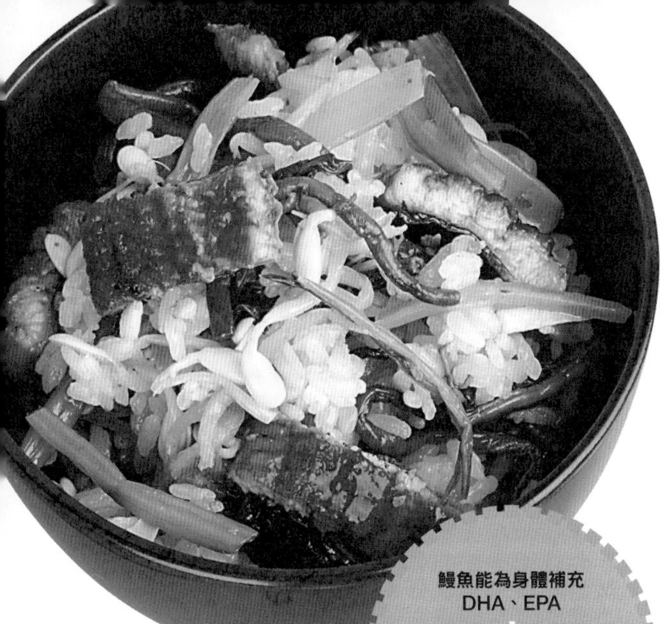

## 韓式醬菜鰻魚蓋飯

**吃完之後精神百倍！**
**隨手就能完成的高效料理**

**材料**

白飯……………………180g
韓式綜合醬菜………100g
蒲燒鰻………………1／2尾
醋……………………1小匙

**做法**

先將蒲燒鰻切成大約2cm寬的小塊，接著將醋、鰻魚以及韓式醬菜等加進白飯裡拌勻就可以了。

592 Kcal

**鰻魚能為身體補充 DHA、EPA**

鰻魚中含有的豐富維他命B群能夠提高代謝力，DHA、EPA則具有燃燒脂肪的效果，是燃脂食材裡的資優生。

### 韓式醬菜

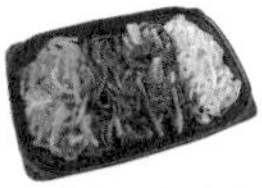

能夠吃到大量蔬菜的韓式醬菜，是燃脂飲食中的最佳配菜，用在各種料理中都很適合，建議大家視不同情況運用於料理中。

## 白蘿蔔絲火腿拌飯

**只要撒上火腿和七味粉**
**就可完成的超簡易料理**

475 Kcal

**運用大量七味粉 讓燃脂料理更加美味**

使用脂肪量低的火腿，就能完成健康的燃脂料理。只要預先買些醬菜回來搭配，即使是忙碌的早晨，也能輕鬆做出燃脂早餐。

**材料**

醃漬白蘿蔔絲………100g
火腿……………………2片
七味粉…………………適量

**做法**

將醃漬白蘿蔔絲稍微瀝乾，接著再與切成細絲的火腿一起拌進飯裡，最後撒上辣椒粉即可完成。

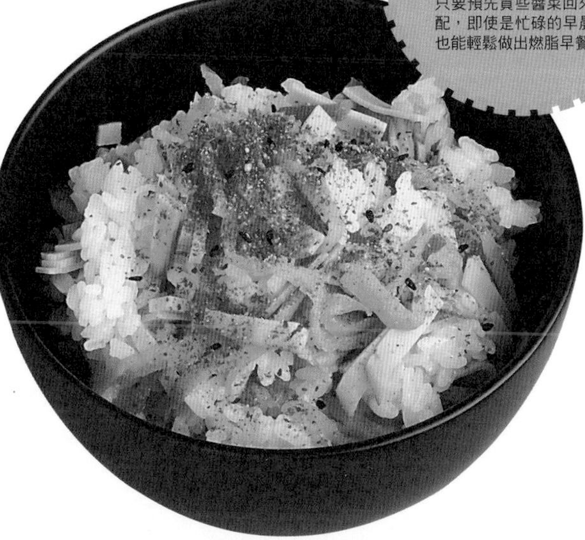

### 醃漬白蘿蔔絲

將水溶性、非水溶性食物纖維濃縮於一身的白蘿蔔絲，具有幫助身體排出多餘脂肪的能力，加上味道十分溫和，能依自己的喜好自由調味。

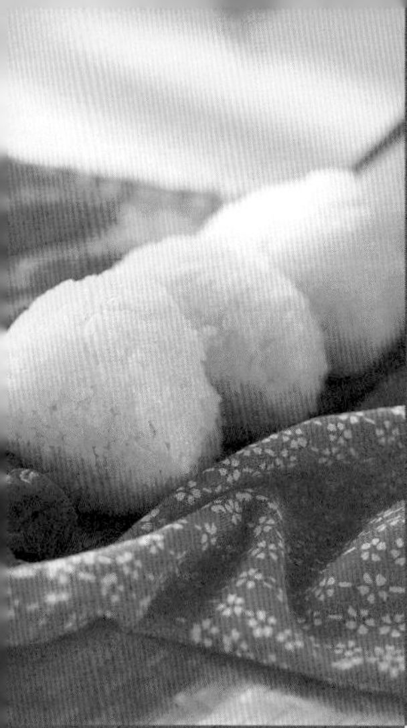

到底該如何是好？

# 燃脂飲食Q&A

在實踐燃脂飲食生活時，應該會經常碰到各種困難和煩惱。
為了不讓各位半途而廢或輕言放棄，以下就針對各種問題為大家詳細解說。

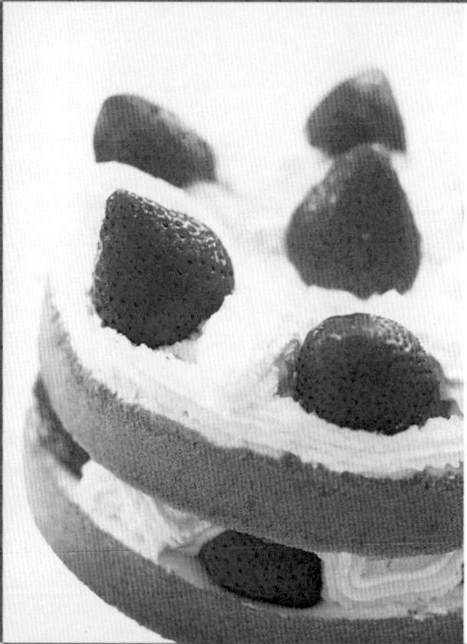

## Q.1

**實踐燃脂飲食生活時，也能隨心所欲大吃甜食嗎？**

**A.就算有在實踐燃脂飲食，但吃太多就是吃太多，所以甜食還是適可而止吧。**

雖然飲食過量絕對不是好事，但就燃脂飲食的角度來看，維他命B1 能有效幫助醣類代謝，所以不妨在平時就多多攝取富含維他命 B1 的毛豆或米糠醬菜，那麼即使多吃一點甜食，應該也不會有太大的影響。

## Q.2

**對喜歡白飯的人來說，一盤搞定一餐的料理，真的能吃得飽嗎？**

**A.燃脂料理中的大量蔬菜，能發揮出充分的飽足感，所以不必擔心吃不飽。**

蔬菜的力量非常強大，拜食物纖維所賜，就算不吃那麼多的白飯，也能得到相當充分的飽足感。假如吃完後還是覺得不飽，可將蔬菜或肉類的份量增加，白飯的量基本上還是保持不變，如此才能保持營養均衡。

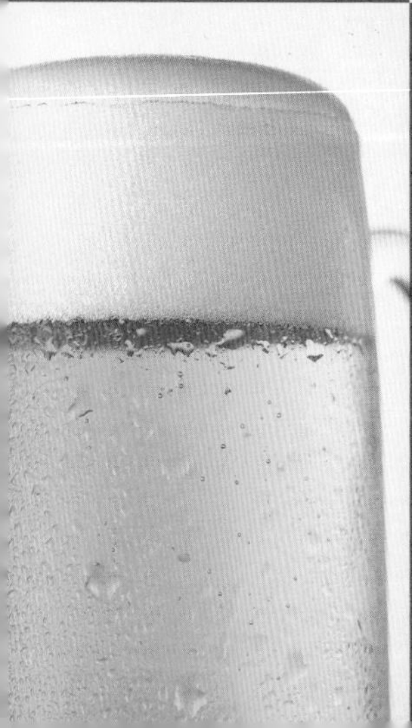

## Q.3

**我很喜歡喝酒，常常會喝過頭又吃太多……這時候該怎麼辦才好？**

**A.不妨將下酒菜的種類替換成燃脂小菜料理，詳細內容請參照第82頁。**

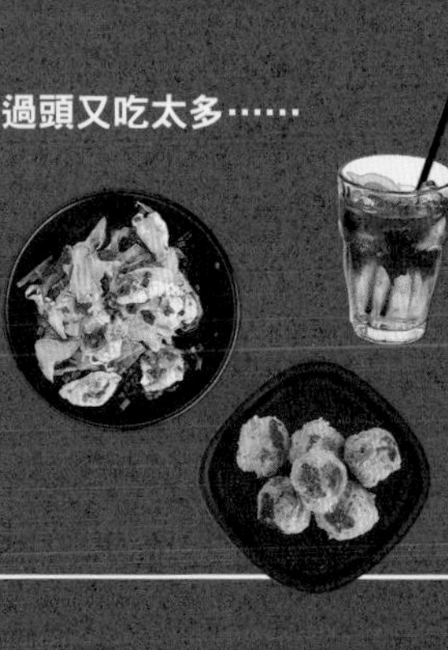

依據小菜的吃法，可以讓人變胖、也可以讓人變瘦。在燃脂飲食中介紹的小菜，不但可以提高代謝力，也能幫助脂肪燃燒。另外本書中也介紹了不發胖的進食法，請務必多加參考。

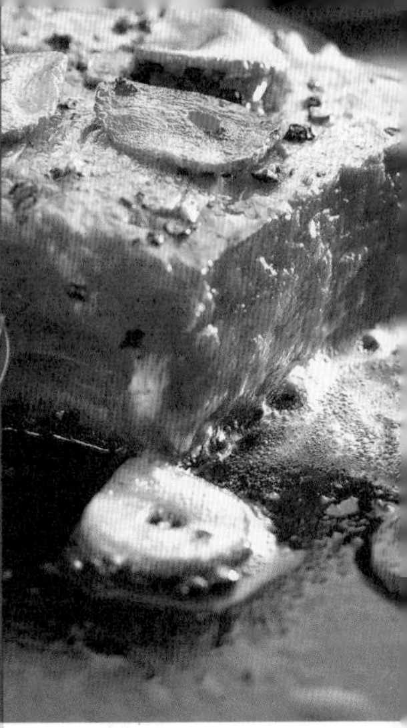

# Q.4

## 對肉類食物愛不釋手！請問是否有多吃也不會發胖的肉類料理？

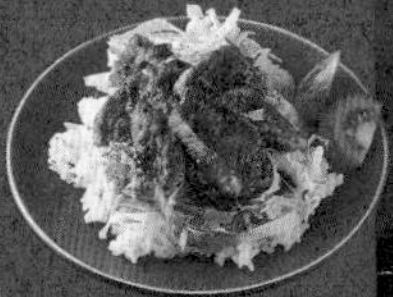

**A.能夠大快朵頤的肉類燃脂料理，請參照第80頁的內容。**

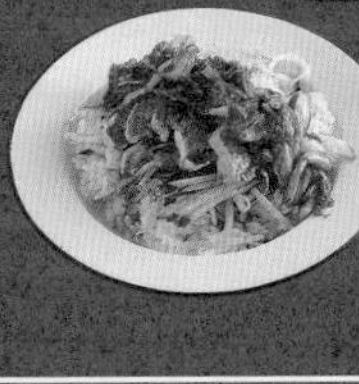

斷章取義地認為吃肉就一定會發胖，實在不能算是正確的觀念，因為肉類中的蛋白質，就是身體製造肌肉的來源，能夠幫助燃脂的肉類也所在多有，不過還是要注意肉類中的脂肪。請參考本書，仔細挑選肉類的部位和調理方式，精心為自己烹調出不易發胖的肉類料理。

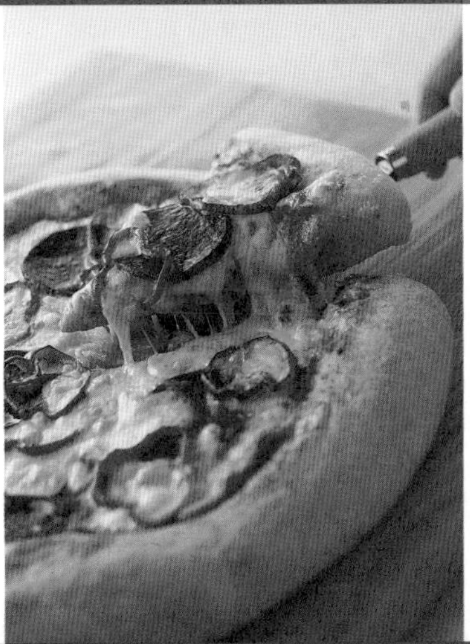

# Q.5

## 不敢吃辣的人，也能適用燃脂飲食的法則嗎？

**A.雖然名稱是「燃脂」，但並非全是辛辣料理。本書中也有介紹多道口味清爽的餐點。**

辣椒、大蒜、生薑都含有促進脂肪燃燒的成份，因此在燃脂食譜中大為活躍，可是除了這些之外，也有很多清淡爽口的料理，所以不必擔心找不到適合自己的口味。

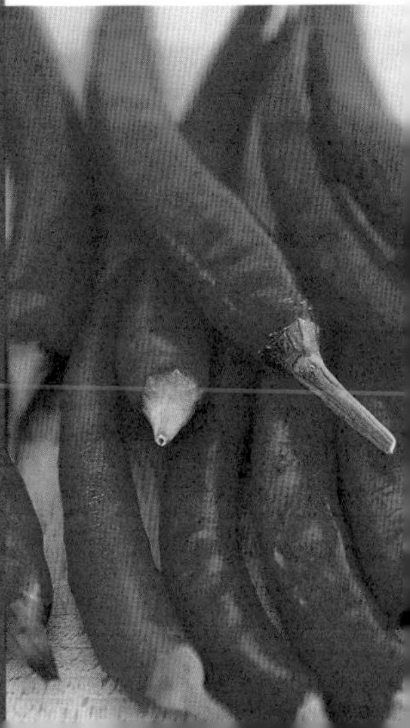

# Q.6

## 平常大多吃外食或便當，這樣能夠實踐燃脂飲食嗎？

**A.可以的。書中詳細介紹食材所含營養，選擇外食和便當時靈活運用，就能達到燃脂效果。**

本書除了介紹日常生活中常見的燃脂食材之外，也有製作燃脂便當的相關食譜，甚至還介紹了世界各地相當知名的燃脂料理，只要將這些資料謹記於心，不論是自炊或外食都能應用得上。

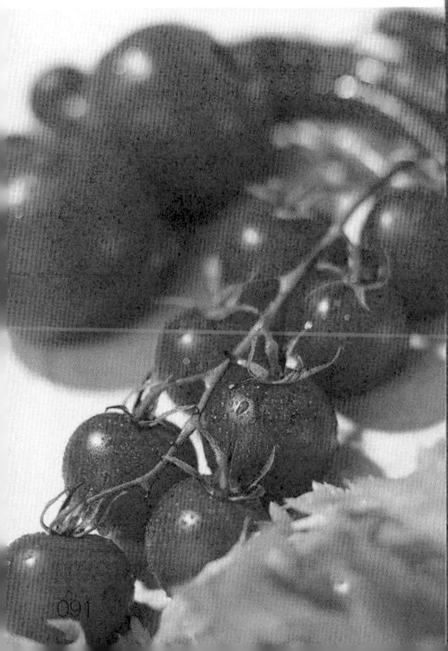

# Q.7

## 蔬菜不足的問題，能靠燃脂飲食來解決嗎？

**A.蔬菜也是燃脂飲食的基本，幾乎所有的料理都有使用大量的蔬菜。所以燃脂飲食絕對能解決蔬菜不足的困擾。**

為了維持身體健康、促進體內代謝以及打造不易發胖的體質，所以燃脂飲食中會使用大量的蔬菜。書中介紹了許多與沙拉以及醃漬醬菜相關的燃脂食譜，請務必多加活用。

## 10分鐘就能完成的快速燃脂訣竅

# 燃脂便當

燃脂飲食
7
10招定勝負

「吃肉讓人更有朝氣」，這是正確的觀念，
因為肉類中的蛋白質能夠打造肌肉以及促進身體新陳代謝。
現在就來介紹兼具燃燒脂肪與提振精神功效的肉類燃脂食譜！

### 青花菜拌柴魚片 22 Kcal

**材料**

青花菜……………………4～5朵
醬油………………………1小匙
柴魚片……………………適量
檸檬汁……………………1／2小匙

**做法**

1／將青花菜汆燙約1分鐘後撈起，瀝乾後與醬油、柴魚片一起拌勻。

**其他**

小番茄……………………2個
醃蘿蔔……………………適量

### 醬燒雞丁 224 Kcal

**材料**

雞腿肉……………………100g
蕃茄醬……………………1大匙
伍斯特醬汁………………1小匙
辣椒粉……………………適量

**做法**

1／將雞肉切成適合入口的大小，接著放進平底鍋熱炒。
2／炒熟後，將蕃茄醬、伍斯特醬汁倒下去一起拌炒。

### 醬燒雞丁便當

簡單的辣醬就很夠味，
搭配青花菜讓份量感倍增

**醬汁中的大量辣椒燃脂力十足**

▼

雞腿肉即使冷掉也很好吃，而且午餐時段不必擔心卡路里問題。醬汁中的大量辣椒雖然具有強烈的燃脂力，但要搭配蔬菜來維持營養均衡。

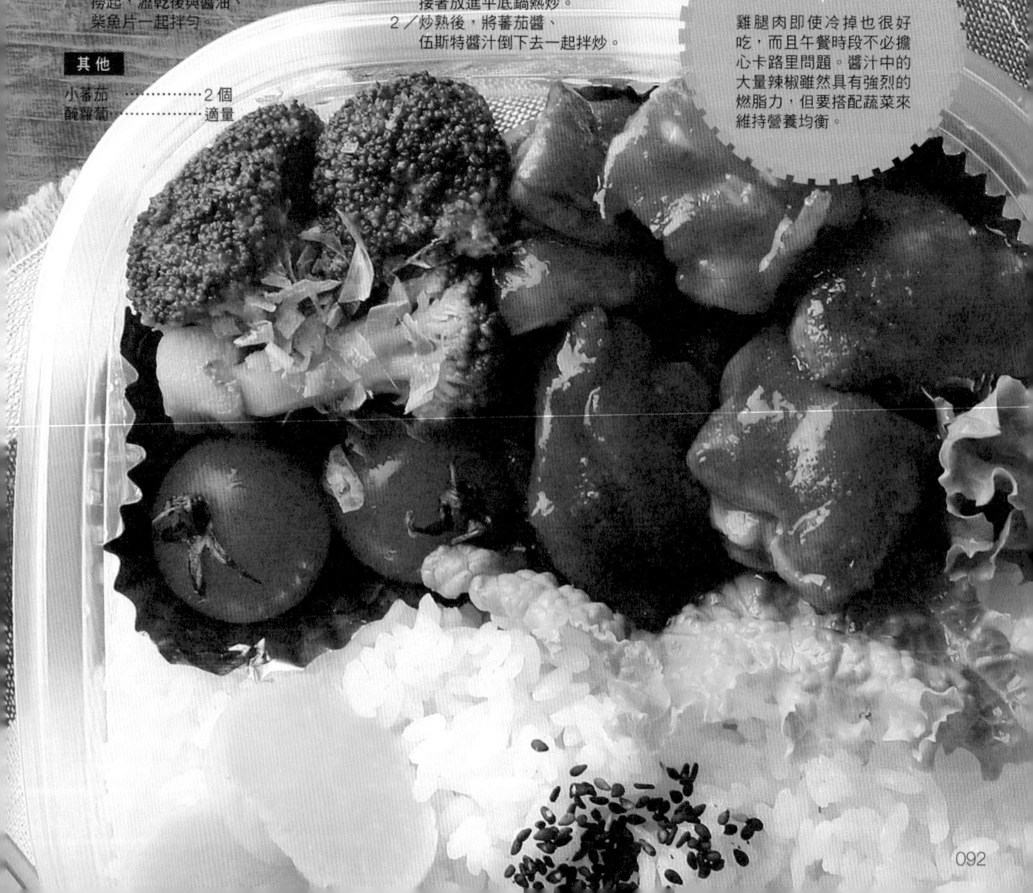

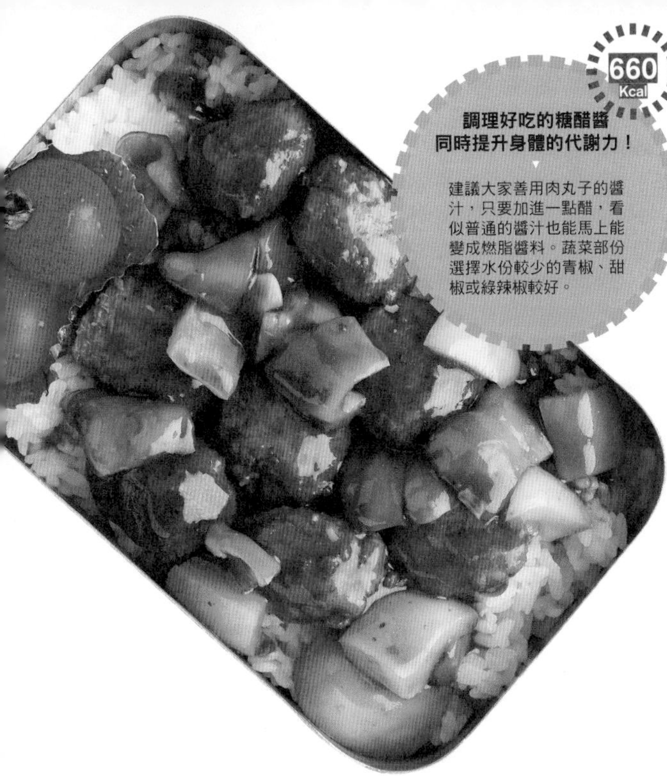

660 Kcal

**調理好吃的糖醋醬**
**同時提升身體的代謝力！**

建議大家善用肉丸子的醬汁，只要加進一點醋，看似普通的醬汁也能馬上能變成燃脂醬料。蔬菜部份選擇水份較少的青椒、甜椒或綠辣椒較好。

# 糖醋肉丸便當

## 運用市售的肉丸 輕鬆完成燃脂便當

**材料**

白飯……………………180～200g
照燒肉丸（市售品）10 個
甜椒……………………1／2 個
青椒……………………1 個
醋………………………1 小匙
小蕃茄…………………2 個

**做法**

1／將甜椒和青椒切成小塊。
2／肉丸開封後放進耐熱盤中（記得把袋子裡的醬汁盡量擠出來），再以醋、青椒、甜椒等拌勻後，蓋上保鮮膜微波加熱約 2 分鐘。
3／將步驟 2 的食材倒進盛好白飯的便當中，再把小蕃茄加進去即大功告成。

# 香菇牛肉片便當

## 只要微波就好 豐盛的牛肉飯只需3分鐘！

**材料**

白飯……………………180～200g
牛肉片…………………70g
佔地菇…………………5～6 朵（約 60g）
洋蔥……………………1／8 個
小青辣椒………………2 個
沾醬……………………2 大匙
紅薑……………………適量

**做法**

1／將牛肉片切成適合入口的大小，洋蔥切成小瓣，接著用叉子在小青辣椒上插一些洞。
2／將步驟 1 的食材放進耐熱盤中並淋上醬汁，接著覆上保鮮膜微波加熱 3 分鐘。
3／將步驟 2 的食材倒在盛好的白飯上，最後再以紅薑點綴即可完成。

471 Kcal

**小青辣椒和紅薑**
**正是燃脂力的關鍵**

牛肉裡的左旋肉鹼、辣椒裡的辣椒素以及紅薑中的辛辣成份，都是提升燃脂力的重點。紅薑可以購買市售品，多準備一些放在家中，料理時就很方便。

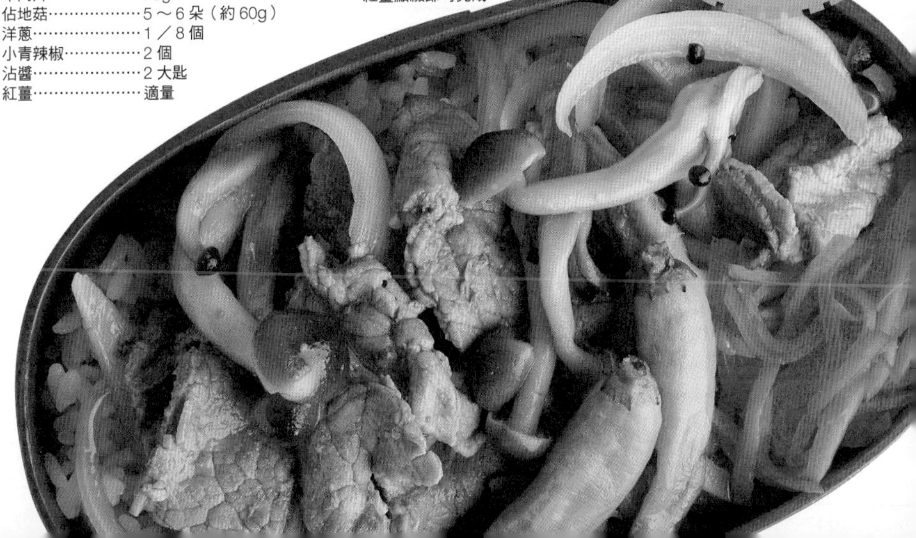

## 運用不費工的優質營養食材
## 為身體充電&燃脂！

# 燃脂早餐

在兵慌馬亂的早晨中，早餐很容易就被忽略。
事實上，這就是造成易胖體質的原因所在。
想要瘦下來的話，請務必要確實地吃早餐！

### 醃漬醬菜含有維他命類的營養
### 是白飯和雞蛋的最佳夥伴

**材料**

雞蛋……………………1個
醃漬醬菜……………3塊
柴魚片………………適量
生薑泥………………1／2小匙
醬油……………………1／2小匙

**做法**

1／將柴魚片、醬菜以及醬油全部加入白飯中。
2／將生雞蛋打入白飯中攪拌均勻即可。

346 Kcal

**運用醬菜來補充**
**維他命和食物纖維**

雞蛋中獨獨欠缺維他命C，為了補足這個缺點，搭配蔬菜一起攝取最棒。雖然生鮮蔬菜也不錯，但醃漬醬菜多了提高代謝的功效，請務必一試。

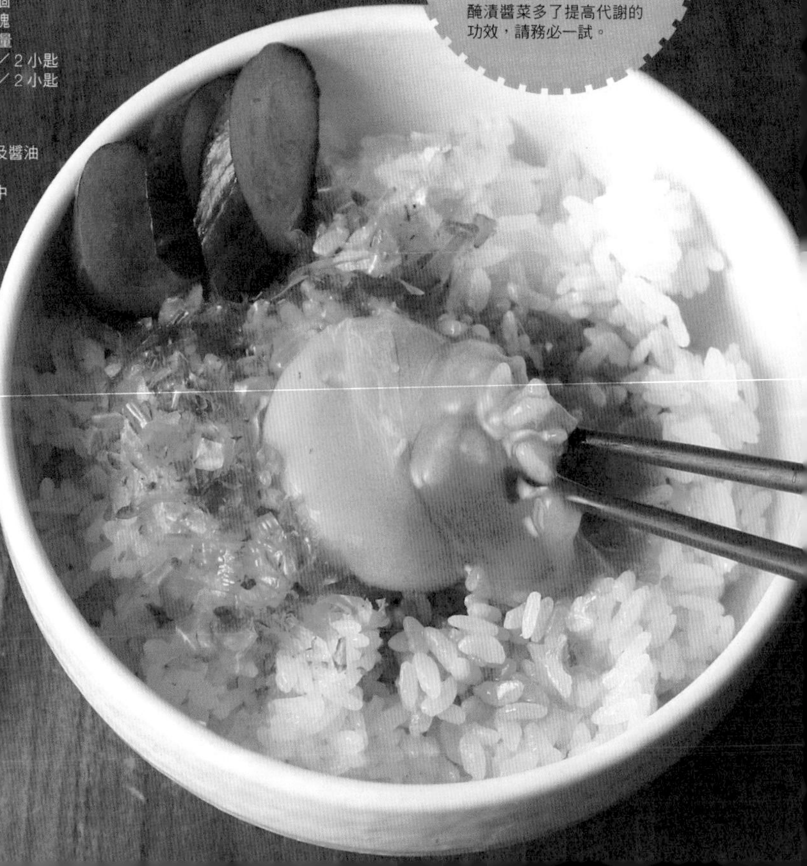

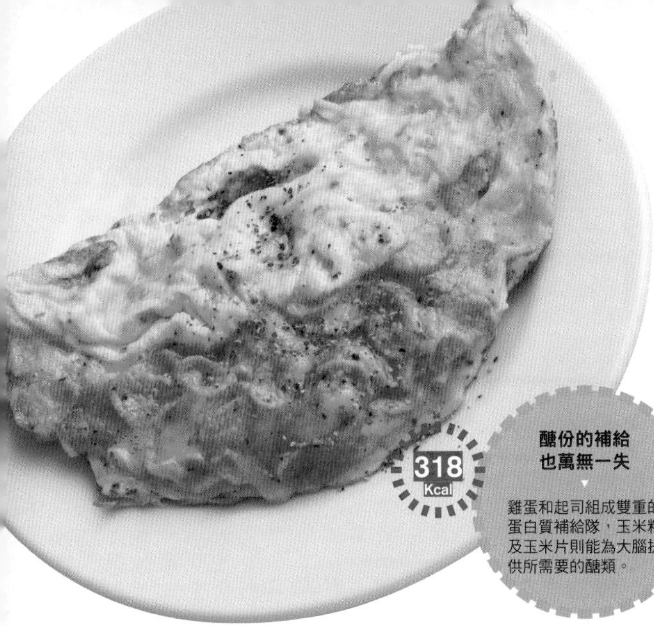

# 黑胡椒玉米蛋餅

**料理步驟簡單快速**
**不需要白飯的燃脂早餐**

318 Kcal

**醣份的補給**
**也萬無一失**

雞蛋和起司組成雙重的蛋白質補給隊，玉米粒及玉米片則能為大腦提供所需要的醣類。

**材料**

雞蛋⋯⋯⋯⋯⋯⋯⋯⋯2 個
罐裝玉米粒⋯⋯⋯⋯30g
玉米片⋯⋯⋯⋯⋯⋯⋯15g
起司絲⋯⋯⋯⋯⋯⋯⋯15g
黑胡椒⋯⋯⋯⋯⋯⋯⋯適量
油⋯⋯⋯⋯⋯⋯⋯⋯⋯1 小匙

**做法**

1／把玉米粒、玉米片、起司和黑胡椒混進打散的蛋汁裡。
2／在平底鍋中熱好油後，將混合好的蛋汁倒進去煎成蛋餅。

# 法式蕃茄起司吐司

**運用雞蛋和牛奶**
**蛋白質的補充萬無一失**

327 Kcal

**蛋白質合成**
**就靠蕃茄汁**

蕃茄汁含有蛋白質在合成時不可欠缺的維他命 B6 及葉酸，是打造肌肉的最佳輔助食材。

**材料**

厚片吐司⋯⋯⋯⋯⋯1 片
奶油⋯⋯⋯⋯⋯⋯⋯⋯5g
A 雞蛋⋯⋯⋯⋯⋯⋯⋯⋯1 個
A 牛奶⋯⋯⋯⋯⋯⋯⋯⋯100cc
A 蕃茄汁⋯⋯⋯⋯⋯⋯30cc
A 蕃茄醬⋯⋯⋯⋯⋯⋯2 小匙
A 起司粉⋯⋯⋯⋯⋯⋯1 大匙
A 黑胡椒⋯⋯⋯⋯⋯⋯適量

**做法**

1／先將 A 的食材全部混合均勻，接著將吐司切成 4 等份後浸泡入 A 中。
2／奶油放入平底鍋中加熱溶化後，再將浸泡過的吐司放在鍋中煎烤即可。

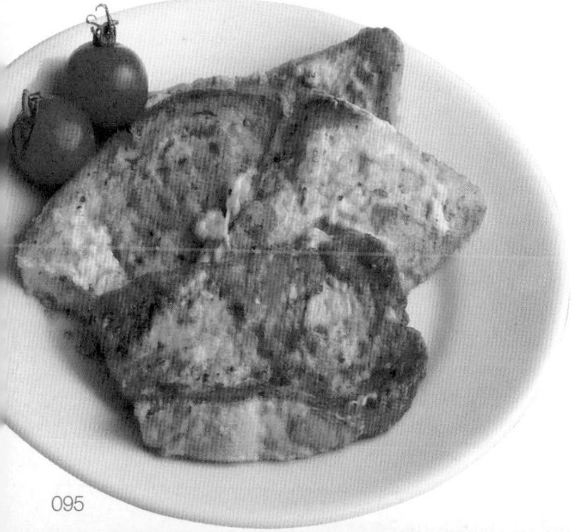

# 香蕉優酪乳

**充分補給營養的**
**簡單飲品**

381 Kcal

**能夠有效補充**
**醣類和提升代謝力**

不需使用果汁機就能完成。香蕉擁有大腦所需要的醣類，同時含有促進代謝的維他命 B 群。

**材料**

香蕉⋯⋯⋯⋯⋯⋯⋯⋯1 根
牛奶⋯⋯⋯⋯⋯⋯⋯⋯200cc
優酪乳⋯⋯⋯⋯⋯⋯⋯100g
檸檬汁⋯⋯⋯⋯⋯⋯⋯1 小匙
蜂蜜⋯⋯⋯⋯⋯⋯⋯⋯適量

**做法**

1／香蕉切片後用湯匙搗爛。
2／將所有材料倒進碗裡混勻後再倒入杯中。

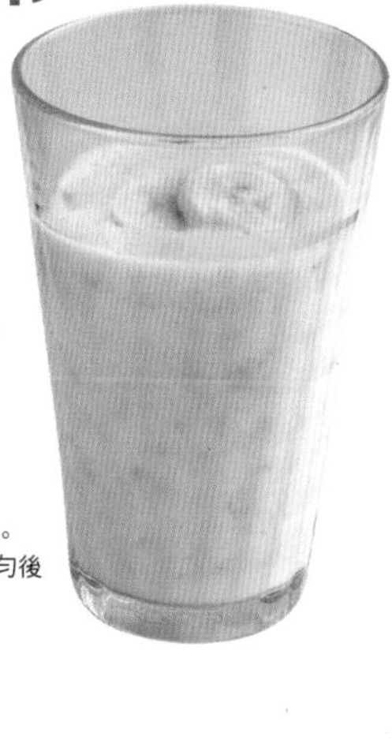

燃脂飲食 10招定勝負

## 千萬不能掉以輕心！休假時也須遵從「燃脂法則」

# 假日的燃脂早午餐

休假時通常會較晚起床，所以經常演變為早午餐一起吃的狀況，
而這種特殊情況，或許就是破壞燃脂法則的原因，
請務必學會妥善安排早午餐的訣竅。

## 檸檬鯖魚燴飯套餐

鯖魚中的DHA及EPA
讓脂肪燃燒起來！

619 Kcal

**味噌湯的根莖類蔬菜是抑制血糖值的絕招**

鯖魚中含有能夠發揮燃脂作用的DHA、EPA，再加上大量蔬菜，就成為這道料理的燃脂重點。進食時，請先從加了根莖類蔬菜的味噌湯開始喝。

### 材料

| | 材料 | 份量 |
|---|---|---|
| | 白飯 | 180g |
| | 鯖魚片 | 80g |
| | 長蔥 | 10cm |
| | 佔地菇 | 1／2包 |
| | 小松菜 | 4株 |
| | 油 | 1小匙 |
| A | 醬油 | 2小匙 |
| A | 檸檬果肉、果汁 | 1／4份 |
| A | 鹽 | 1小撮 |
| A | 鮮雞高湯粉 | 1～1／2小匙 |
| A | 水 | 100cc |
| A | 太白粉 | 1小匙 |

### 做法

1／將長蔥切成蔥花，小松菜切成5cm左右的小段，鯖魚片挑出魚刺後切成適合入口的大小。
2／在平底鍋中熱好油後，將鯖魚片的兩面都煎熟，接著加進佔地菇及小松菜半煎至柔軟後均勻地淋上A，並以中火煮到呈現黏稠狀為止。
3／將步驟2的食材倒在盛好的白飯上即大功告成。

### 涼拌小黃瓜

將1／3根小黃瓜切成小塊後裝進塑膠袋裡，接著以柚子胡椒醬（1小匙）加以調味，最後用刀背將小黃瓜敲碎並用手揉搓。

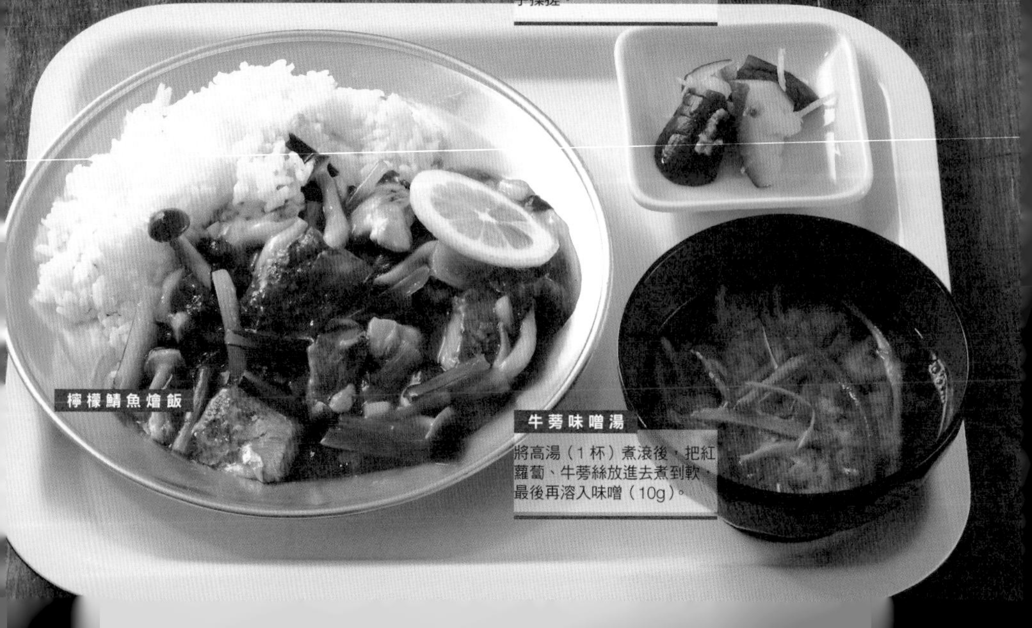


### 牛蒡味噌湯

將高湯（1杯）煮滾後，把紅蘿蔔、牛蒡絲放進去煮到軟，最後再溶入味噌（10g）。

**用餐時請從**
**冰凍蕃茄開始吃！**

香蕉中含有大量的食物纖維，所以能讓血糖值平緩上升。冰凍蕃茄的功用在於能以檸檬酸提升代謝力，所以要先吃，接著再依序喝湯及吃薄煎餅。

507 Kcal

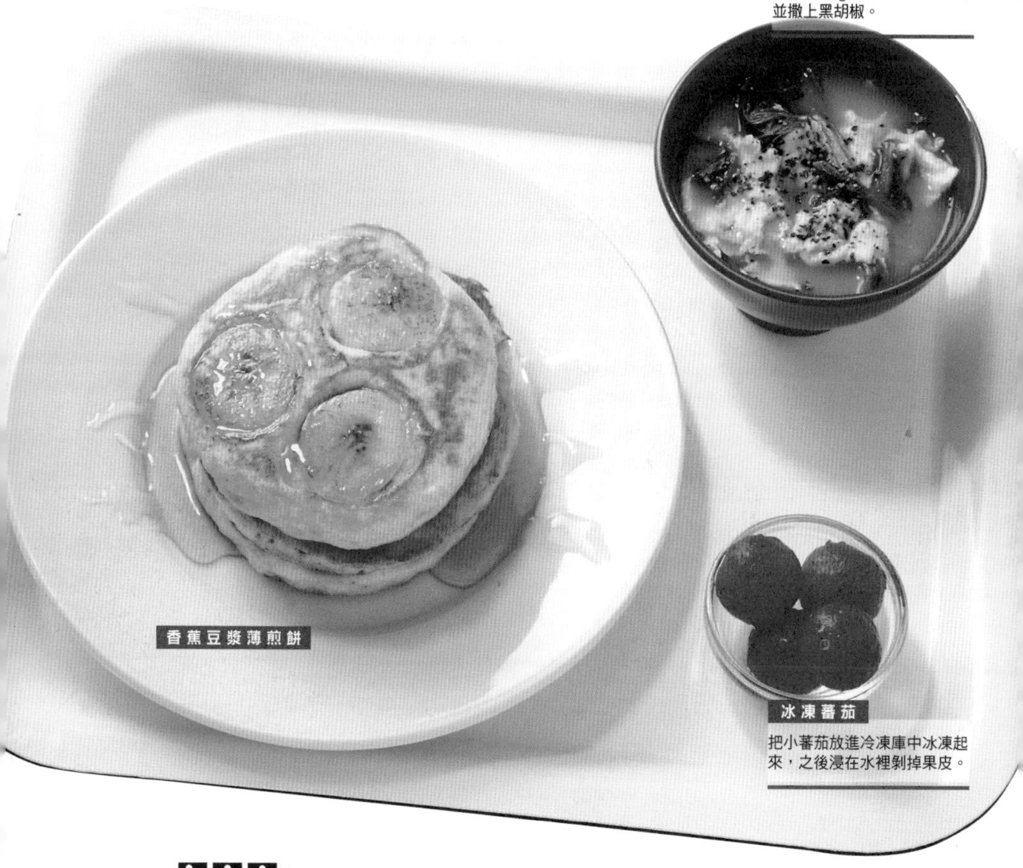

**菠菜蛋花湯**

將水（1 杯）倒進鍋裡煮沸後，加入高湯（1/2 小匙）及菠菜（50g），最後打入蛋汁並撒上黑胡椒。

**香蕉豆漿薄煎餅**

**冰凍蕃茄**

把小蕃茄放進冷凍庫中冰凍起來，之後浸在水裡剝掉果皮。

# 香蕉豆漿薄煎餅特餐

## 香蕉裡的食物纖維能有效穩定血糖值

**材料**

鬆餅粉……………………50g
豆漿………………………4 大匙
香蕉………………………1／2 根
奶油………………………10g
蜂蜜………………………適量

**做法**

1／在鬆餅粉裡加入豆漿並混合均勻。
2／將奶油放到平底鍋裡加熱融開，再將步驟 1 的成果倒進鍋中，最後放上香蕉一起煎成薄餅。
3／將薄餅放到盤子中並淋上蜂蜜即可完成。

# 閒暇時也別浪費 不妨一邊休息一邊繼續燃脂！

# 燃脂飲料

平時放在書桌上的飲品總是讓人難以割捨，
因為是經常在喝的東西，所以更應該具備燃脂功能，
讓日常飲品也成為打造燃脂體質的強大夥伴吧！

## 俄式薑茶

**生薑的辛香**
**深深沁入身體**

21 Kcal

**做法**

在紅茶裡加入草莓醬（1小匙）及生薑泥（1／2小匙）即可，相當簡單。

**微甜的滋味**
**令人身心舒暢**

甜點般的燃脂飲品。若是希望咖啡因的功效更加顯著，草莓醬不妨減少一些。

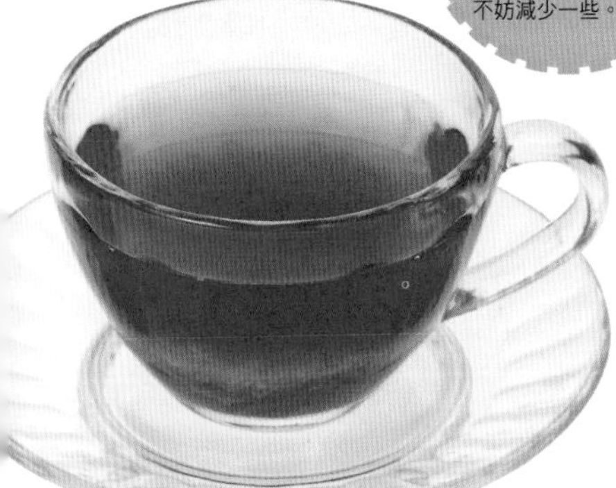

## 薑汁咖啡

**配合咖啡因的**
**力量強力燃脂**

**做法**

只要在黑咖啡中加入生薑泥（1小匙）就可完成。

11 Kcal

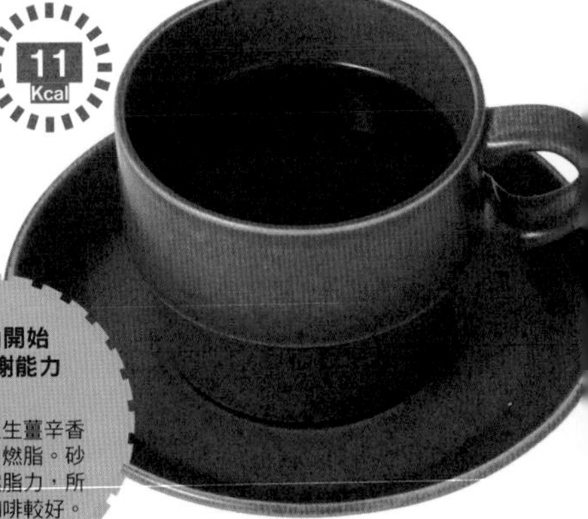

**從體內開始**
**提升代謝能力**

咖啡因加上生薑辛香成份能強力燃脂。砂糖會降低燃脂力，所以選擇黑咖啡較好。

**燃脂系的**
**「豆漿可可亞」**

可可多酚對於降低膽固醇相當有效，搭配豆漿的話，就更具燃脂功效。

151 Kcal

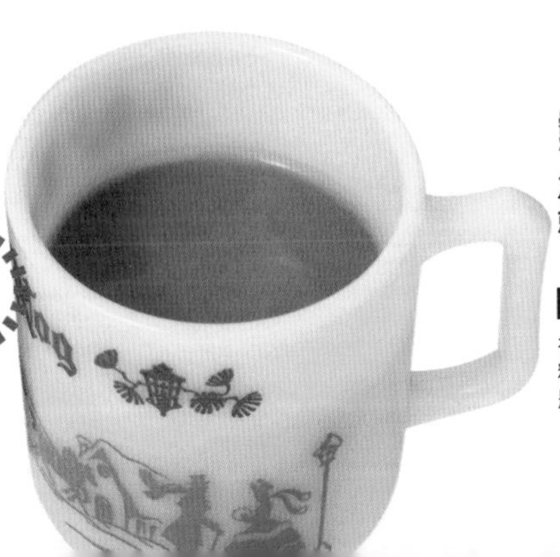

## 熱豆漿可可亞

**加入可可亞**
**就可輕易攝取食物纖維**

**做法**

在豆漿（1杯）裡加入純可可粉（1大匙）以及砂糖（1小匙）調勻即可。

## 蜂蜜檸檬優酪乳

**適合在運動後飲用**
**幫助身體消除疲勞**

**做法**

在原味優酪乳（1／2杯）裡加進牛奶（1／2杯）、檸檬汁（1大匙）以及蜂蜜（1小匙），調勻後即可飲用。

**牛奶和優酪乳**
**為身體補足蛋白質**

除了補充蛋白質外，檸檬汁的檸檬酸對紓解疲勞也極具效果，適合於運動後飲用。

191 Kcal

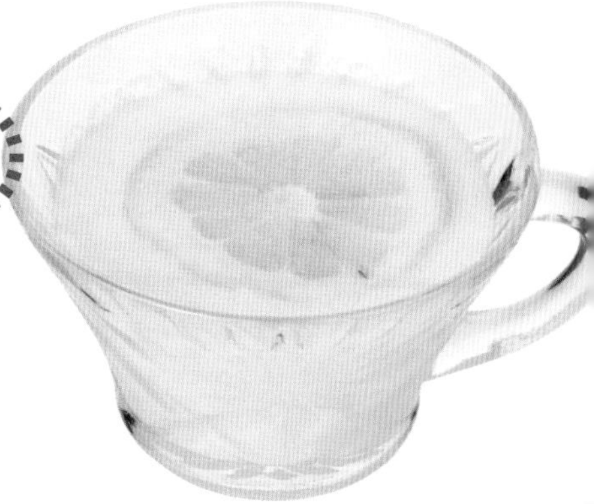

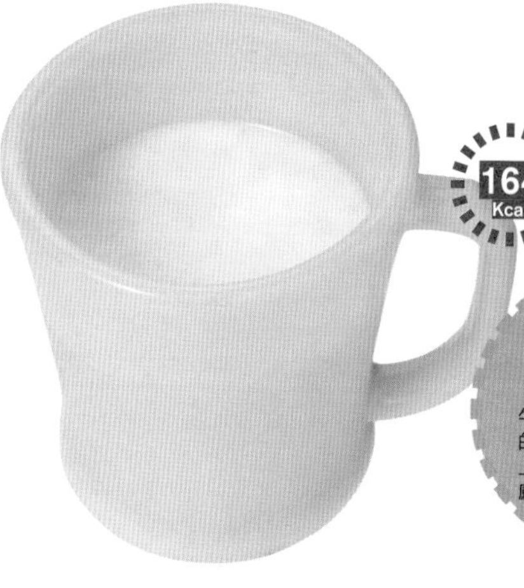

164 Kcal

## 蜂蜜薑汁牛奶

**讓人安穩入眠的**
**燃脂熱牛奶**

**運用溫和的牛奶**
**排解空腹感**

牛奶中含有幫助睡眠的色氨酸，就寢前喝上一杯還能預防空腹感的侵襲。

**做法**

牛奶　1杯
生薑泥　1／2小匙
蜂蜜　1小匙

## 辣味梅子昆布茶

**兒茶素和辣椒素的**
**最強燃脂組合**

**做法**

梅乾　1／2個
昆布茶　適量
辣椒粉

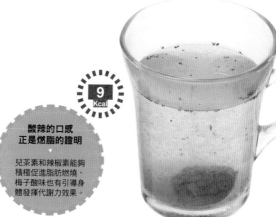

9 Kcal

**酸辣的口感**
**正是燃脂的證明**

兒茶素和辣椒素能夠積極促進脂肪燃燒，梅子酸味也有引導身體發揮代謝力效果。

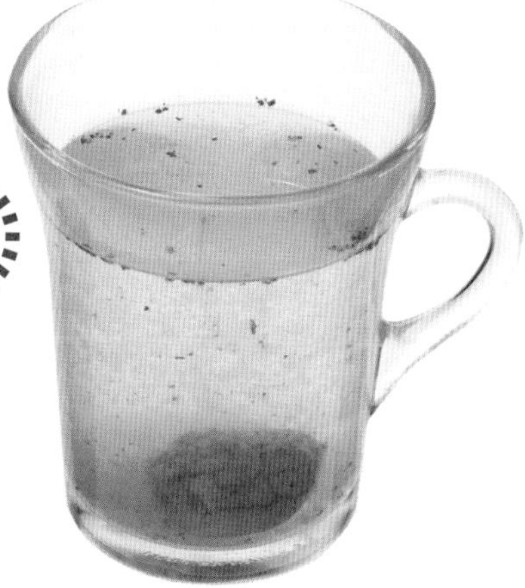

你的體溫，會不會太低呢？

# 只要體溫上升就能獲得這些好處！

女性在平常時，可能會有測量自己體溫的習慣，所以應該比較能夠掌握自己的體溫，不過男性應該就很少會去注意吧。其實體溫與食物有著密切關係，而且提高體溫的話似乎比較不易發胖。

original／S.Kondo 近藤慎司（印第安納大學研究所）
illustration／A.Tsukakoshi 塚越 AKIRA

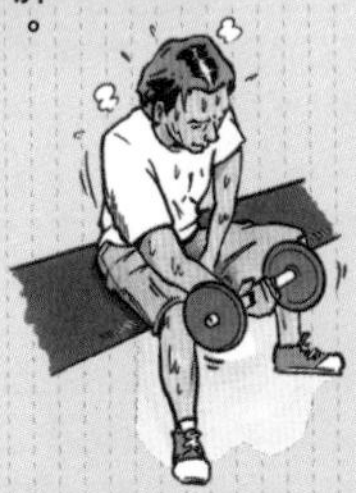

體溫、飲食與運動間有著密切的關係。平均體溫升高的話，就能促進體脂肪的燃燒！

**我**在美國的大學中，從事與肥胖相關的研究，當我在研究具有肥胖傾向的女性與飲食習慣之間的關係時，發現了幾個有趣的結果。根據調查，美國女性中約有30％以上的人屬於肥胖，而且從所得來看，肥胖的人大多屬於貧困階層。進行分析後得知美國有許多便宜且高熱量的速食或加工食品，越是屬於貧困階級的人，就越容易以垃圾食物為主食，因而導致肥胖。

肥胖的女性通常具有一個相同的特徵，那就是平時的深層體溫比平均值還要偏低。與苗條的同齡女性相比，會有0.5度到1度左右的明顯溫差。另外有個有趣的現象，亞洲女性在美國居住的時間越長，肥胖率也就越高，甚至遠超過美國女性。也就是說，亞洲女性如果長時間採取美式飲食習慣，會比吃同樣食物的美國女性更容易發胖，同時體溫也會變得更低。

平常體溫偏低的話，很容易會因為高血壓而導致動脈硬化。目前全球皆在進行體溫與各種疾病間因果關係的相關研究，究竟是肥胖先導致體溫下降？還是因為體溫下降而導致肥胖？兩者或許皆說得通，而唯一可以確認的是，體溫與肥胖之間，確實有著密不可分的關係。

通常我們在感冒的時候，會以提高體溫來增進抵抗力，好讓感冒盡快痊癒。而不用特別舉例我們也都知道，體溫下降的話血液循環就會變差，如此一來，血液便無法流經微血管的各個角落，因此容易出現手腳冰冷的症狀。此外，高血壓、動脈硬化、高血糖、高脂血症以及腦中風等症狀，都與體溫低下有關。

依據大學中其他單位所進行的研究調查，發現日常體溫只要提升1度，免疫力就能提升5~6倍。相反的如果下降1度，免疫力就會下降25％。另外有個有趣的數據是，不孕症的女性與一般同年齡的女性相比，體溫約低了0.7度；而為憂鬱症所苦的男性，體溫也比同年齡男性低0.4度。

那麼，到底該如何做才能提高自己的日常體溫呢？其實只要擁有健康的飲食生活並養成運動的習慣，就能讓體溫達到正常的程度。目前在我的研究所中，也正著手進行將瑜伽或呼吸法等融入日常生活以提升體溫的研究，如果成功的話，應該可以造福不少人。

雖然寫了許多複雜的事情，不過最重要的還是希望大家能夠瞭解體溫的重要性，如果每個人都能養成定時定量的飲食習慣，並盡可能地活動身體，那麼除了能夠改善身體各種不適的症狀外，也能夠迴避肥胖的風險。

# 向人氣餐廳學習世界4大燃脂料理！

各國知名的燃脂料理，皆會在此詳細介紹。

韓國、印度、泰國、墨西哥皆是先進的燃脂料理國家，
料理中經常出現辣椒、大蒜、生薑、香料、大豆、魚貝類等燃脂食材。
本書特別向各國人氣餐廳的主廚請教，
如何才能做出道地的世界級燃脂美食。

photos／島田健次（料理）、桑山 章（商品） K.Shimada、A.Kuwayama

## 1

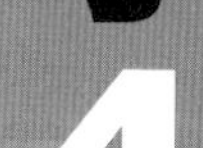

KOREAN

韓國料理中，除了大量使用辣椒、大蒜、生薑等3大燃脂食材外，熱量也相當低，在此為大家介紹韓國有名的家庭料理。

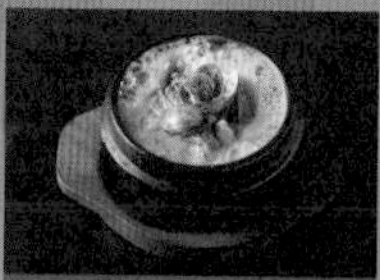

海鮮豆腐鍋

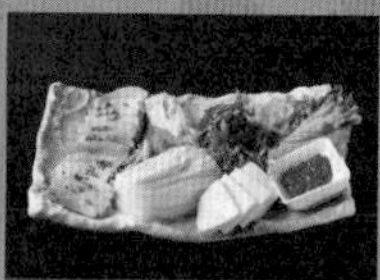

泡菜包肉

## 2

INDIA

辛香料與香菜等具有調味功用的食材，是掌握燃脂的關鍵。說到辛香料理就讓人聯想到印度，在此將介紹咖哩以外的其他印度燃脂料理。

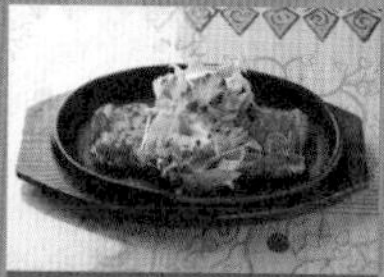

印度煎蛋

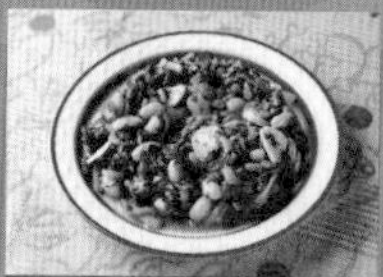

菠菜炒椰子

## 3

THAILAND

泰式料理的基本就是辣椒、香菜以及色彩繽紛的食材，風味獨特，其中也包含不少燃脂料理，最具代表性的就是泰式酸辣湯與打拋雞肉。

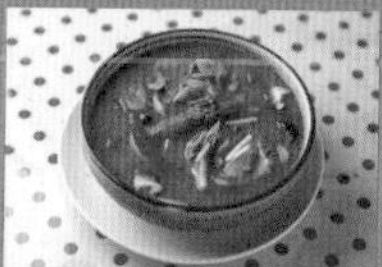

泰式酸辣湯

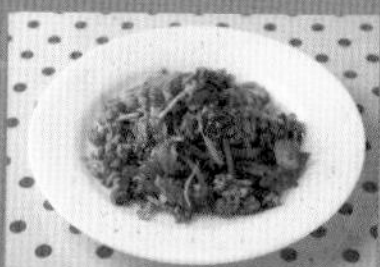

打拋雞肉

## 4

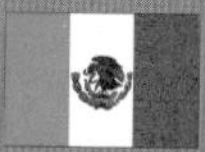

MEXICO

全世界愛用的辣椒，其實是發源於墨西哥，因此墨西哥也以辣椒的種類與辣椒料理而聞名，在此為大家介紹眾多辣椒料理中的人氣餐點。

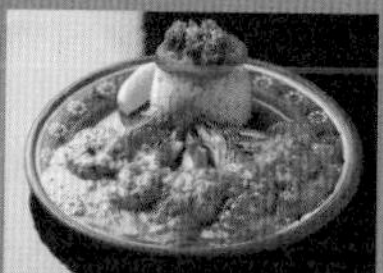

龍舌蘭酒蝦

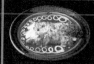

辣椒肉餡玉米捲餅

# 1 韓國 延續傳統藥膳料理的燃脂王
／韓CHANNE【梅之丘】

MENU 1
## 海鮮豆腐鍋（Sundubu jjigae）

Sundubu jjigae 意指「豆腐火鍋」，在韓國當地，就像日本的味噌湯一樣，是每天一定會出現在餐桌上的餐點之一。除了充滿辣勁與牛肉鮮味的濃郁高湯外，還有滿滿的豆腐、魚貝類、蔬菜以及生雞蛋等營養食材。

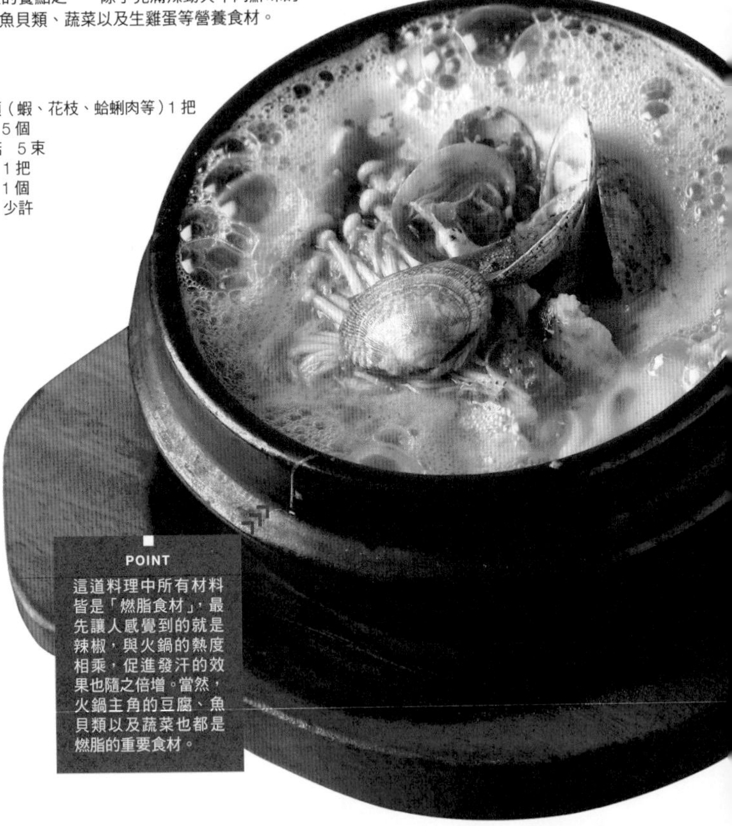

**材料**

昆布高湯　180ml
絹豆腐　1／2 個
洋蔥　1／4 個
紅蘿蔔　1／3 根
長蔥　5p
大白菜　1／3 片
魚貝類（蝦、花枝、蛤蜊肉等）1 把
蛤蜊　5 個
金針菇　5 束
韮菜　1 把
雞蛋　1 個
胡椒　少許

【調味料 A】
味精　1 茶匙
鹽　1／3 茶匙
牛肉高湯粉（※1）1 茶匙
辣椒粉　1／3 茶匙
Tadegi 醬（※2）1／3 茶匙

**做法**

①將切成一口大小的洋蔥、紅蘿蔔、長蔥、大白菜、蛤蜊以外的魚貝類、切成 8 等份的豆腐以及【調味料 A】放入砂鍋，接著淋上昆布高湯後點火燉煮。
②水滾之後將蛤蜊放入鍋中。
③當蛤蜊的殼打開後就可將蛋打入鍋中。
④撈起泡沫後，加入韮菜與金針菇並用胡椒調味。

※1 將牛肉精、蔬菜、辣味佐料等做成顆粒狀，是在韓國相當受歡迎的高湯粉，可以在韓國食品專賣店買到。
※2 以大蒜、辣椒、牛油混合成的調味醬，市面上也有販售，不過依據店家不同成份也會有所不同。

**POINT**
這道料理中所有材料皆是「燃脂食材」，最先讓人感覺到的就是辣椒，與火鍋的熱度相乘，促進發汗的效果也隨之倍增。當然，火鍋主角的豆腐、魚貝類以及蔬菜也都是燃脂的重要食材。

### 料理步驟

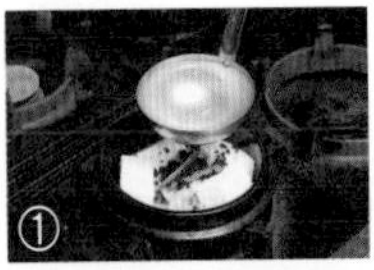
先在砂鍋內放入食材與調味料，淋上高湯後點火。

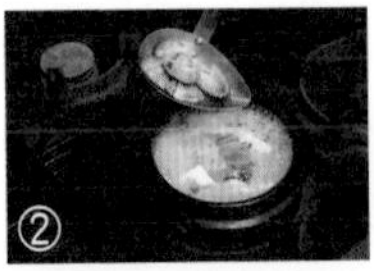
等鍋中食材燉熟後就將蛤蜊放入鍋中。

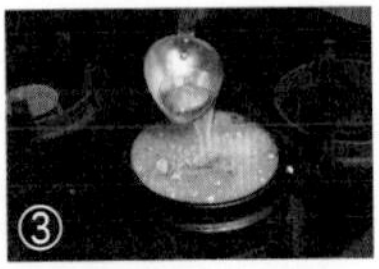
蛤蜊的殼打開後，直接將生蛋打入。

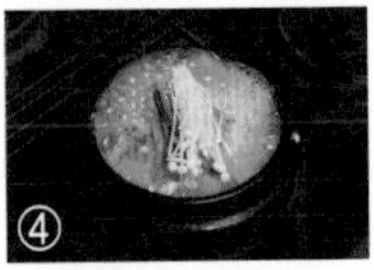
最後將韮菜與金針菇加進火鍋，並用胡椒調味。

MENU 2

# 泡菜包肉（BOSSAM）（蔬菜捲白煮肉）

BOSSAM 意指「包覆」，是用生菜或較大的大白菜水泡菜，將豆腐、韓式味噌、白煮肉等包起來吃的料理。由於白煮肉的脂肪質少，又能攝取大量蔬菜，所以非常適合列入燃脂飲食中。

## 材料

生菜　適量
紫蘇葉（可用青紫蘇葉代替） 適量
香菜　適量
豆腐　適量
小青辣椒　適量
大蒜（切片）　適量
泡菜之王
（可用市售泡菜代替） 適量
大白菜水泡菜
（可用未切的淺醃泡菜代替） 適量

【A】
豬肉塊　400g
月桂葉　3 片
生薑　1 塊
大蒜　1 個
胡椒（未研磨）　10g
長蔥　1 根
辣椒　3 根
韓式味噌（可用味噌代替） 2 中匙

## 做法

①將【A】放入中型鍋中燉煮約 1 小時。
②將白煮肉切成薄片後，以生菜將白煮肉、紫蘇葉、泡菜以及大蒜等包成一口大小。
③也可用大白菜做成的水泡菜，將白煮肉與泡菜等包起來一起吃。

## 料理步驟

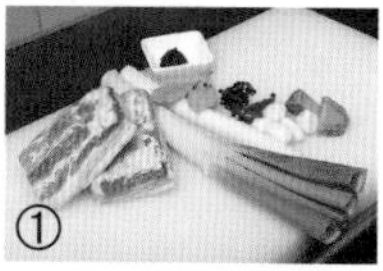
①

此料理中最費時的就是白煮肉的準備。請先將圖中材料燉煮約 1 小時。

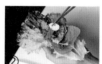

②

將月桂葉、紫蘇葉、白煮肉、泡菜、韓式味噌等放在生菜上後捲起來。

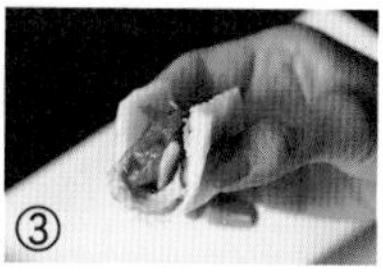
③

用較大的大白菜泡菜，將白煮肉以及泡菜等捲起來也同樣很美味。

**POINT**

說到烤肉就會想到生菜（萵苣的一種），由於耐熱性佳，所以很適合用來包覆剛烤好的肉。隸屬黃綠色蔬菜的生菜富含胡蘿蔔素及維他命等營養素，從營養的角度來看，也相當推薦與肉類一起食用。

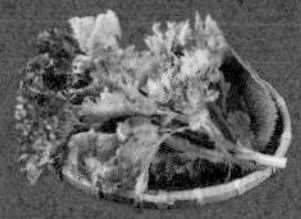

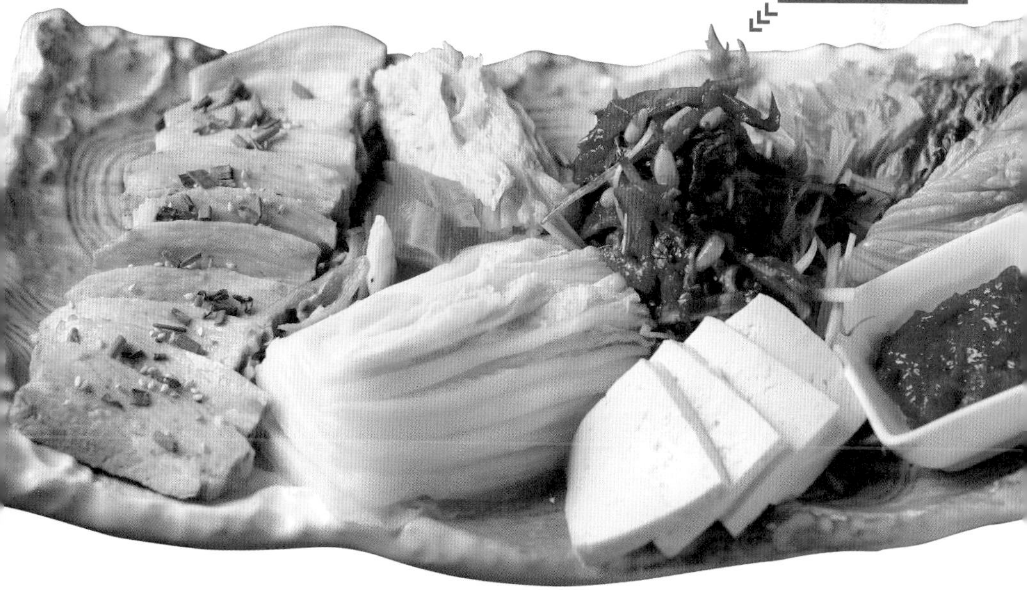

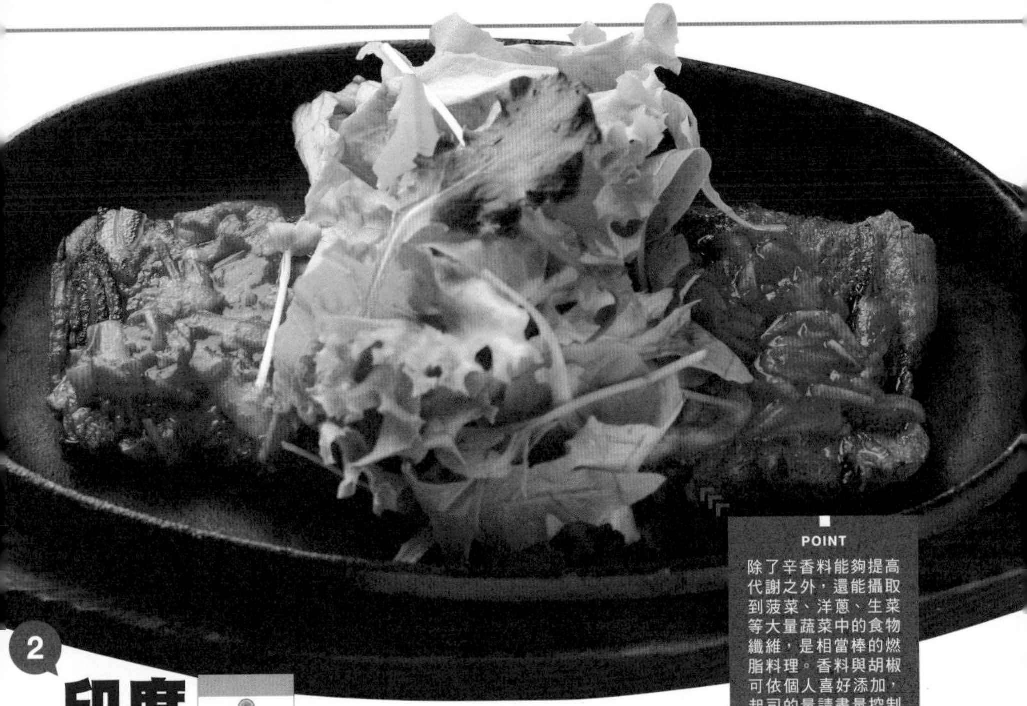

**POINT**

除了辛香料能夠提高代謝之外，還能攝取到菠菜、洋蔥、生菜等大量蔬菜中的食物纖維，是相當棒的燃脂料理。香料與胡椒可依個人喜好添加，起司的量請盡量控制在適當範圍內。

2

# 印度 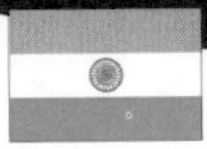

## 掌握燃脂與風味的關鍵在於使用大量的辛香料與蔬菜

／Garam Masala【經堂】

MENU 3

### 印度煎蛋

此道料理是將薑黃、茴香、香菜、辣椒粉等印度具代表性的辛香料，加入蛋中攪拌均勻後再加以煎煮。辛香料的刺激性與洋蔥的甘甜，加上濃郁的起司，融合出絕妙風味！做法相當簡單，就算是料理新手也請務必挑戰看看。

**材料**

雞蛋　1個
洋蔥　1／4個
茴香種子　1把
沙拉油　少許
（薄薄地佈滿鍋子的程度）
菠菜　4把
天然起司　1把
生薑　適量（依個人喜好）
蕃茄醬　3茶匙
生菜　1把
鹽　1／2茶匙

【辛香料A】
薑黃　1茶匙
茴香　1茶匙
香菜　1茶匙
辣椒粉　1／2茶匙

**做法**

①在碗裡將蛋打散，加入【辛香料A】與鹽後拌勻。
②將油均勻地塗滿平底鍋，輕炒洋蔥絲跟茴香種子。
③在平底鍋中倒入①，1分鐘後加入切成容易取用的菠菜與起司（保留1／3）後，將煎蛋捲起。
④將蕃茄醬與剩下的起司塗抹於蛋上，起鍋後用生菜加以裝飾。

**料理步驟**

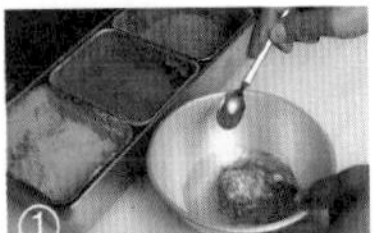


在碗裡倒入蛋汁與各種香料後攪拌均勻。

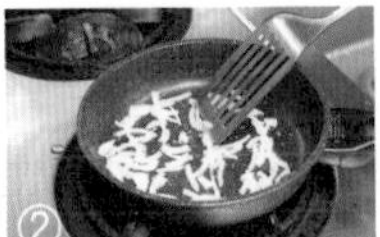


將洋蔥絲與茴香種子用平底鍋快炒爆香。

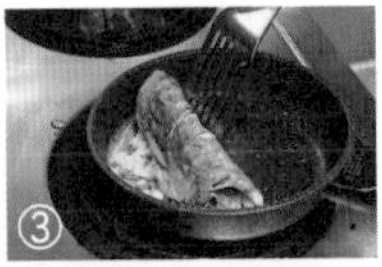


蛋汁倒入平底鍋，1分鐘後加入起司與菠菜後捲起。

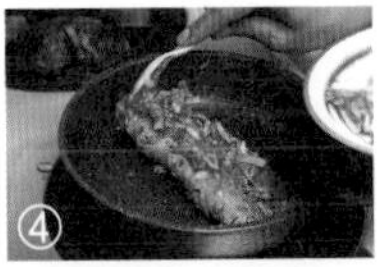


在煎蛋上塗抹蕃茄醬與起司後關火。

MENU 4

# 菠菜炒椰子

並非所有的印度料理中都添加了辛香料，此道料理使用了大家相當熟悉的菠菜與大豆。此外，在椰漿的甘甜與辣椒的麻辣之間，也取得相當絕妙的平衡。

**材料**

- 洋蔥　1／2個
- 大蒜　1片
- 大蒜芽　2根
- 大豆　適量
- 沙拉油　1大匙
- 菠菜　10把
- 茴香種子　1把
- 粗磨胡椒　少許
- 辣椒　1根
- 椰漿　3大匙

**做法**

①在熱好油的平底鍋中加入洋蔥絲、大蒜、大蒜芽切丁與辣椒，接著再放入茴香種子與胡椒後爆香。
②將洋蔥炒到焦黃後加入切好的菠菜，接著再倒入椰漿並靜待1分鐘左右。
③將鍋中食材炒勻後加以調味。

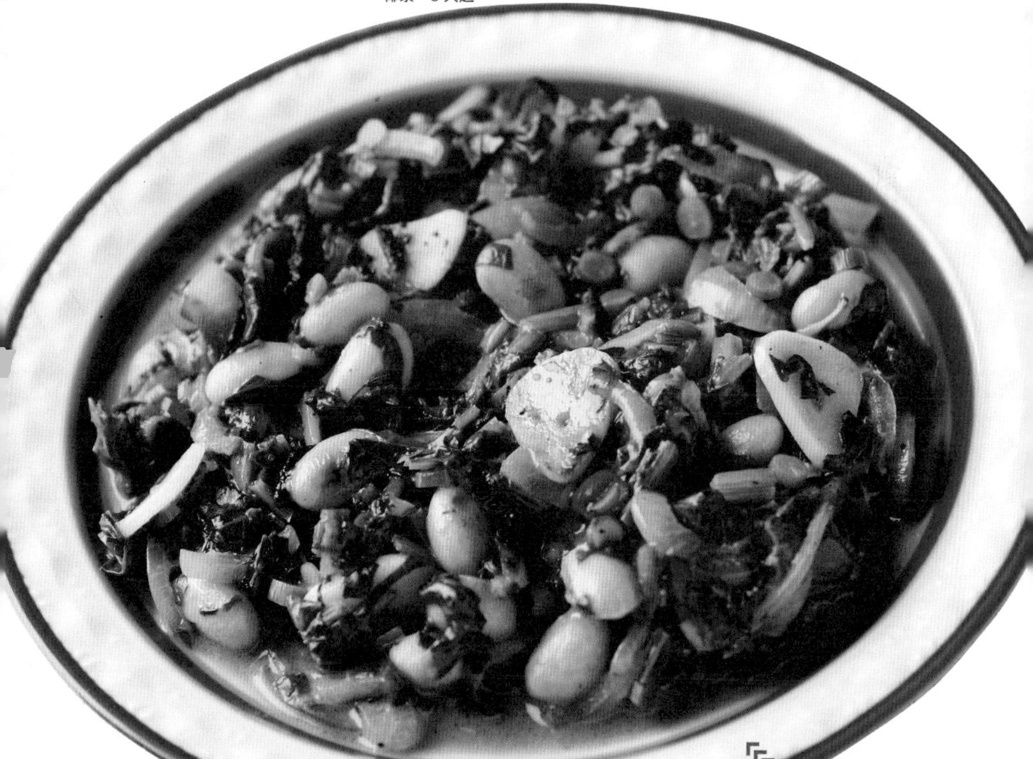

**POINT**

加入椰漿的炒菠菜相當具有印度風，雖然辛香料使用較少，但憑藉辣椒、大蒜以及大豆的力量還是能夠提高代謝力，在燃脂效力上絕對具有保證。

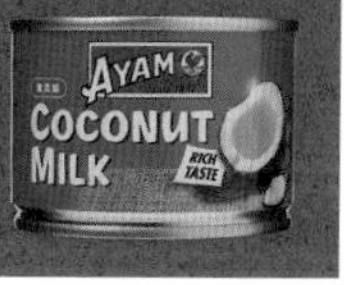


## 料理步驟

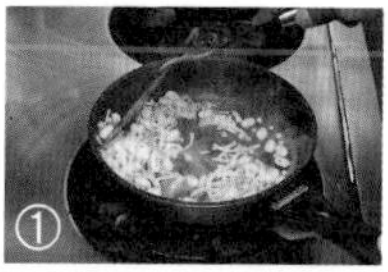

①將菠菜以外的蔬菜放入平底鍋中快炒，可以不放油。

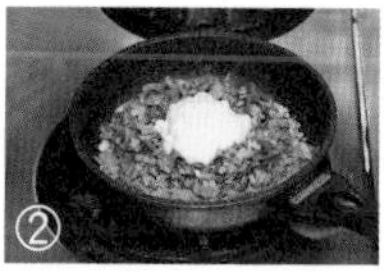

②加入菠菜與椰漿後靜待1分鐘。

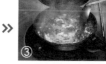

③均勻翻炒鍋中食材，但翻炒過度會跑出過多水份。

3

# 泰國 融入多樣化食材的營養食譜

／泰式料理店Red pepper【四谷三丁目】

MENU 5

## 泰式酸辣湯

外觀與實際口感皆很勁辣的泰式酸辣湯，是風味多樣的泰式招牌料理菜，只要利用泰國當地極受歡迎的「泰式酸辣醬」（市售），就能夠輕易完成道地的口味，請務必要嘗試看看。

**材料**

清湯　400ml
泰式酸辣醬　2 小匙
蕃茄　2 個
牛奶　100ml
剝殼蝦　6 尾
有頭蝦　2 尾
珠蔥　適量
香菜　適量

【A】
檸檬香茅（切片）　4～6 片
泰國青檸　2 片
南薑切片　4 片
（可用生薑代替）
洋蔥　1／2 個
草菇、佔地菇、杏鮑菇、
香菇　適量
生辣椒　2 根（依個人喜好）
魚露　2 大匙
檸檬水　2 大匙

**做法**

①將清湯倒入鍋中，加入泰式酸辣醬後以中火熬煮。
②煮開之後，加入檸檬香茅、泰國青檸、南薑、切好的洋蔥、菇類、辣椒（整根）、魚露、檸檬水等繼續熬煮。
③配菜熟了之後放入蕃茄，調味完成後再倒入牛奶。
④放入蝦子煮 1 分鐘左右後關火，倒入湯碗後再以香菜點綴。

**POINT**

泰式酸辣湯中含有各種燃脂食材，像是辣椒、檸檬香茅、洋蔥、蕃茄、蝦子等，營養相當均衡。另外，生辣椒非常辣，請注意不要直接食用。

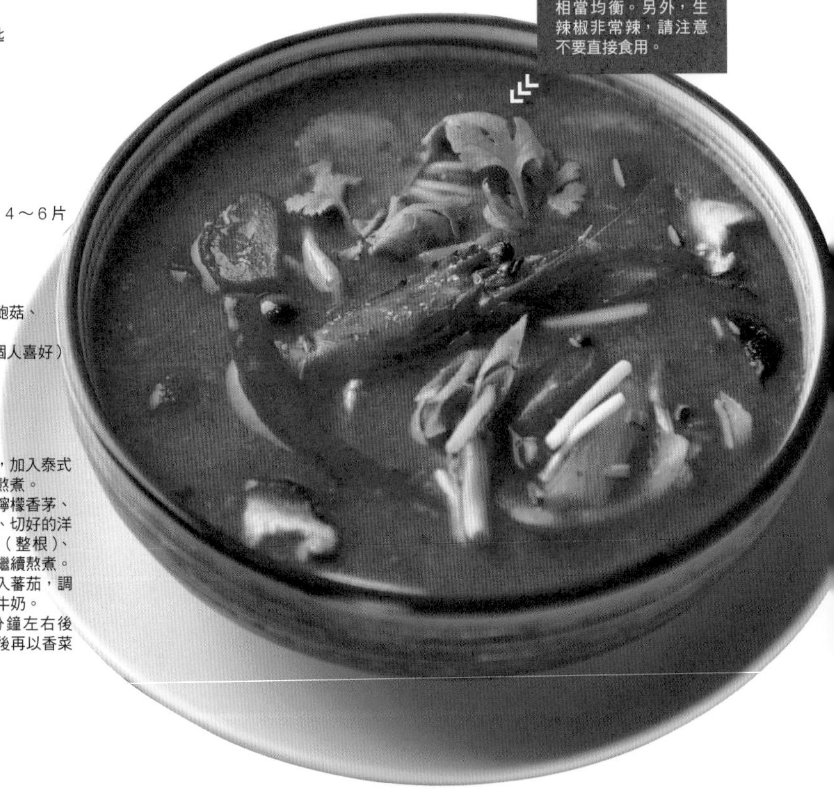

### 料理步驟

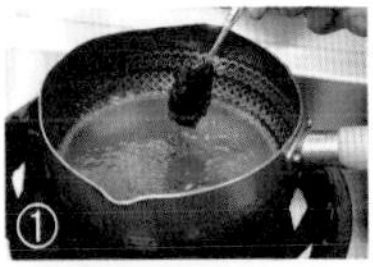

①在倒有清湯的鍋中加入泰式酸辣醬。

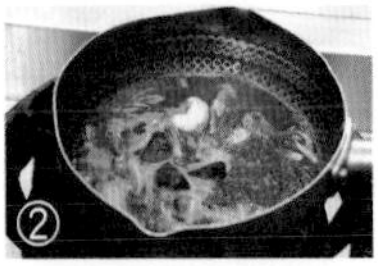

②湯滾了之後放入準備好的配菜與調味料繼續熬煮。

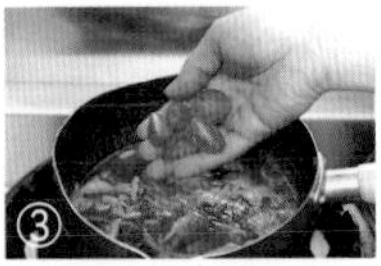

③整體熟透之後加入縱切的蕃茄，接著再倒入牛奶。

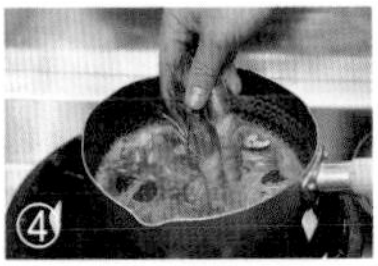

④放入蝦子。燙太久蝦子會變硬，1 分鐘後就能關火。

MENU 6
# 打抛雞肉

此道料理的泰文名稱為 Gapao kai kao（辣炒雞），一般都會搭配白飯與荷包蛋一起吃，跟中式料理中的青椒炒肉絲在外觀與味道上都很相似，是一道能夠馬上完成的簡易料理。

## 材料

雞絞肉　40g
洋蔥　1／4 個
紅甜椒　1／5 個
青椒　1／5 個
竹筍　20g
九層塔　1 把（略多些）
紅辣椒　2、3 根（依個人喜好）
大蒜　1 片
沙拉油　2 大匙
魚露　1 大匙
蠔油　1 大匙
美極醬油（可用醬油代替）　適量

## 做法

①將沙拉油倒入鍋中加熱，放入大蒜與雞絞肉以大火快炒。
②雞絞肉熟了之後，加入魚露、蠔油以及九層塔以外的材料並以中火翻炒。
③配菜熱炒後，加入美極醬油（泰式調味料）繼續翻炒。
④最後加入九層塔並以鹽和胡椒等調味。

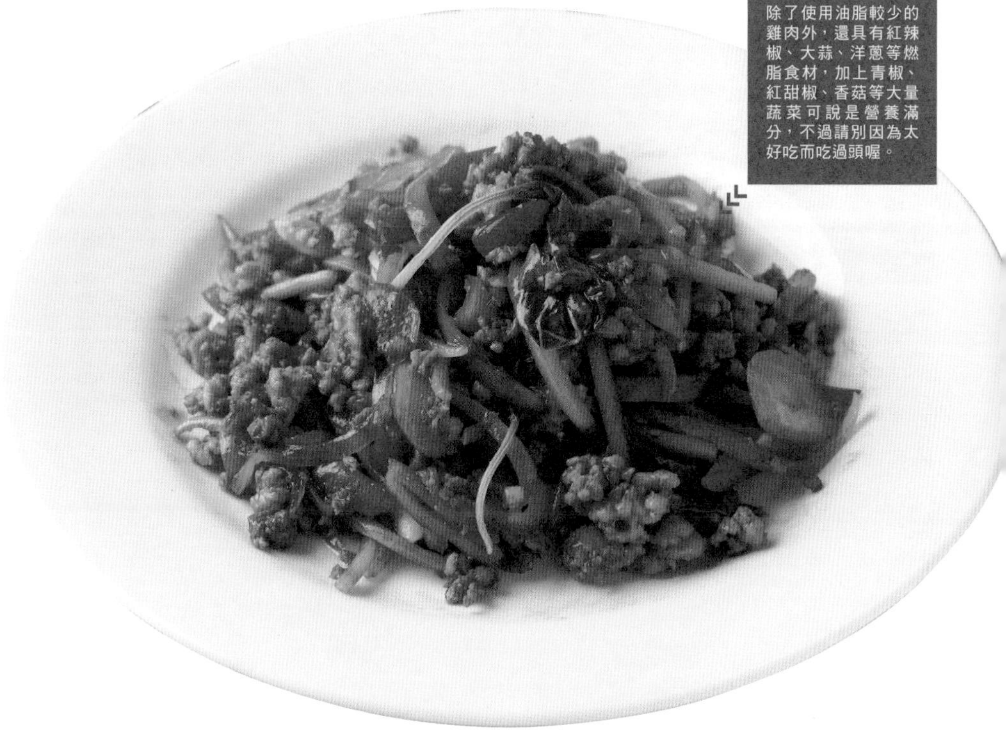

**POINT**

除了使用油脂較少的雞肉外，還具有紅辣椒、大蒜、洋蔥等燃脂食材，加上青椒、紅甜椒、香菇等大量蔬菜可說是營養滿分，不過請別因為太好吃而吃過頭喔。

## 料理步驟

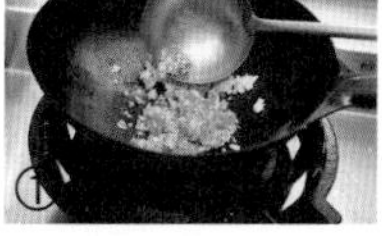

①在鍋內加入大蒜、雞絞肉並以大火快炒。

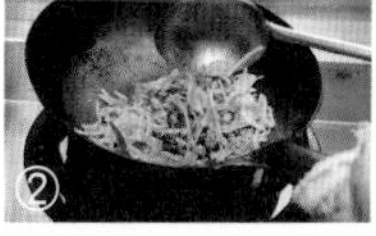

②當絞肉熟了之後，將九層塔之外的配菜倒入鍋中。

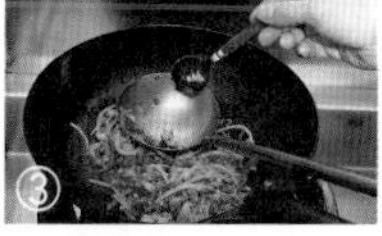

③當配菜熱炒後加入美極醬油繼續翻炒。

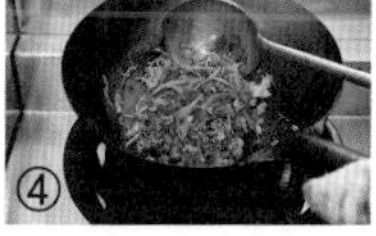

④最後加入九層塔，調味後即可完成！

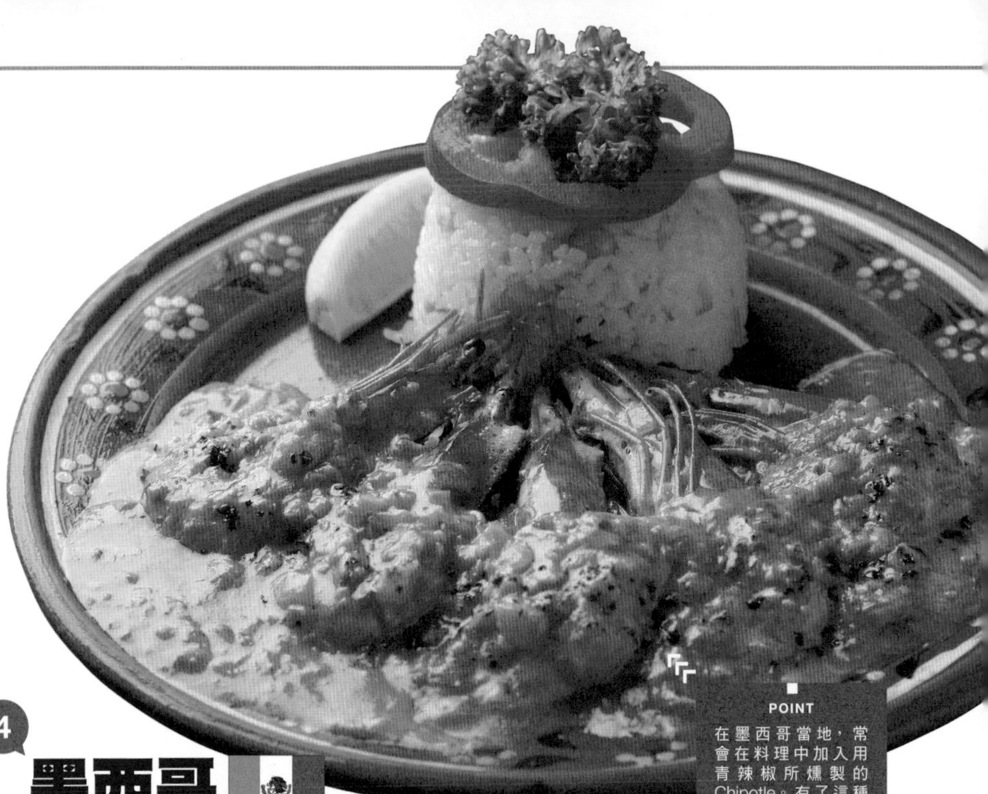

4

# 墨西哥

## 墨西哥不僅是辣椒發源地 也是盛產魚貝類燃脂料理先進國

／EL RINCON DE SAM【惠比壽】

**POINT**

在墨西哥當地，常會在料理中加入用青辣椒所燻製的Chipotle。有了這種辣椒素的加乘，再加上蝦子中的牛磺酸以及洋蔥、大蒜等，可說是名符其實的燃脂料理，擺飾用的檸檬也相當重要。

MENU 7

### 龍舌蘭酒蝦（龍舌蘭酒炒鮮蝦）

使用大量龍舌蘭酒調味的龍舌蘭酒蝦，是奶油風味的炒蝦料理。煙燻青辣椒的麻辣與酸奶油的酸度融和出絕佳風味，是餐廳裡的招牌菜之一。

**材料**

剝殼蝦　5尾
洋蔥　1／4個
大蒜　1片
沙拉油　1大匙
鹽　適量
胡椒　適量
龍舌蘭酒　適量（150ml）
酸奶油　3大匙
煙燻青辣椒　1小匙
白飯　1小碗

**做法**

①將切丁的洋蔥、大蒜放入已熱過油的鍋中快炒，接著加入灑過胡椒鹽的蝦子。
②接觸鍋底的蝦肉變色時，請將蝦子翻面。
③蝦子熟透之後，將龍舌蘭酒倒入鍋中直到能夠浸泡蝦子的程度。
④加入酸奶油及煙燻青辣椒調味。

**料理步驟**

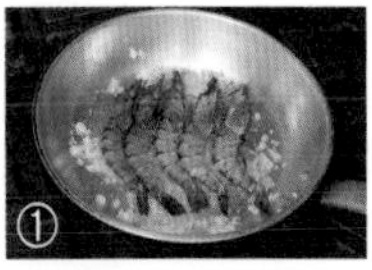


將5尾蝦子排放在爆香的洋蔥、大蒜上逐面煎煮。

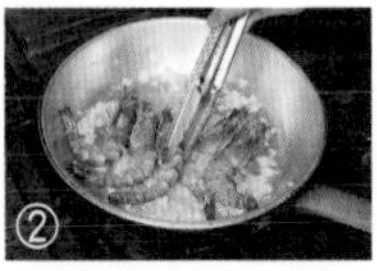


接觸鍋底的蝦肉變色時，請將蝦子翻面。

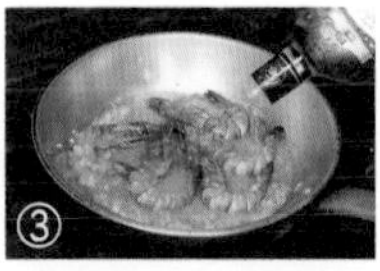


蝦子熟透之後，將龍舌蘭酒倒入鍋中以浸泡蝦子。

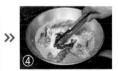

加入酸奶油及煙燻青辣椒調味。

MENU 8

# 辣椒肉餡玉米捲餅（墨西哥雞肉薄餅）

說到墨西哥就會聯想到墨西哥薄餅，但不是三角形的堅硬薄餅，而是能包住配菜食用的柔軟捲餅。包住雞肉再淋上香辣醬汁的玉米捲餅看似辛辣，其實是很健康且容易食用的料理。

**材料**

蒸雞肉（雞胸肉）200g（蒸之前）
墨西哥薄餅（軟型）2片
沙拉油　1大匙
天然起司　1把
洋蔥　1／4個
香菜　1束
酸奶油　1大匙
牛奶　50ml

【紅色莎莎醬】
大蒜　1片
洋蔥　1／4個
紅辣椒　1根（依個人喜好）
水煮蕃茄　1／2罐（125ml）
鹽　少許
水　100ml

**做法**

①在平底鍋中熱好油後，將墨西哥薄餅快速煎過。
②用墨西哥薄餅將蒸雞肉捲起後放在盤子上。
③從上面淋上滿滿的莎莎醬。
④加入起司並用微波爐加熱（500W約1分鐘、600W約1分半），接著淋上酸奶油與牛奶混合的醬汁，最後再放上切碎的洋蔥與香菜。

**料理步驟**

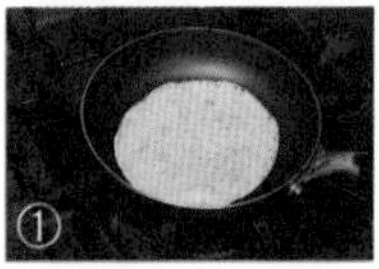
將墨西哥薄餅迅速地在熱好油的平底鍋上煎過。

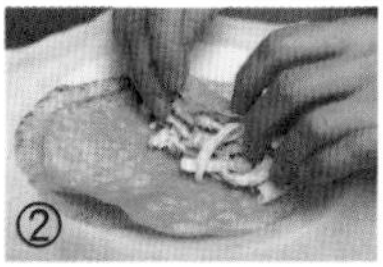
在墨西哥薄餅上鋪上蒸雞肉均勻捲起。

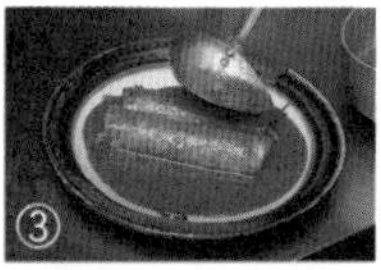
將滿滿的紅色莎莎醬淋在捲餅上。

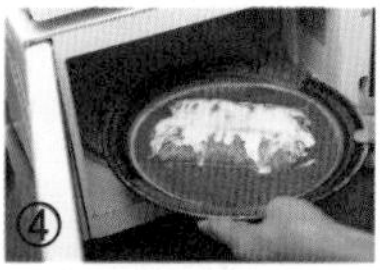
加入起司用微波爐加熱，並以洋蔥及酸奶油裝飾。

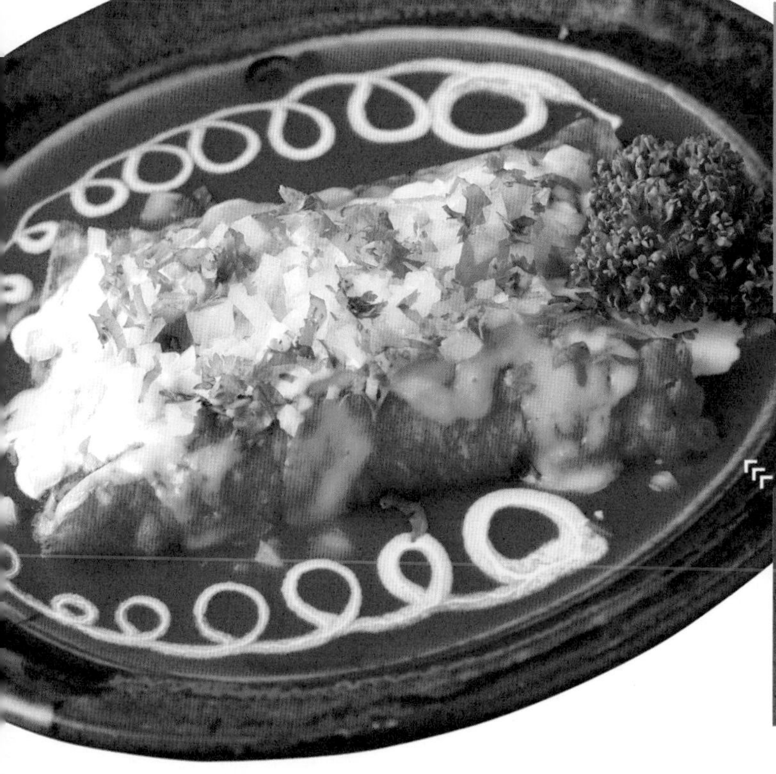

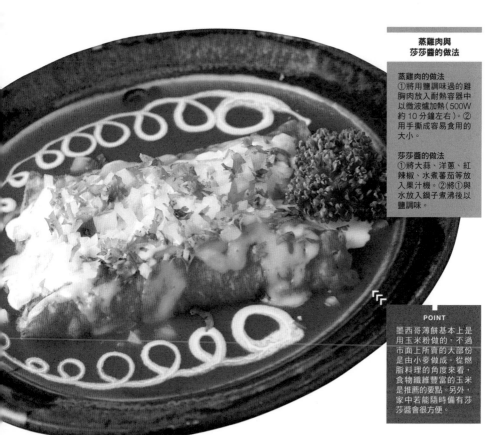

**蒸雞肉與莎莎醬的做法**

蒸雞肉的做法
①將用鹽調味過的雞胸肉放入耐熱容器中以微波爐加熱（500W約10分鐘左右）。②用手撕成容易食用的大小。

莎莎醬的做法
①將大蒜、洋蔥、紅辣椒、水煮蕃茄等放入果汁機。②將①與水放入鍋子煮沸後以鹽調味。

**POINT**

墨西哥薄餅基本上是用玉米粉做的，不過市面上所賣的大部份是由小麥做成。從燃脂料理的角度來看，食物纖維豐富的玉米是推薦的要點。另外，家中若能隨時備有莎莎醬會很方便。

# 勞座

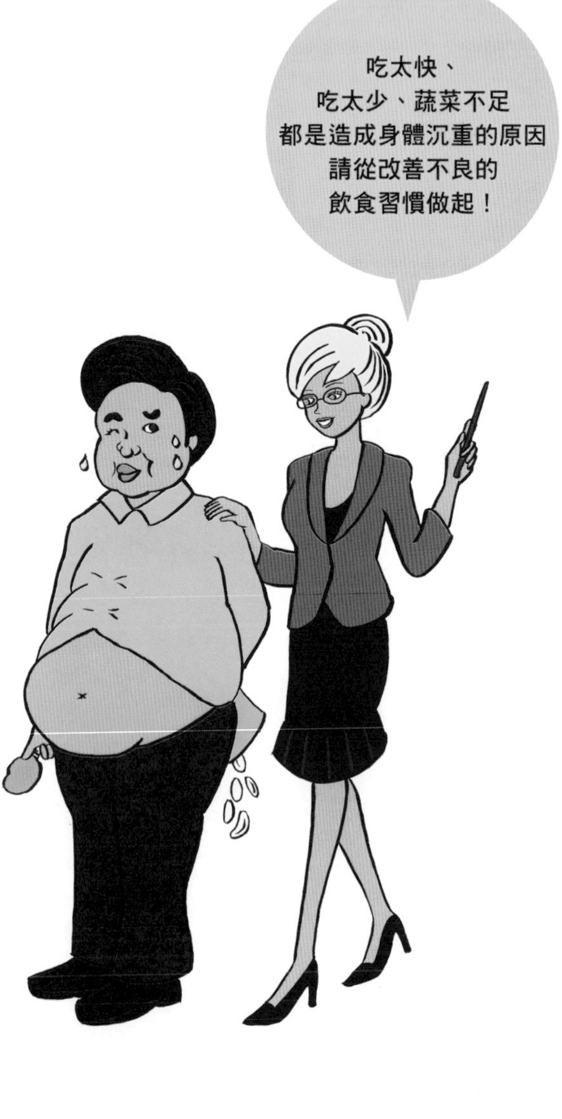
吃太快、
吃太少、蔬菜不足
都是造成身體沉重的原因
請從改善不良的
飲食習慣做起！

## 從認識不良飲食習慣開始吧

即使感受到工作與人際關係的壓力越來越緊繃，也依舊照著自己的步調，每天忘我地沉浸在工作中，於是有一天，突然發現自己的肚子開始凸起來，但還是覺得沒什麼大不了。幾年之後，在不斷地被提醒要去做健康檢查時，才終於

# 邁入中年的

# 內臟過勞改善講

**雖然能夠理解因為工作忙碌而沒有時間吃飯，但其實內臟已經瀕臨極限！**
**請先檢視平常的飲食生活，把壞習慣找出來吧。**

illustrations／八朔 MOMO　M.Hassaku

開始意識到內臟健康的重要性。當同年紀的伙伴聚集在一起時，談論的話題也逐漸變成該如何保持身體健康……。這樣的你，其實已經站在改善內臟過勞的起跑線上了。

就以這本書為契機，下定決心重新開始吧，首先要做的，就是檢視自己的飲食習慣。在此以「不良中年」先生為代表，毫不保留地為大家講解不良的飲食習慣。看完之後，若是覺得某處與自己的飲食習慣相符，從今天起請針對自己需要的地方開始改善吧。

在瞭解自己的不良之處後，接下來則要注意平常的飲食內容並逐步改善。要改變長年的生活習慣，一開始或許會有點辛苦，不過一旦養成良好的飲食習慣之後，內臟就會變得越來越健康，體重也會越來越輕，小腹也不再凸出來，如此一來，就能輕快地迎接每一天的生活。

Theme 01

# 吃太快

## 吃太快會使血糖值急遽上升
## 因而釋放大量胰島素造成體內平衡失調

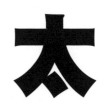

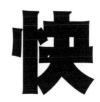

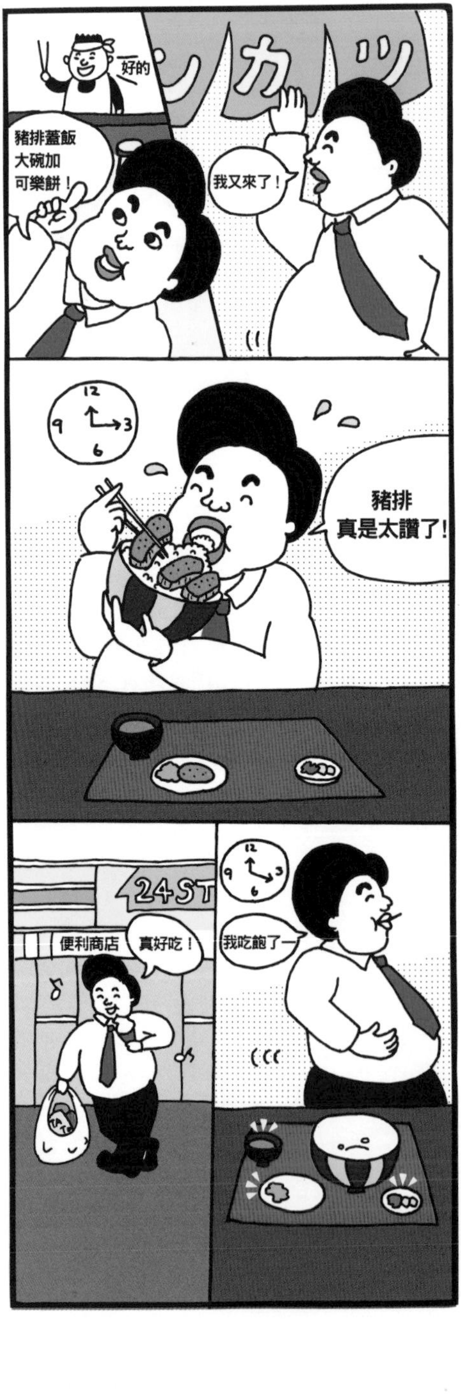
ンカツ
好的
我又來了！
豬排蓋飯
大碗加
可樂餅！
豬排
真是太讚了！
我吃飽了—
24ST
便利商店
真好吃！

## 吃太快↓飲食過量對胰臟、肝臟將造成負擔

身體中的飽足中樞，通常會在開始進食後約20分鐘才啟動開關，如果吃太快的話，會在飽足中樞受到刺激前就吃下過量的食物。也就是說，在沒有自覺的情況下，身體輕易地就攝取過多熱量。

吃太快還會造成其他問題，舉例來說，在突然攝取大量營養後，血糖值就會急遽上升，此時被嚇到的大腦會發出降低血糖值的緊急命令，促使胰臟迅速釋放出大量胰島素。雖然大部份的醣類會被送到各組織內，但未被消耗的營養則全部會被當做體脂肪囤積起來。在這樣的過程背後，包括分泌胰島素的胰臟在內，負責代謝的肝臟也會跟著手忙腳亂。若是不斷重複此過程，內臟當然會感到疲累。

另一個不良點，在於留下味噌湯跟醬菜。一開始就喝味噌湯的話，能讓胃膨脹而產生飽足感，對於預防飲食過量是相當有效的。醬菜也不是單純的配菜而已，其中含有代謝時所不可或缺的維他命B1。將這些剩著不吃而只吃可樂餅，簡直就像是在對身體說：「請把脂肪囤積起來吧。」這樣子的吃法是絕對不行的。

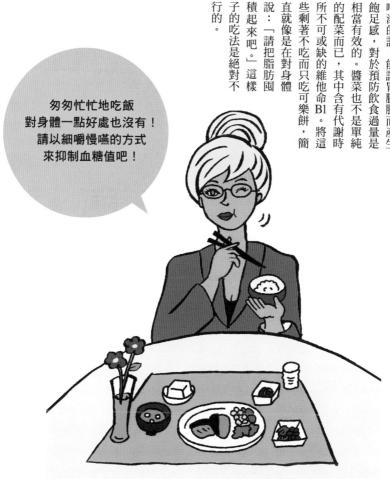

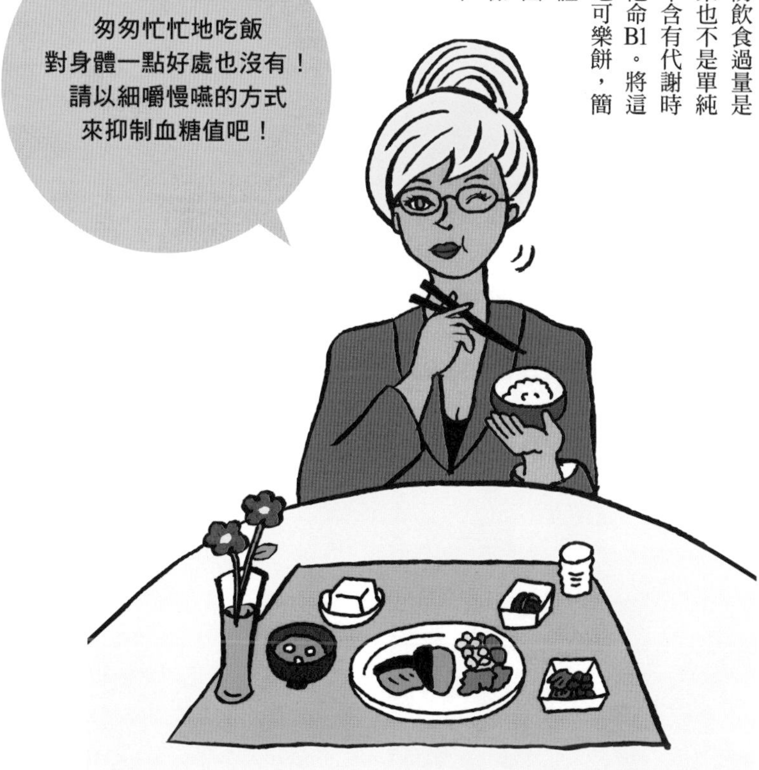
匆匆忙忙地吃飯
對身體一點好處也沒有！
請以細嚼慢嚥的方式
來抑制血糖值吧！

# 油脂‧鹽份‧酒精

Theme 02

## 下酒菜的選擇很重要
## 油脂、鹽份過多會增加肝臟、腎臟的負擔

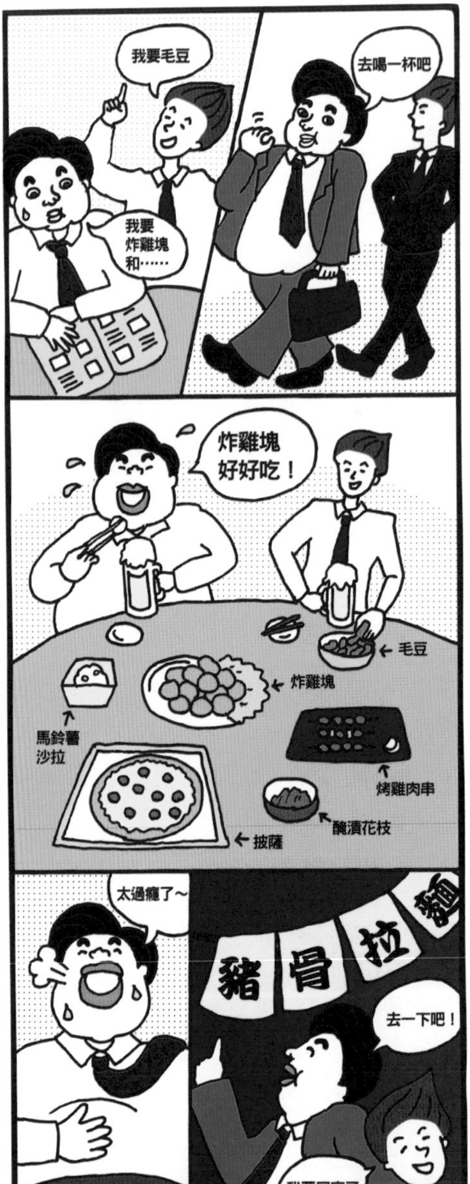

去喝一杯吧
我要毛豆
我要炸雞塊和……
炸雞塊好好吃！
毛豆
炸雞塊
馬鈴薯沙拉
烤雞肉串
醃漬花枝
披薩
豬骨拉麵
去一下吧！
我要回家了
太過癮了~

## 利用有嚼勁的下酒菜來預防飲食過量

飲酒過量對肝臟有害是眾所皆知的事實，考量到對內臟的負擔，下酒菜的選擇就變得非常重要。油炸類或口味較重的下酒菜雖然很對味，讓人愛不釋手，但吃太多的話，會大幅增加內臟的負擔。

特別是肝臟會優先進行酒精的解毒，並延後下酒菜與酒中所含有的脂質與醣類的代謝，導致這些成份不斷地轉換成體脂肪，這就是脂肪肝形成的原因。

肝臟在大量分解酒精後，會讓血液中的乳酸濃度增加，此時身體為了要調整血液中的PH值，腎臟會開始陷入忙碌中，加上若是吃了飽含大量鹽份的下酒菜，也必須透過腎臟不斷地過濾尿液來進行體內血壓與鹽份的調整，簡直就是要忙到頭昏眼花！

要避免這種情況的最佳方法，就是將有嚼勁的蔬菜或肉類當成下酒菜。透過充分的咀嚼讓胃部獲得飽足感，除了能夠避免暴飲暴食外，食物纖維也能使營養素的吸收變得穩定，進而抑制血糖值的急速上升。也就是說，蔬菜條、毛豆、內臟或雞胗等其實是下酒菜中的最佳選擇。

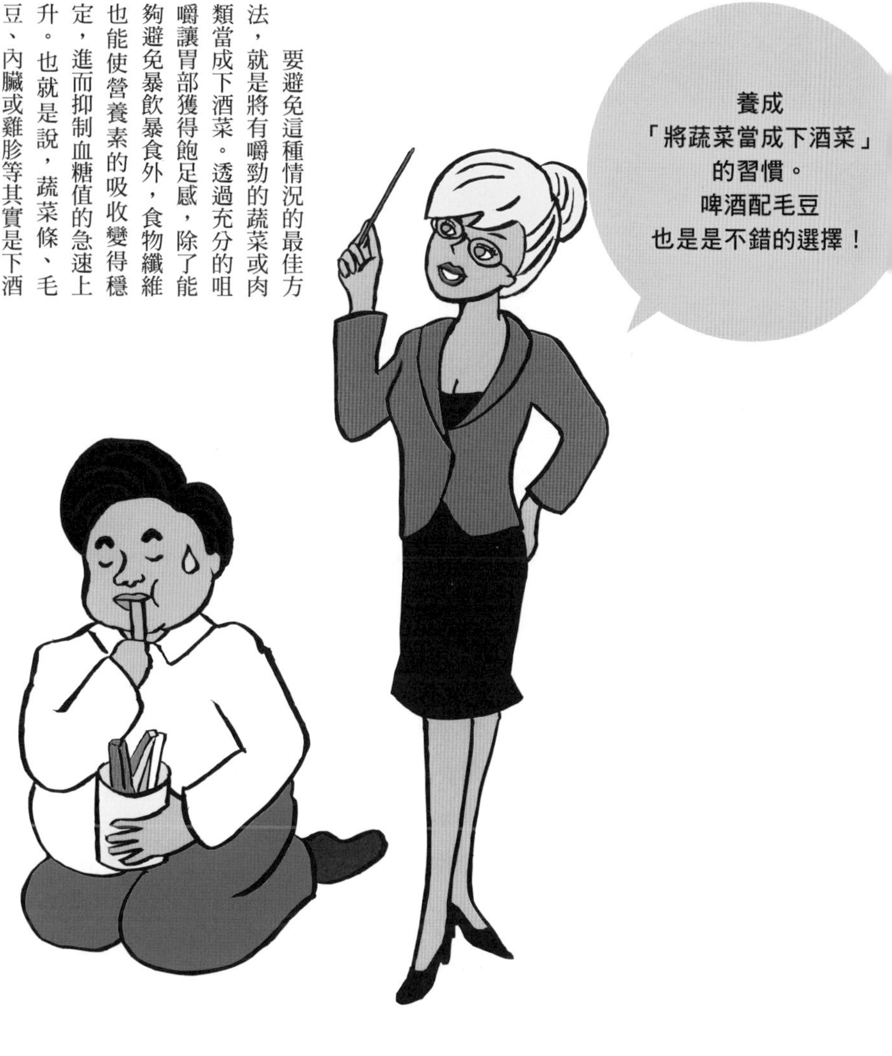
養成
「將蔬菜當成下酒菜」
的習慣。
啤酒配毛豆
也是是不錯的選擇！

# 壓力過大

Theme 03

## 食慾減退也是肥胖的原因之一
## 營養不足會讓身體進入緊急儲備狀態

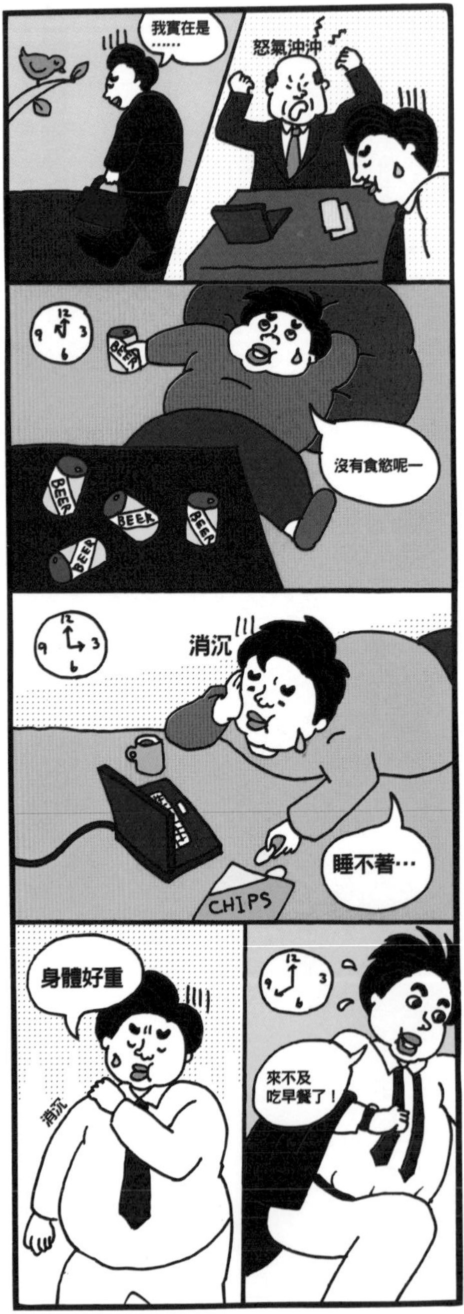

我實在是……
怒氣沖沖
BEER
沒有食慾呢—
消沉
睡不著…
CHIPS
身體好重
消沉
來不及
吃早餐了！

## 營養不足
## 會導致脂肪肝

雖然常常聽到「壓力性肥胖」這個詞，不過形成的原因並非僅限於飲食過量，壓力造成的食慾減退、三餐不正常以及睡眠不足等，才是肥胖的真正原因。

首先最常聽到的就是，因為營養不均衡所導致的代謝低落，像是一直不吃正餐而光吃點心、喝啤酒等。另外，或許會讓人感到有些意外，其實只吃蔬菜也會導致身體發胖。這些都是因為人體內的能量、代謝系統，其所需要的必要營養素不足所引起的。身體如果將營養不足判斷為飢餓狀態的話，肝臟就會將脂肪囤積起來以備不時之需。另外，如果缺乏蛋白質的話，肝臟就會保留自己所製造出來的中性脂肪，如此一來，就會快速地朝脂肪肝發展。在此惡性循環下，代謝效率將會變得更為低下。

除了肝臟之外，胃與腸對於壓力也相當敏感，可能會出現胃酸分泌過量、機能低下，或是相反的讓機能更加活化等各種異狀。

此外，睡眠不足也有可能引起荷爾蒙紊亂而使食慾不受控制，所以飲食與睡眠是無法切割的，兩者都需要加以重視與維持。

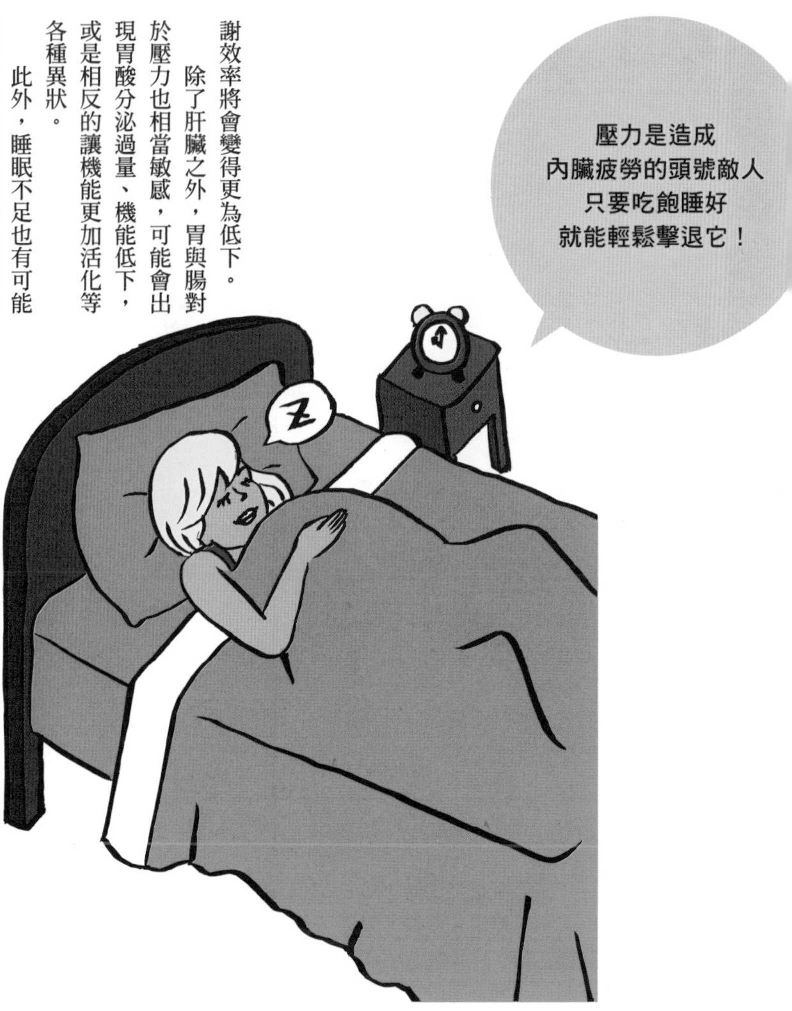
壓力是造成
內臟疲勞的頭號敵人
只要吃飽睡好
就能輕鬆擊退它！

Theme 04

# 蔬菜不足

## 蔬菜類不只能促進代謝
## 同時具有抑制血糖及預防便秘的效果

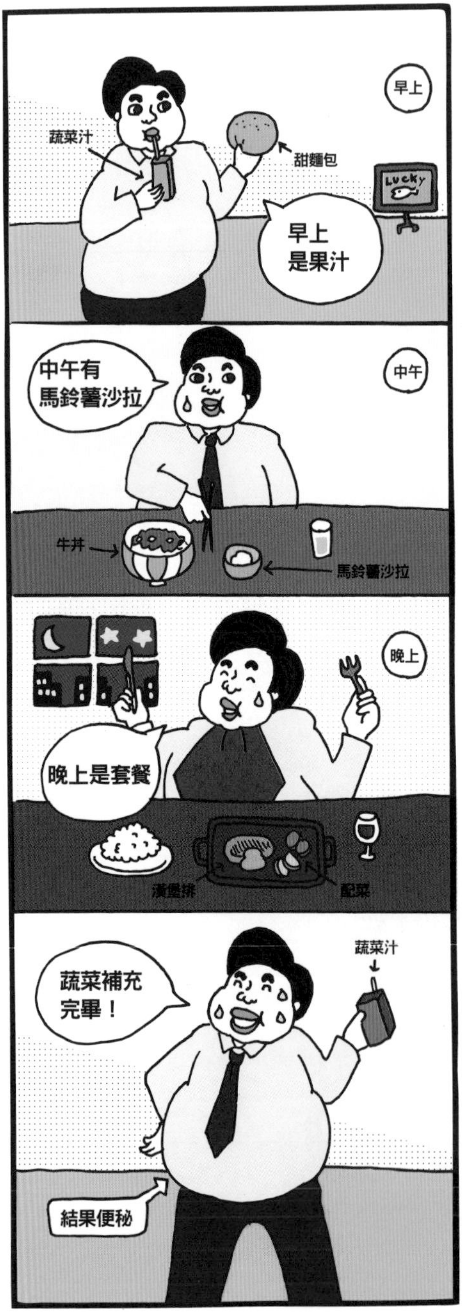
早上
蔬菜汁
甜麵包
Lucky
早上
是果汁
中午
中午有
馬鈴薯沙拉
牛丼
馬鈴薯沙拉
晚上
晚上是套餐
漢堡排
配菜
蔬菜汁
蔬菜補充
完畢！
結果便秘

## 蔬菜的力量對肝、胰、腸皆極有助益

從小就一直聽大人說「要多吃青菜」，長大以後，也還是常能聽到「每天要攝取350g蔬菜」等建議，蔬菜就是如此重要的角色。

在預防肥胖方面也佔有一席之地的蔬菜，到底具有哪些功能呢？其中之一，就是蔬菜所含有的食物纖維，能夠防止血糖值急速上升並抑制胰島素的分泌，所以能夠預防醣類被轉換成脂肪，讓胰臟與肝臟得以減少不必要的動作。此外，食物纖維也能刺激以及活化腸道，除了可以預防便秘之外，也能抑制多餘養份的吸收，對大腸、小腸等消化系統來說相當有幫助。

蔬菜的另一項功能，就是含有許多能夠提升代謝效率的營養成份。以毛豆、大蒜及小松菜來說，就含有相當豐富的維他命B群；蕃茄的檸檬酸對於促進新陳代謝相當有效；而在酪梨、小青辣椒以及青花菜等黃綠色蔬菜中，則含有肌肉合成時不可或缺的葉酸和維他命B6。

蔬菜有著各種不同的特性，蘊含的營養素也各自不同，但每一種都具有相當重要的功用，請務必均衡攝取各種蔬菜的營養。

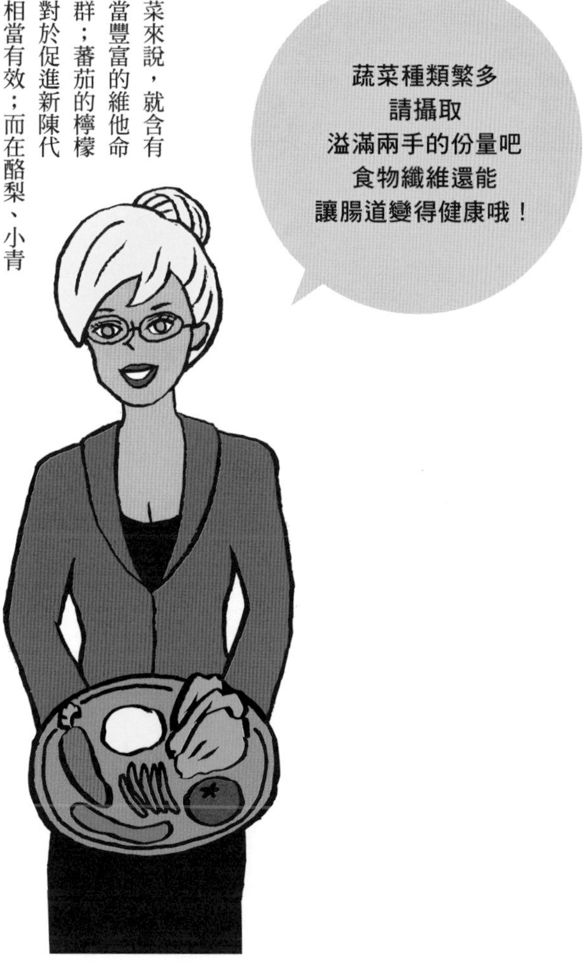
蔬菜種類繁多
請攝取
溢滿兩手的份量吧
食物纖維還能
讓腸道變得健康哦！

Theme 05

# 運動不足

## 運動不足會助長脂肪囤積
## 內臟脂肪則會讓身體越來越重

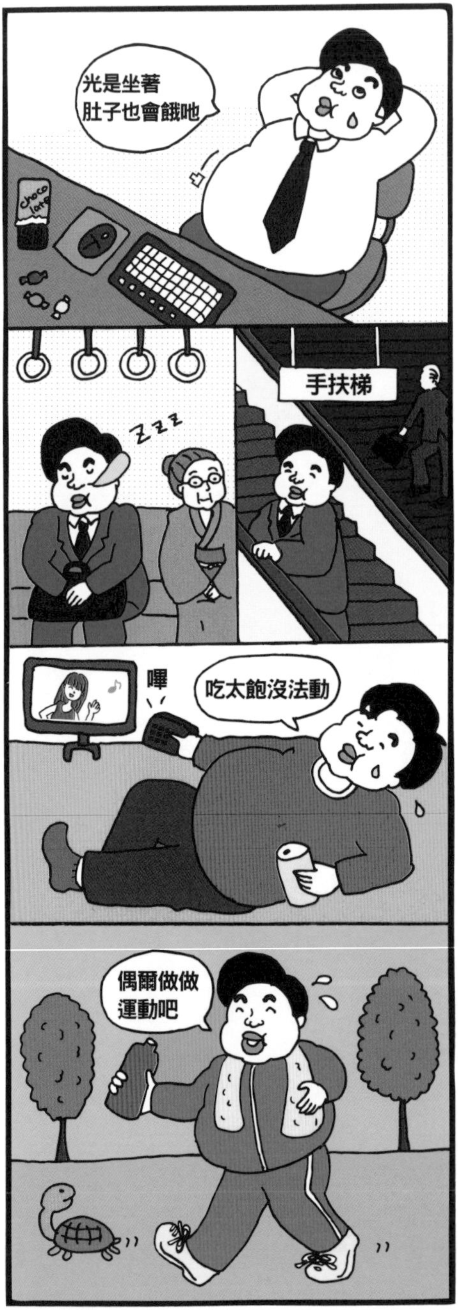
光是坐著
肚子也會餓吔
choco late
手扶梯
Z z z
嗶
吃太飽沒法動
偶爾做做
運動吧

## 每天勤奮運動肌肉與內臟就能恢復健康

每天運動除了有益內臟健康之外，對身體健康來說也是不可或缺。

話雖如此，但在現今便利的社會中，只需搭乘火車或汽車就能輕鬆到達目的地，建築物幾乎都設有手扶梯或電梯，因此變得好逸惡勞也是理所當然的事。

然而，站在希望改善內臟過勞起跑線上的你，請抱持明確的運動決心。

首先從理解運動的優點來提升幹勁吧。透過運動來擊退內臟疲勞的最大優點，簡單來說，就是能夠透過肌肉運動來燃燒脂肪。運動時，飲食中所攝取的蛋白質會被用來合成肌肉，接著肌肉再藉由運動來燃燒脂肪。如此一來，囤積脂肪的肝臟應該就能恢復健康，容易便秘的人，腸道也會逐漸活化。想要擁有健康、輕盈的身體不能只是光靠想像，一定要將運動的決心付諸行動。

值得注意的是，偶爾才做的激烈運動，燃脂效果絕對比不上每天持之以恆的有氧運動。從今天起就睜大眼睛觀察周遭，把握住生活中隨處可得的運動機會吧。

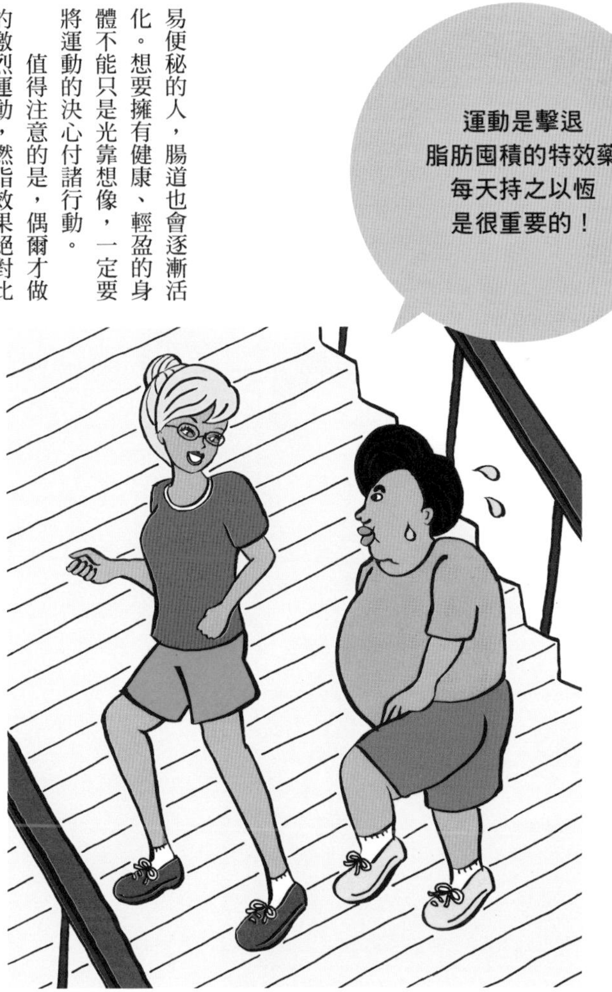
運動是擊退
脂肪囤積的特效藥
每天持之以恆
是很重要的！

## 內臟疲勞是肥胖的根源

# 內臟疲勞應變中心

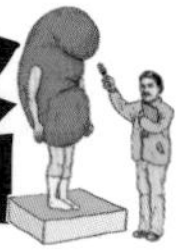
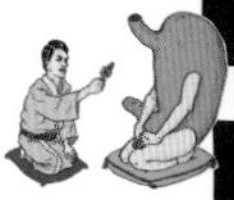
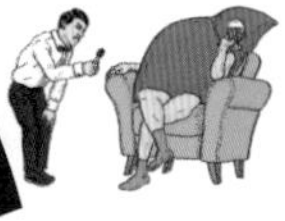
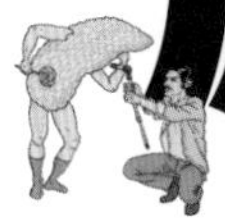
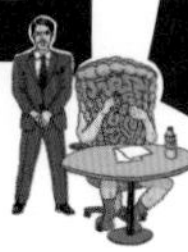

**內臟具有超乎想像的卓越能力與毅力，每天默默在背後支撐我們的行動。
雖然不會輕易露出虛弱的一面，但不斷累積的疲勞將會慢慢顯現出來。
像是「身體又瘦又重」、「肚子的脂肪越來越多」、
「疲勞怎麼樣都無法消除」等，這些都是內臟發出的警訊。
符合上述內容的人，請從今天開始採取因應措施！**

original／藤岡操　M.Fujioka　illustrations／栗生　EIKO E.Kuriu

### 是否讓內臟過勞了呢？

因為運動而使「肌肉感到疲勞」，這時只需按摩一下就能紓解，但若是因為暴飲暴食而讓「內臟感到疲勞」的話，那就不是利用運動就能輕鬆紓解了。

雖然眼睛看不見，但內臟也是身體的一部份，不斷增加它的負擔，就會導致內臟疲勞而使機能低落，並讓罹患肥胖、高脂血症、高血壓等生活習慣病的風險增高。如果情況繼續惡化，內臟便會喪失原來的功能，導致肝硬化或腎衰竭等無法恢復的病症。

要讓內臟健康地發揮作用，我們所能做的就只有一件事，那就是養成正常的飲食習慣。首先，我們就先來瞭解內臟的工作，看看是否已經使其過勞？接著再來檢視自己的飲食習慣是否正常。

### 大腸·小腸 Intestines

→130頁

**除了吸收營養素及水份外
還能將老廢物質化作糞便排出**

營養素的吸收消化約有90%是在全長6～7m的小腸中進行，小腸具有大量免疫細胞，能夠迅速且有效地阻隔有害物質的吸收。大腸的長度約1.6m，主要功能是進行水份的吸收，並將老廢物質化為糞便排出。

## 肝臟 Liver

→124頁

不論是代謝或酒精與
毒性物質的解毒
肝臟皆默默地進行

位於左側肋骨下方的肝臟是體內最大的臟器，重量約達1.2kg，功能也相當多樣，像是營養素的代謝、脂肪、醣類、維他命的儲藏、酒精與毒性物質的解毒以及消化液的分泌等，藉由肝臟一肩承擔，是人體重要的排毒器官之一。

## 胰臟 Pancreas

→132頁

主要分泌消化酵素與
調整血糖值時
不可或缺的胰島素

位於胃袋內側的胰臟，每天能夠製造約 1L 的各種消化酵素，並經由胰管輸送到十二指腸。另外，位於胰臟內部僅約3g 左右的胰島細胞，其主要功能為製造降低血糖值的荷爾蒙－胰島素，是維持人體正常代謝和生長的重要物質。

## 胃 Stomach

→128頁

分泌具有強酸性的胃酸
並將吃下的食物
消化後送往腸中

胃在空腹狀態時，容量大約有50ml，但吃東西後能膨脹到2L 左右，因此食物能暫時儲存於胃中並進行消化。當胃部接收到有食物的訊息時，就會進行消化的工作，將食物與胃酸混合成粥狀，然後一點一點地送往十二指腸。

# 大家一起來瞭解
# 擔負打造易瘦體質等
# 重責大任的5個內臟器官！

## 腎臟 Kidney

→126頁

將循環全身的血液
過濾後淨化
並將老廢物質變成尿液

腎臟的位置比肚臍稍高一些，是左右各一的成對臟器。除了能夠淨化血液、將過濾後的老廢物質轉變成尿液排出體外，還具有調整體內水份及血壓、分泌促進紅血球生成的荷爾蒙等功能。

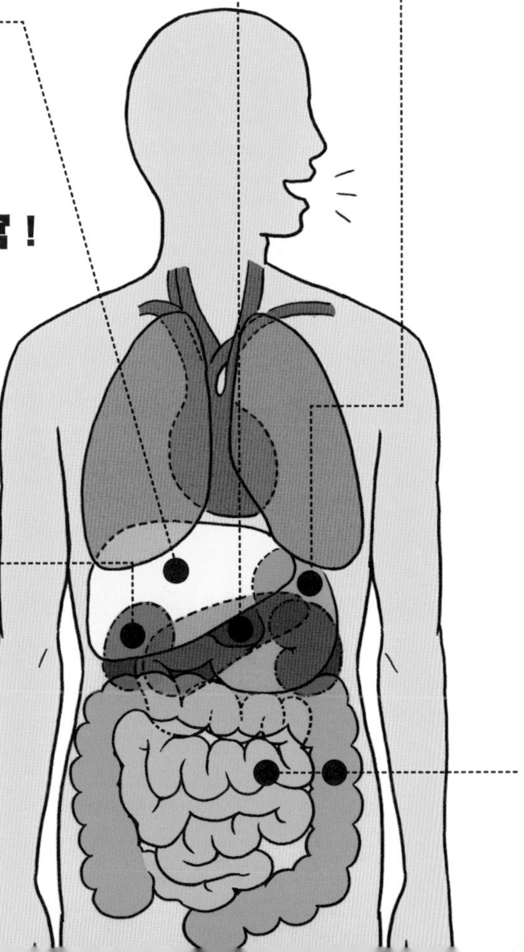

# 肝臟 Liver

肝臟擔任與生存息息相關的「代謝」工作，
以卓越的處理能力與毅力默默地守護人體健康，
然而肝臟一旦硬化就再也無法復原，請務必多加珍惜！

在每天深夜喝酒、吃炸雞塊，
老實說，我啊每天都累得半死。
最近跟主人一樣不斷地囤積脂肪，
都快要變成脂肪肝了！

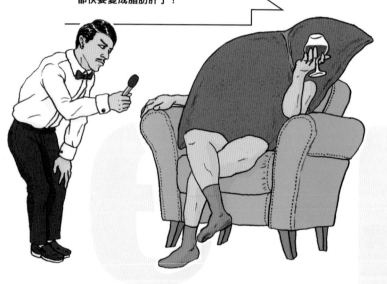

## 暴飲暴食、營養不足都會增加肝臟的負擔

大家都知道肝臟非常重要，但肝臟的主要工作到底是什麼？舉例來說，將運送進來的營養素加以儲存以備不時之需，並視情況對儲存的營養素加工分配；打造易瘦體質時，肝臟也會在背後輔助肌肉的生成，先將肌肉所需要的蛋白質代謝成胺基酸，再依據肌肉的要求加以輸送。此外，肝臟還擔負荷爾蒙的代謝、膽汁的分泌以及酒精的解毒等工作，而我們卻總是不斷地虐待肝臟，最具代表性的就是「飲食過量」和「偏食」。大家都知道解酒過程是由肝臟一手包辦，儘管如此，我們卻還是不停吃著油膩膩的下酒菜，讓飽受困擾的肝臟主動將醣類與脂肪儲存起來。此過程若是頻繁重複，肝臟就會在不知不覺中肥胖化而形成脂肪肝。

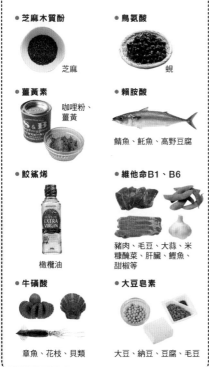

## 保護肝臟飲食三原則

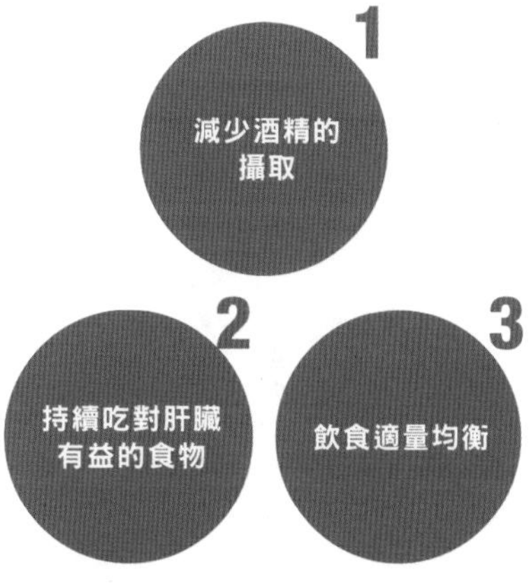

1
減少酒精的攝取
2
持續吃對肝臟有益的食物
3
飲食適量均衡

### 對肝臟有益的成份與食材

除了促進肝細胞再生的牛磺酸與鮫鯊烯外，促進阿摩尼亞解毒的鳥氨酸，以及使代謝更順暢的維他命 B1、B6 等，這些都是對肝臟十分有益的營養素。使用這些營養素的食譜已在 38 頁中介紹過，敬請參考。

- **芝麻木質酚**

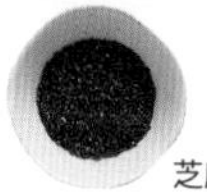

芝麻

- **鳥氨酸**

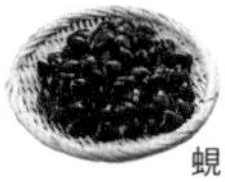

蜆

- **薑黃素**

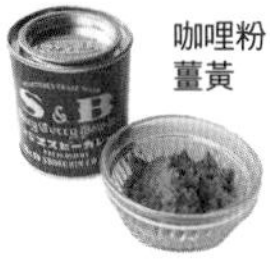

咖哩粉、薑黃

- **賴胺酸**

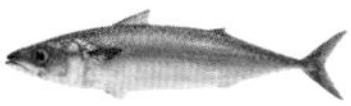

鯖魚、魠魚、高野豆腐

- **鮫鯊烯**

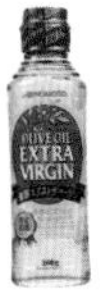

橄欖油

- **維他命B1、B6**

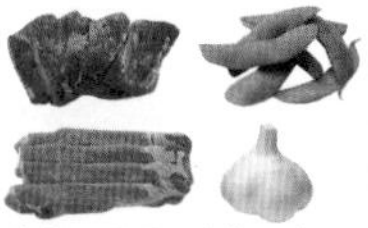

豬肉、毛豆、大蒜、米糠醃菜、肝臟、鰹魚、甜椒等

- **牛磺酸**

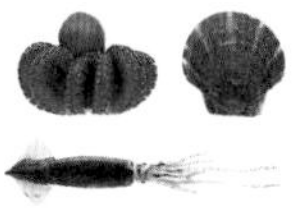

章魚、花枝、貝類

- **大豆皂素**

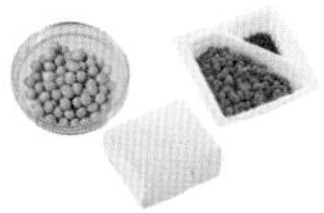

大豆、納豆、豆腐、毛豆

### 以八分飽為原則
### 運用對肝臟有益的食物來養肝

如果要用一句話來闡述養肝鐵則的話，那就是「飲食適量均衡」。酒精當然是不用說了，就連對肝臟有益的食物，如果吃太多或是偏食的話，還是會造成肝臟的負擔。飲酒方面，350ml 的啤酒大概 2 罐以內，葡萄酒的話約 2 杯，燒酎或日本酒則是 2 杯以內，喝酒時請以此做為標準。有夜飲習慣的人，一個禮拜請設定 1 ～ 2 天的休肝日，這樣對肝臟來說是最理想的。

飲食過量之外，不均衡的飲食也會造成脂肪肝。比方說，在不吃醣類而使熱量不足時，肝臟會將身體的蛋白質轉換成醣類作為熱量來源，因而造成肝臟中的蛋白質不足。另外，肝臟也會進行中性脂肪的合成，因此在搬運時也需要蛋白質，如果蛋白質份量不足，中性脂肪就只能囤積在肝臟內，如此也會形成脂肪肝。

綜合以上說明可以知道，這已經不只是肝臟的問題了。因為新陳代謝低落而導致身體發胖，就算不發胖身體也變得容易疲倦，當出現這些負面症狀時，罹患動脈硬化、高脂血症、糖尿病與高血壓等生活習慣病的風險也會提高。想要避免這些危險的症狀發生，得靠肝臟特有的再生能力，在脂肪肝階段時，只要改正飲食習慣加上適度運動，就還有機會挽回，請務必每天持之以恆做好養肝工作。

# 腎臟 Kidney

雖然腎臟樸實沉默，是很少成為話題的存在，
但每天卻擔負著過濾血液多達 1440L 的重要工作，
是人體內充滿能量的淨水廠。

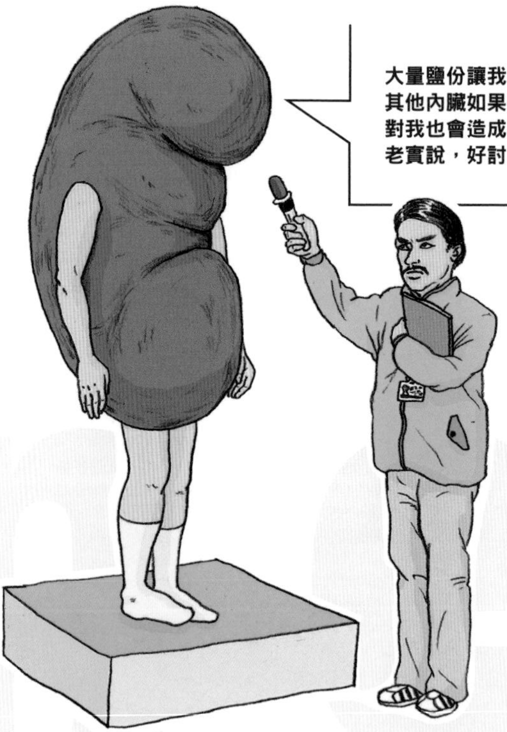
大量鹽份讓我都快變成醃醬菜了。
其他內臟如果衰弱的話，
對我也會造成不良影響，
老實說，好討厭……。

**生活習慣病與腎臟病的關係**

因糖尿病、高脂血症、高血壓等生活習慣病而引發腎臟病的情況正急速增加。而腎臟機能低落的話，則會使高血壓惡化並導致膽固醇上升，如此一來，即形成一個惡性循環。要讓腎臟保持健康，首先要改善生活習慣。

**主要危險因子**

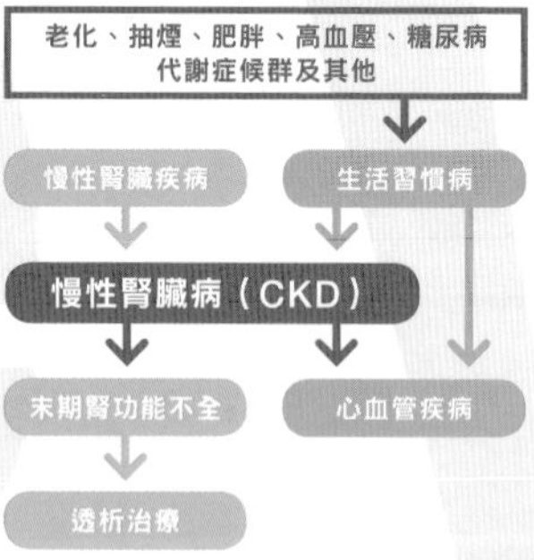
老化、抽煙、肥胖、高血壓、糖尿病
代謝症候群及其他
慢性腎臟疾病
生活習慣病
慢性腎臟病（CKD）
末期腎功能不全
心血管疾病
透析治療

## 高血糖、鹽份過多都要多加注意

如果說循環全身、為身體搬運營養和老廢物質是血液的任務，那麼負責淨化的就非腎臟莫屬，多餘的老廢物質越是增加，腎臟的負擔也就隨之變大。舉例來說，因為糖尿病而讓血糖持續升高，腎臟的過濾機能就會受損，當身體中的血液充滿老廢物質時，就只能靠透析的方式來去除老廢物質。

另外，長期處於高血壓狀態也會對腎臟造成損傷，而影響血壓值的最大因素就是鹽份。腎臟能夠透過水份來調整體內鹽份濃度，當鹽份攝取過量時，就會極度需要水份，結果造成體內水份增加而使血壓上升；相對的腎臟功能衰退時，也會無法順利調整血壓，這就是惡性循環的開始。另外造成尿酸值過高的食品也會傷及腎臟，請多加注意。

## 控制鹽份的秘訣

外食、便當和熟食等大多採用口味較重的調味，所以很容易就會導致鹽份過量。除了努力減鹽外，也請積極攝取富含礦物質的蔬菜水果吧。

### 拉麵、烏龍麵、蕎麥麵等的湯頭與沾醬請勿喝乾

男性每天適當的鹽份攝取量為 9g 以下，女性則為 7.5g 以下，而原本血壓就偏高的人，建議一天攝取 6g 以下。順帶一提，一碗拉麵裡的鹽份約為 10g，所以不把湯喝完是正確的做法。

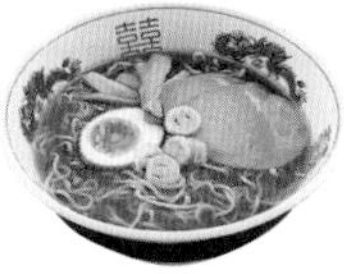

### 餐桌上請勿放鹽或醬油

在餐桌上放醬油或鹽，容易因垂手可得的便利性而不經意地攝取過量鹽份。覺得味道不夠的時候，不妨巧妙地活用醋、胡椒或七味粉。除了降血壓以外，醋還具有抑制血糖值的效果。

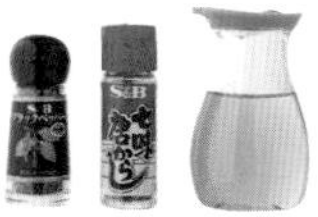

### 活用高湯、香菜、醋以及辛香料

自炊就能隨意調整鹽份。活用昆布、鰹魚以及香菇等的高湯，就算少鹽也能煮出讓人心滿意足的好味道。再配合生薑或大蒜等辛香蔬菜，還能提升新陳代謝。

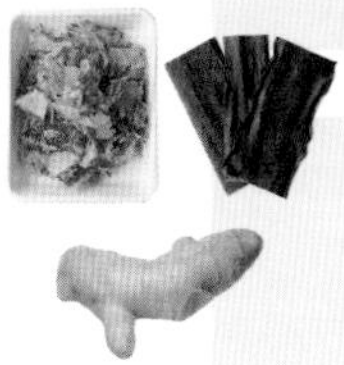

# 保護腎臟飲食4原則

### 除了控制鹽份、酒、香菸之外也請均衡攝取肉類與魚類

想要保護腎臟，除了鹽份之外也要特別留意香菸。若是因為抽菸而使血管內皮膜遭到破壞，將會造成血液循環惡化、腎功能低下，而排出尼古丁等有害物質時，也會使負擔急遽增加。此外，酒精會妨礙尿酸的排除，讓體內產生過多含有大量尿素的蛋白質，讓負責排泄的腎臟負擔增加，這點請特別注意。

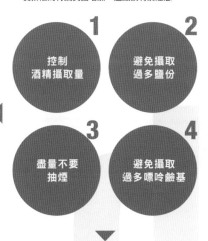

1 控制酒精攝取量

2 避免攝取過多鹽份

3 盡量不要抽煙

4 避免攝取過多嘌呤鹼基

## 認識會使尿酸值上升的食物

尿酸值若持續維持在過高狀態的話，會引發痛風或腎功能障礙，甚至併發高脂血症以及高血壓等病症。想要避免尿酸值過高，關鍵就在於避免攝取含有過量嘌呤鹼基以及會使血液酸化的食品。

### 會使尿液鹼性化、酸性化的食品

| 鹼性化的食品 | 鹼度 |
| --- | --- |
| 羊栖菜、海帶芽、大豆、昆布、牛蒡、蕃薯、乾香菇、紅蘿蔔、菠菜、香蕉、芋頭、高麗菜、哈密瓜、白蘿蔔、蕪菁、茄子、馬鈴薯、葡萄柚 | |

| 酸性化的食品 | 酸度 |
| --- | --- |
| 雞蛋、豬肉、鯖魚、牛肉、蛤蜊肉、鰹魚、干貝、精製白米、鰤魚、鮪魚、秋刀魚、鰺魚、梭魚、沙丁魚、鰈魚、星鰻、砂蝦、明蝦 | |

### 食品中的嘌呤鹼基含量

| 嘌呤鹼基含有量（每 100g 食品） | 食品名稱 |
| --- | --- |
| 極多 300mg～ | 雞肝、沙丁魚乾、三線雞魚幼魚、酒蒸魚肝等 |
| 多 200～300mg | 豬肝、牛肝、鰹魚、沙丁魚、明蝦、竹筴魚乾、秋刀魚乾 |
| 少 50～100mg | 鰻魚、豬背肉、豬五花、牛肩胛肉、牛舌、培根、菠菜、青花菜等 |
| 極少 ～50mg | 魚肉香腸、魚板、鯡魚卵、豆腐、牛奶、起司、雞蛋、馬鈴薯、蕃薯、米飯、蕎麥麵、水果、高麗菜、蕃茄、紅蘿蔔、白蘿蔔、羊栖菜、海帶芽等 |

資料來源：高尿酸血症・痛風的治療規範（暫譯）

# Stomach 胃

我們為什麼會飲食過量呢？
線索就藏在胃的構造之中。
請瞭解胃的功用，並學習改善飲食過量的方法。

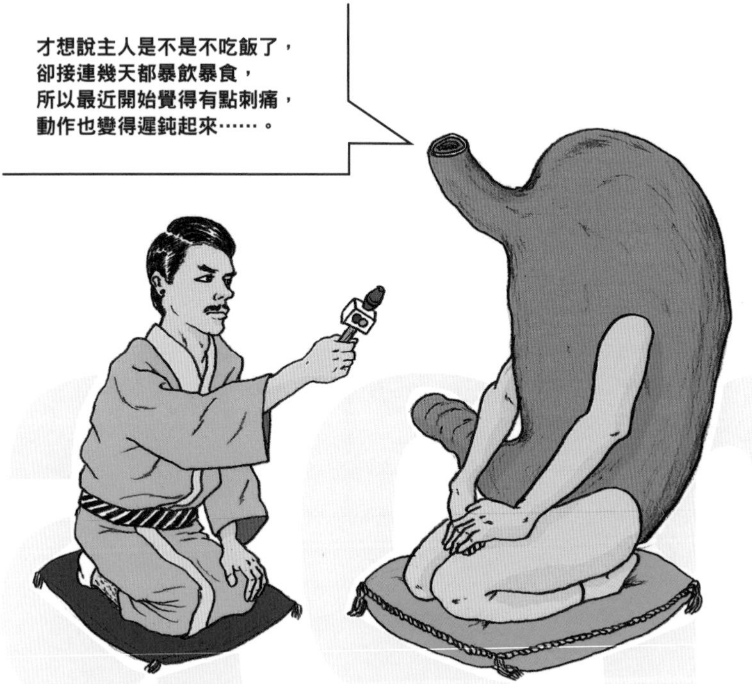

才想說主人是不是不吃飯了，
卻接連幾天都暴飲暴食，
所以最近開始覺得有點刺痛，
動作也變得遲鈍起來……。


## 胃的大小和血糖變動皆會動搖食慾

血糖值與胃部及食慾息息相關，存在三者之間的則是攝食中樞與飽足中樞。當攝食中樞受到刺激時食慾就會增加，飽足中樞受到刺激時食慾就會減退，而胃的擴大縮小與血糖值的升降就是控制開關。

既然有開關，為什麼還會飲食過量？原因就在於「吃太快」與「吃太多」。通常在開始用餐後約20分鐘，血糖值就會上升而刺激飽食中樞，在那之前，就算吃再多也不會有飽足感。更可怕的是急遽上升的血糖值，會因反作用力而急速下降，此時胃部會分泌促進食慾的荷爾蒙－胃飢素，讓攝食中樞受到強烈刺激，因而產生強烈的空腹感。

想要讓胃部健康，平時吃東西就要細嚼慢嚥，同時也要讓飽食中樞保持正常運作。

## Q飲食過量的話
## 胃就會變大嗎？

**A. 雖然會暫時性地變大，**
**但還是會恢復原來的大小。不過，**
**長期飲食過量可能會讓胃袋變得鬆弛。**

用餐時胃會變大也只是暫時性的，一旦胃部清空，就會恢復到原本的尺寸。不過，如果長期飲食過量的話，胃與中樞神經便會習慣該狀態，因而使飽足中樞變得遲鈍。細嚼慢嚥可以讓飽足神經正確辨認「正在吃東西」的訊息，此外定食定量也是相當重要的原則。

### 預防飲食過量的進食方法

- **細嚼慢嚥**
- **先攝取水、湯、食物纖維**
- **活用點心來縮短空腹時間**

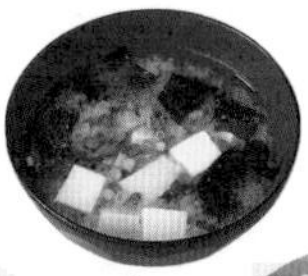
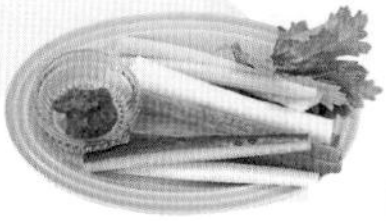
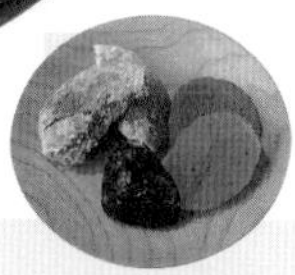

吃飯時細嚼慢嚥或是先喝熱湯，都可以讓胃袋適度擴張，對預防飲食過量十分有效。長時間空腹也是飲食過量的原因，同時血糖值也會變得容易急速上升，如果因為加班等原因而無法定時吃飯的話，就活用點心吧。

## 保護胃部
## 飲食3原則

1 避免長期飲食過量

2 經常使用胃藥時要注意肝功能

3 細嚼慢嚥

**為了避免習慣飲食過量時的飽足感**
**用餐時請吃八分飽就好**

胃的大小雖然沒有什麼個人差異，但在功能上卻會產生微妙的落差。舉例來說，感冒的時候會變得不太有食慾，這樣的情況就等於胃的「功能變小」。基本上，每次用餐後的消化時間，需要花費3～6小時之久，因此長期飲食過量的話，就會讓胃無法休息。用餐時，最好能細嚼慢嚥地不斷刺激飽足中樞，並養成三餐八分飽的習慣。此外，最近增加了許多長期服用胃藥的人，但這種方式可能會造成肝臟的負擔。若需要持續服用，請別忘了重要的養肝工作。

**column**

## 現在激增的胃病，你也有相同症狀嗎？

**長期胃脹、胃痛、噁心等症狀**

↓

**機能性胃腸障礙**

近年來急速增加的疾病，就是「機能性胃腸障礙」。特徵在於透過內視鏡也無法檢查出異狀，卻有胃脹或胃痛的症狀出現。這些症狀並非來自於「飲食過量」或「潰瘍」，而是胃的運動機能出現障礙。當然，壓力等的精神性疲勞也可能是原因之一。

**胃灼熱嚴重**

↓

**胃食道逆流**

因為胃酸的逆流而導致食道黏膜發炎，此症狀被診斷為「逆流性食道炎」，然而並非因為發炎而產生胃灼熱的病例也不斷急速增加，這類患者就佔了所有胃灼熱患者的一半以上。但不管有沒有發炎，這類症狀一律都被統稱為「胃食道逆流症」。

# Intestines 腸

腸子的功能不就只是製造糞便嗎？請不要這樣輕視它。
吸收重要的營養素以及維持身體健康的免疫機能，
都是腸子所具備的重要功能。

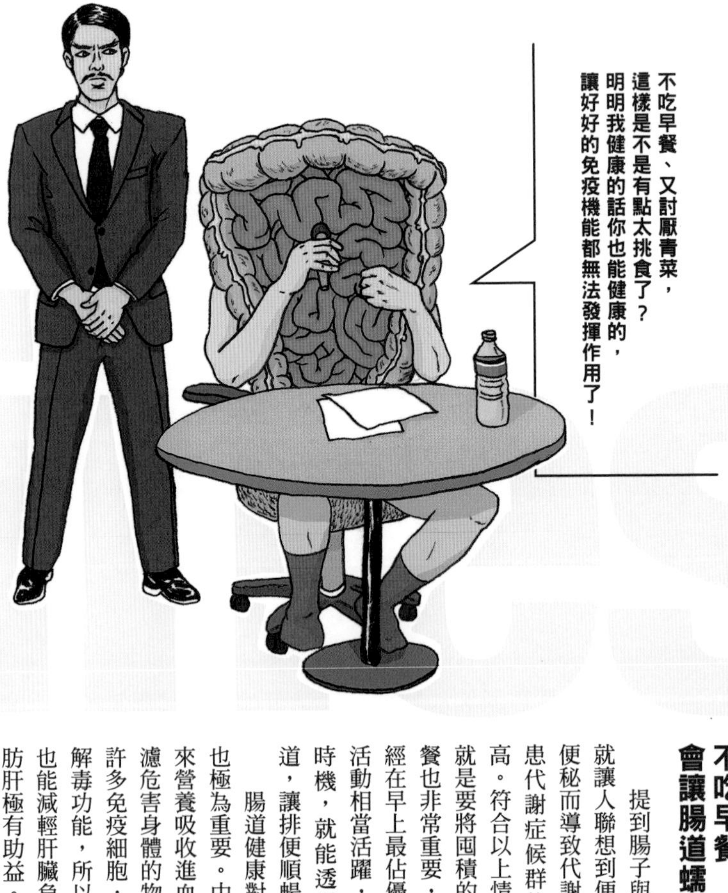
不吃早餐、又討厭青菜，
這樣是不是有點太挑食了？
明明我健康的話你也能健康的，
讓好好的免疫機能都無法發揮作用了！

## 不吃早餐會讓腸道蠕動鈍化

　提到腸子與代謝症候群，就讓人聯想到便秘，因為慢性便秘而導致代謝功能低下，罹患代謝症候群的風險就會提高。符合以上情況的人，首先就是要將囤積的廢物排出。早餐也非常重要，因為副交感神經在早上最佔優勢，因此胃腸活動相當活躍，只要把握這個時機，就能透過食物刺激腸道，讓排便順暢。

　腸道健康對提升免疫機能也極為重要。由於小腸會將外來營養吸收進血液裡，為了過濾危害身體的物質，因此具備許多免疫細胞，加上小腸具有解毒功能，所以提升腸道機能也能減輕肝臟負擔，對預防脂肪肝極有助益。也就是說腸道健康對身體的各種機能也有加分作用，請先以每天吃早餐以及排便順暢為目標吧。

column

## 心裡在意但又難以啟齒的問題……Q我的糞便是正常的嗎？

下表是糞便形狀的分類，最理想的形狀為 4，越靠近 1 則表示越有便秘的傾向。像 1、2 般偏硬的糞便，請攝取海藻類等水溶性食物纖維，如此便能軟化糞便。另外，攝取能讓排便順暢的橄欖油，也不失為一個好方法。而若有像 6、7 般持續腹瀉的情況，就要立即送醫。

**糞便狀態確認（布里斯托大便分類表）**

| 種類 | 形狀 |
|---|---|
| 1 | 硬而圓，像兔子的糞便且不容易排出 |
| 2 | 香腸狀但偏硬 |
| 3 | 香腸狀但表面有碎裂痕跡 |
| 4 | 表面光滑且柔軟的香腸狀 |
| 5 | 皺摺清晰的柔軟半固體，容易排出 |
| 6 | 鬆綿柔軟的粥狀 |
| 7 | 水溶性且不含固體的液體狀 |

## 非水溶性食物纖維對慢性便秘有反效果 可能會讓便秘更加惡化

便秘慢性化後，堆積的糞便會讓大腸蠕動變得遲緩，並導致更進一步的便秘，如此不斷地惡性循環下去。一旦到達這種地步，攝取過量的食物纖維反而會有反效果，尤其是牛蒡或芹菜等非水溶性食物纖維，可能會讓便秘更加惡化。建議先以藥力來確保排便順暢，接著再重頭開始實踐有益腸內環境的飲食生活。

# 腸道正常運作 飲食3原則

### 以早餐啟動腸道開關 每天多吃有益腸道的食物

想要維持腸道健康，就必須注意排便是否順暢以及腸內環境是否改善，而早餐以及有益腸內環境的食物就具有此作用。只要用早餐啟動腸道的活動開關，就能讓排便順暢並改善腸內環境。容易便秘的原因，通常是因為糞便內的水份不足，所以也別忘了補充適當水份。長期攝取能夠刺激腸道的食物纖維，與有益腸內環境的乳酸菌和寡糖，也是相當具有效果的做法。

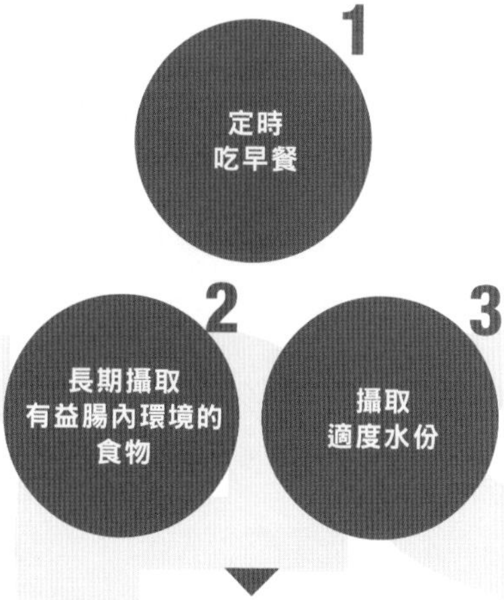


## 促進腸道蠕動的食物

右邊所列的食物，皆是對改善腸內環境極具效益的食物。除了大家所熟知的優格、寡糖及食物纖維以外，特別值得注意的就是鎂。鎂具有將水份吸入腸道的力量，能讓糞便維持適當的硬度好讓排便更加順暢。豆類、芝麻、香菇以及魚類等食材中，就含有豐富的鎂。

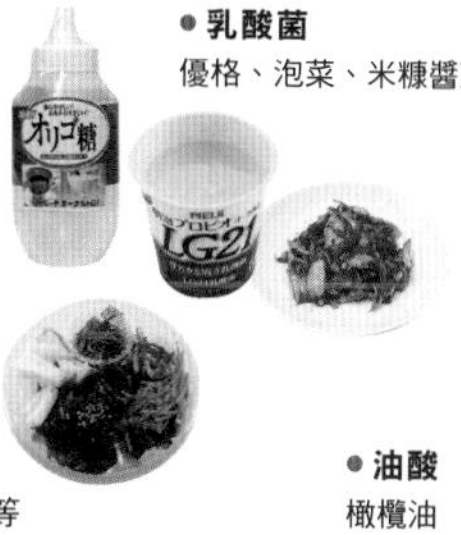

● **寡糖**
優格、
米糠醬菜等

● **乳酸菌**
優格、泡菜、米糠醬菜

● **食物纖維**
蔬菜、水果
海藻、香菇等

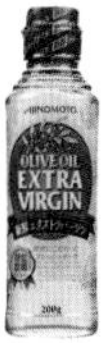

● **油酸**
橄欖油

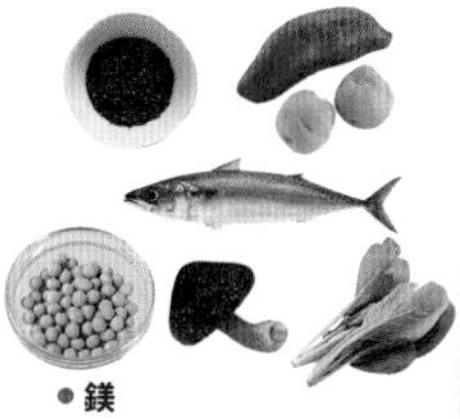

● **鎂**
豆類、魚類、芝麻、
蔬菜、香菇、芋頭

# 胰臟

# Pancreas

雖然不是具話題性的器官，但功能卻相當重要。
尤其是對醣類攝取過量、血糖值過高的人來說更是重要。
所以，要不要試著對胰臟好一點呢？

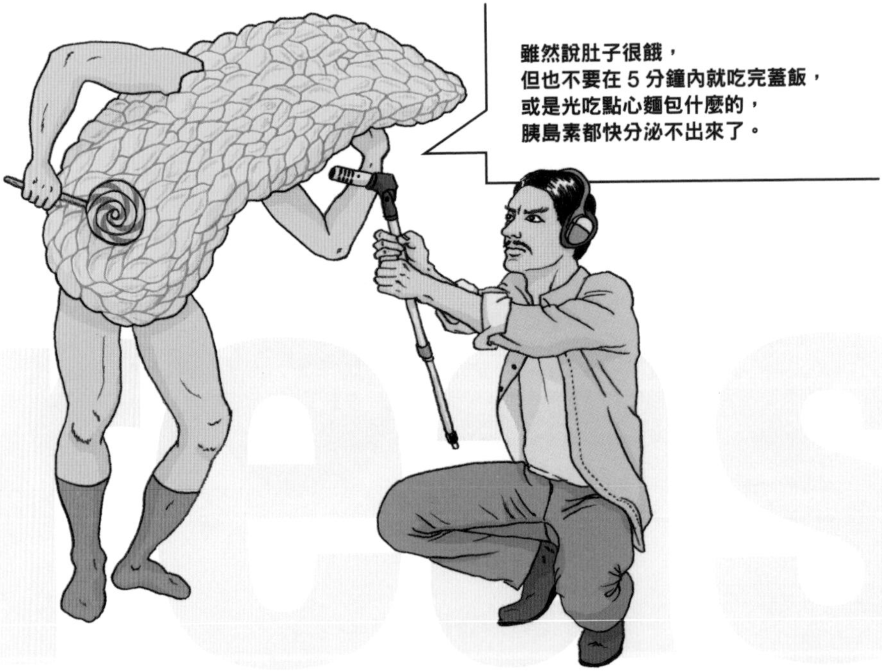
雖然說肚子很餓，
但也不要在5分鐘內就吃完蓋飯，
或是光吃點心麵包什麼的，
胰島素都快分泌不出來了。

## 胰臟的敵人就是高血糖與代謝症候群

人體內的血糖值上升時，胰臟就會分泌胰島素，並將血糖運送到身體各組織中以轉換成能量，所以胰島素如果分泌過量，會造成全身組織營養過剩進而囤積脂肪，因此胰島素也被稱為「肥胖荷爾蒙」。

不過近10年來，胰島素無法發揮作用或無法分泌胰島素的疾病也急速增加，這類患者大多是糖尿病或是準糖尿病患者，而發病的最大原因就是虛胖。也就是說，肥大化的脂肪細胞會分泌出TNF-α（腫瘤壞死因子），在其妨礙下，胰島素會失去作用，此症狀被稱為胰島素抗性，到最後胰島素會因分泌過量而乾涸……。

為了預防這樣的情況，就必須擊退內臟脂肪，讓胰臟能正常分泌胰島素，請盡量攝取不會造成身體負擔的食物。

## 避免增加內臟負擔的關鍵在於攝取預防高血糖的食物

從進食的順序到茶葉、食材的選擇等，預防高血糖的飲食方法可說是層出不窮（※ 詳細內容請參照第 28 頁）。此處將針對蔬菜所擁有的 3 種成份為大家做詳盡的介紹，每一種都是日常生活中常見的食材，所以請常讓它們登上餐桌吧。

### 預防高血糖的重要成份

**● 具有與胰島素相同作用的植物胰島素**

苦瓜中的植物胰島素具有與胰島素相同的功用，所以對於調整血糖值相當有效。水溶性低，汆燙也很好吃。

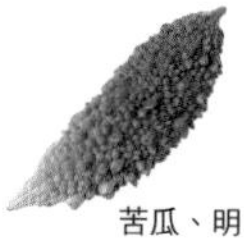

苦瓜、明日葉

**● 水溶性食物纖維能讓糖份的吸收速度穩定**

秋葵或海藻中的水溶性食物纖維，會在腸內吸收水份成黏膜狀，讓糖份的吸收速度變得穩定，並抑制血糖值急速上升。

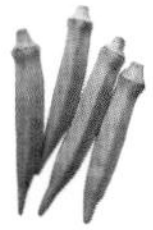

秋葵、海帶芽、裙帶菜、昆布、山芋等

**● 具有嚼勁且能預防吃太快的非水溶性食物纖維**

除了能夠刺激腸道讓排便順暢外，也具有抑制血糖值急速上升的作用，與水溶性食物纖維互相搭配，效果更佳。

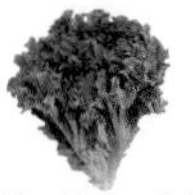

萵苣、牛蒡、芹菜、香菇、豆類、玉蜀黍等

### 預防高血糖的飲食秘訣

- 細嚼慢嚥
- 攝取充足的食物纖維
- 長時間空腹的話要活用點心
- 高GI食品（※）避免攝取過量

※ 關於食品的 GI 值於 28 頁中有詳細解說。

## 保護胰臟飲食4原則

1 口味較重及具刺激性的食物盡量節制

2 一日三餐八分飽

3 節制飲酒

4 高GI值食品以及脂肪等不攝取過量

### 預防血糖值急速上升 讓胰島素分泌量維持正常

就像在本文中所解說的，高血糖是引發肥胖與糖尿病的要因。請以定時定量的飲食習慣為基本原則，避免攝取過多容易提高血糖值的高 GI 值食品，同時也要避免吃太快或吃太多，這些都相當重要。另外，攝取過量酒精會對胰臟細胞造成傷害，這也是引發胰臟病最大的原因，一定要特別注意。再者，如果胃酸分泌增加的話，胰液的分泌也會增加，所以如果胰臟已經不好的人，最好能盡量避免具有刺激性以及口味較重的食物，當然香煙也最好少抽。

## 不可不知的胰島素抗性

### 胰島素無效！胰島素抗性所引發的疾病

雖然有分泌胰島素但卻無法對身體產生反應，胰島素抗性就如同前面所解說的，是起因於高血糖與肥胖的一種糖尿病，且會成為引發各種疾病的原因。過去，視網膜症、神經障礙、腎功能障礙被稱為糖尿病的三大合併症；而現在，因糖尿病、高脂血症、高血壓等複合因素而引發的動脈硬化，也被稱為糖尿病的合併症之一，其共通原因就是起始於高血糖以及高脂肪的紊亂飲食生活。

### 糖尿病的診斷基準

| | 檢查項目 | 數值 |
|---|---|---|
| 血糖值 | 空腹時的血糖值 | 126mg/dl 以上 |
| | 攝取 75g 葡萄糖試驗 2 小時後的血糖值 | 200mg/dl 以上 |
| | 平時的血糖值 | 200mg/dl 以上 |
| 血紅素蛋白 | 血紅素蛋白 A1c 值 | 6.5%以上 |

掌握自己的血糖值相當重要，最好能夠定期至醫院進行檢查。胰島素抗性（糖尿病）雖然服用胰島素就能改善，但仍需持續進行治療與維持規律的飲食習慣，預防絕對重於治療。

Catalogue of ingredients to burn fat

# 燃脂食材目錄

**燃脂飲食的基礎就是「燃脂食材」。**
**雖然名稱稍顯誇張，不過全是日常生活中常見的食材。**
**以下將為各位詳細說明每一種食材在體內的作用與成份，**
**請大家務必有效運用做出強力的燃脂餐點。**

illustrations／赤木 Ayu 子　A.Akagi　original／藤岡操　M.fujioka
consultant／清水加奈子　K.Shimizu（營養管理師 Food coordinator）

## 打造易瘦體質的基本就是瞭解燃脂食材

吃東西就能燃燒脂肪，有這麼「好康」嗎？會這樣懷疑也是理所當然，但這裡所要介紹的食材，即使從營養學的角度來看，也是貨真價實的「燃脂食材」。選對食物，就能吃出好身材。

能夠燃燒脂肪的食物，其作用大致上可以分為①增加肌肉、②提高代謝、③促進燃燒、④將脂肪運送到肌肉等4種。一般來說，肌肉可透過運動來燃燒脂肪，肌肉越多脂肪燃燒率也就越高，而構成肌肉的原料就是蛋白質＝肉類、魚類、雞蛋等食材。

代謝的基本原理，就是藉由燃燒營養素來產生能量，所以代謝提升、增加人體熱量消

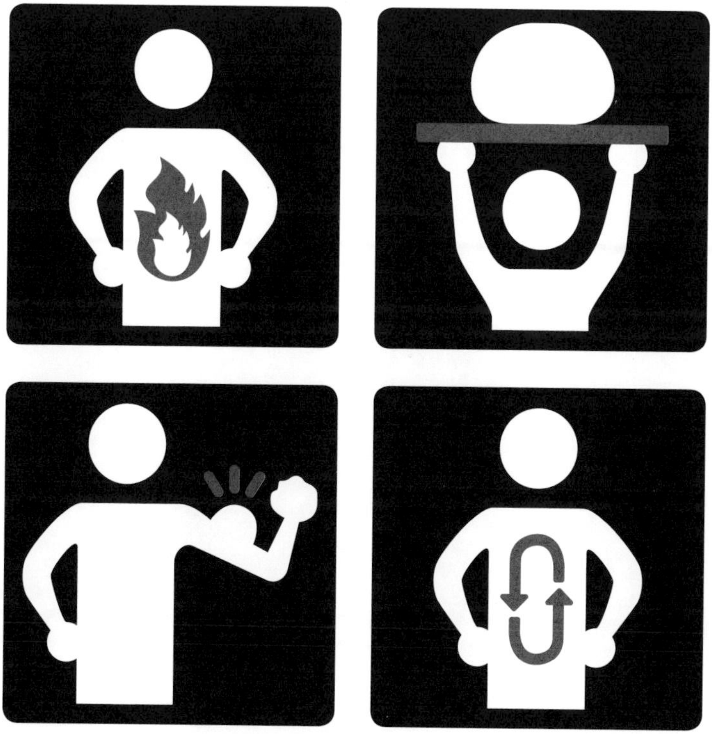

# 有助於燃脂的食材其實就在身邊
# 不嘗試就是自己的損失

**Fat-burning ingredients are present in surprisingly familiar. Eat and lose it.**

耗，就不容易發胖。另外肌肉量增加時，燃脂力也會跟著提高，連帶地讓代謝率也獲得提升，達到瘦身效果。

以營養素來說，維他命B1、B2是進行代謝時所不可或缺的要素；辛辣成份則能溫暖身體、提高代謝；當然能夠直接促進脂肪燃燒的營養素也所在多有。比方說辣椒中所含的辣椒素、花枝或章魚中所含有的牛磺酸，都具有燃燒脂肪的效果。而近年來受到矚目的左旋肉鹼，則存在於羊肉等肉類與魚類的紅肉中。

稍微列舉一下就有這麼多的燃脂食材，只要巧妙搭配，要做出好吃的料理也不是難事。接下來將詳細介紹各類食材被身體吸收後所肩負的重要角色，燃脂料理就是這麼「好康的事」。

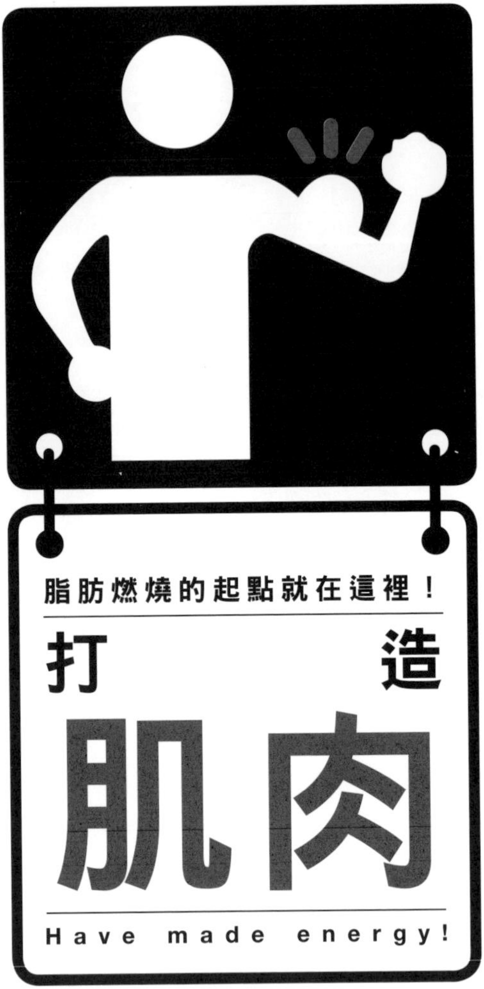
脂肪燃燒的起點就在這裡！
打造
肌肉
Have made energy!

## 肌肉量增加的話就能盡情燃燒脂肪

就像前面提到，肌肉具有燃燒脂肪的功用，而大家也都知道，肌肉是由蛋白質所形成；但應該很少人會知道，蛋白質每天都在不斷地進行新陳代謝吧！也就是說，今天的肌肉在1年後，會被全新的肌肉所取代，所以身體每天持續進行更新肌肉的工作，因此必須一直補充能夠成為新原料的蛋白質。

那麼，我們應該如何補給蛋白質才算足夠呢？基本上，就是在1天3餐中皆要攝取，只要有1天少掉蛋白質，就無法形成新的肌肉，身體也會變得越來越瘦弱。乍看之下好像瘦下來了，但結果卻是導致脂肪的燃燒效率低落，而讓身體成為易胖體質。

此外，攝取蛋白質再合成時所不可欠缺的維他命B6與檸檬酸，也是相當重要。如果少了這兩種營養素，蛋白質在體內就無法被合成，當然新的肌肉也就無法產生，因此請一併攝取。

**蛋白質分解、合成 所需的物質**

**＋ 消化酵素等**

**與能幫助消化的食材一起攝取**

蛋白質是由多種胺基酸以複雜的方式組合而成，因此不太容易消化。為了能夠有效率地將其消化，最好能攝取帶有分解酵素的食材。

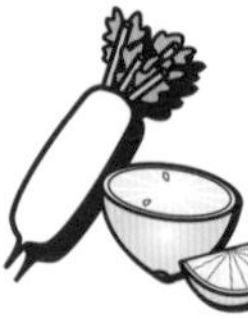

**← 白蘿蔔、檸檬等**

具有蛋白質分解酵素的白蘿蔔，對促進消化極有效益；檸檬的酸味能夠刺激胃部，有助於促進胃酸分泌。

**＋ 維他命B6、葉酸**

**分解、合成時不可或缺的食材**

被分解吸收的胺基酸，會在體內重新代換成蛋白質，這時候所需要的就是維他命B6與葉酸。一併攝取才能打造新生肌肉。

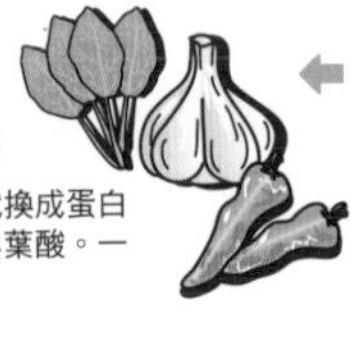

**← 小松菜、茼蒿、波菜、小青辣椒、大蒜、香蕉**

維他命B6除了存在於肉類之外，也能由大蒜和小青辣椒提供，而在小松菜、茼蒿以及波菜中，則含有豐富的葉酸。

## 蛋白質

### 瞭解各食材的特徵並均衡攝取

蛋白質是由多種胺基酸結合而成，根據不同的食材，胺基酸的平衡也會有所差異，脂質與其他營養方面也有各自的特徵，所以要避免過與不及、均衡攝取。

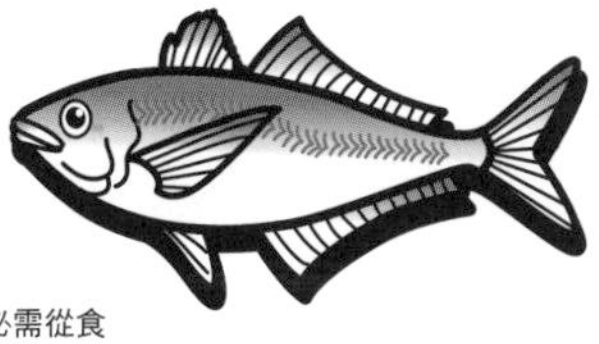

### ➡ 魚

魚類能夠提供所有必需從食物中攝取的必需胺基酸，特別是青魚中含有幫助脂肪燃燒的 DHA 及 EPA，請積極食用。

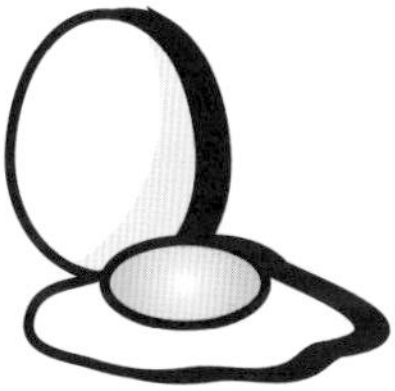

### ⬆ 雞蛋

擁有均衡營養的雞蛋被封為「完美的營養食品」，所有必需胺基酸的含量也極為平均，建議每天可吃 1～2 個。

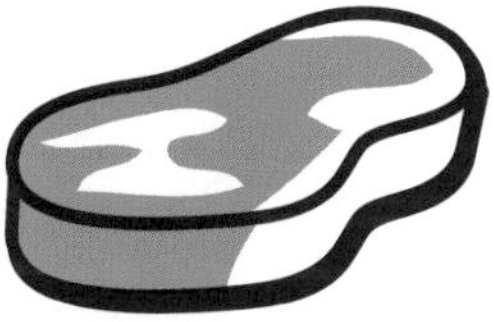

### ⬆ 肉類

不同肉類有不同特徵，營養成份也會隨部位不同而有所差異，羊肉和牛肉的瘦肉部份富含左旋肉鹼，是最為優秀的。

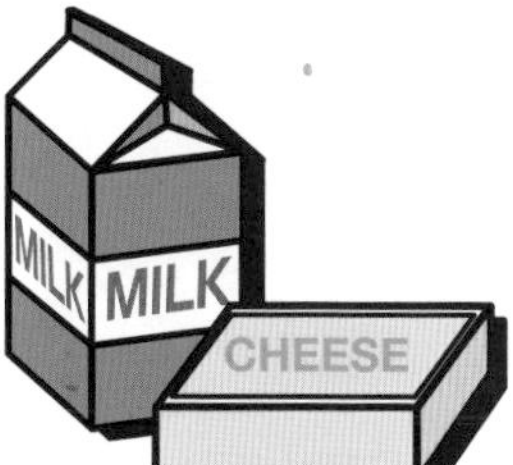


### ⬆ 乳製品

牛奶、起司等乳製品與其他蛋白質來源相當搭配，雖然必需胺基酸稍嫌不足，但搭配魚類或肉類的話就十分完美。

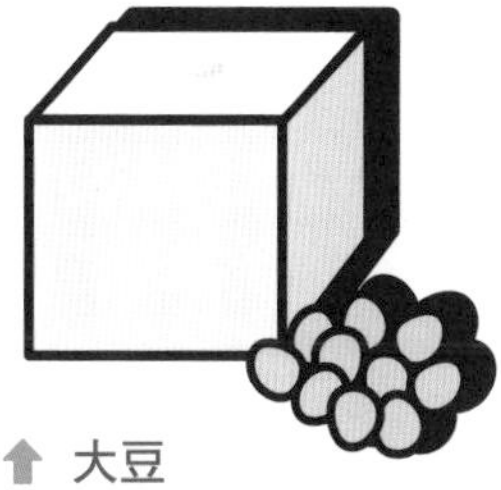

### ⬆ 大豆

與動物性蛋白質相比，大豆中的必需胺基酸稍嫌不足，不過脂肪質少，能控制熱量這點相當不錯，即便多吃也不怕超量。

#### 每天需要攝取多少蛋白質？

一般男性每天約需攝取 50g，女性則約 40g，換算成肉類約為 300g。不過正在鍛鍊肌肉的人會需要更多蛋白質，可以用體重（kg）×1.6g 作為標準。

打造不易發胖的體質

# 提升代謝

Better metabolism!

## 吃再多也不易發胖 這就是理想目標

所謂的代謝，簡單來說就是能夠產生能量的力量，提升這種力量，就能為打造不易發胖的體質奠定良好基礎。

提高代謝的基本方法，就是製造肌肉，就像前一頁所說的，肌肉獨自承擔燃燒脂肪以產生能量的作業，所以只要增加肌肉量，就能夠大肆燃燒脂肪＝提升代謝。

代謝時所不可欠缺的營養素，就是維他命B1與B2。營養素中最先被轉化為能量的醣類，會經由糖解作用，朝三大營養素的代謝關鍵－檸檬酸回路前進，這時候所需要的就是維他命B1。如果缺乏維他命B1，醣類就無法朝檸檬酸回路前進而導致代謝停滯，而接續在醣類之後的脂肪與蛋白質，代謝也會跟著停滯。而無法被轉換成能量的營養素，就會被當做體脂肪囤積起來。

另外，維他命B2不僅與醣類、脂質、蛋白質等所有營養素的代謝有關，也具有提高肝功能的作用。肝臟是將醣類與脂肪搬運到肌肉或脂肪細胞的指揮塔，如果機能低落，就會對整體代謝造成影響。

談完與代謝核心相關的成份，接著要介紹的，是將三大營養素轉化成能量的檸檬酸回路中，所不可或缺的檸檬酸。雖然大家都知道梅乾或檸檬之中的酸味成份是來自檸檬酸，但其實在蕃茄中也含有大量檸檬酸。順道一提，糖解作用是在無氧狀態下進行，檸檬酸回路則是在有氧狀態下進行，所以醣類會在短跑等無氧運動下被消耗，而脂肪則會在慢跑或游泳等有氧運動下被消耗，這都是因為代謝回路的緣故。

能夠提升代謝的最後一種物質，就是生薑、大蒜、洋蔥、黑胡椒中所含的辛辣成份，主要功能在於溫暖身體以提高代謝作用。不過與辣椒中的辣椒素相比效果較弱，最好能以大蒜搭配生薑或洋蔥搭配黑胡椒，效果更佳。

## 瞭解代謝的作用原理

代謝的第一棒，是由醣類開始起跑，接著以脂肪、蛋白質的順序被代謝。
糖解作用中若是維他命 B1 不足，醣類的代謝就會陷入遲滯，這點請特別注意。

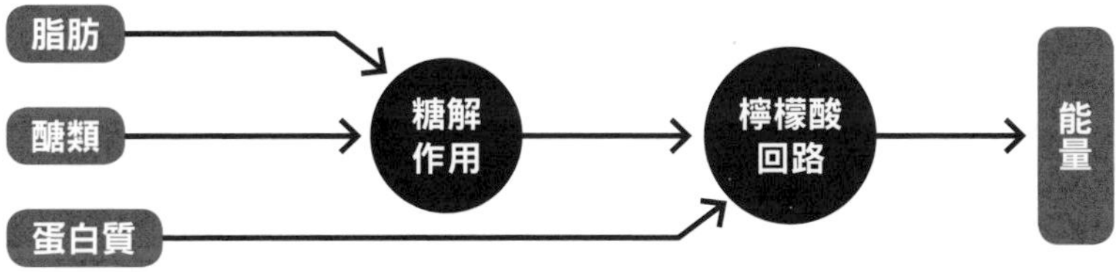


## 瞭解基礎代謝量

| 男性 | 女性 |
|---|---|
| 18～29歲 ▸ 1520kcal | 18～29歲 ▸ 1180kcal |
| 30～49歲 ▸ 1520kcal | 30～49歲 ▸ 1140kcal |
| 50～69歲 ▸ 1380kcal | 50～69歲 ▸ 1100kcal |

基礎代謝量是指在安靜的狀態下，進行呼吸、體溫調整等維持生命活動所需的消費能量。由於基礎代謝量會隨著年齡而低落，因此持續增加肌肉量、積極攝取能夠提升代謝的食物相當重要。

---

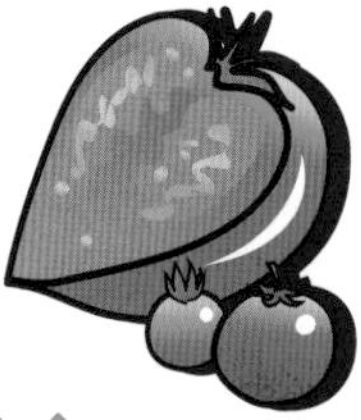

### 蕃茄 ⬆

雖然很少有人知道，不過蕃茄的酸味來自檸檬酸。由於檸檬酸怕熱，所以燉煮蕃茄料理就無法發揮效果，這點需要特別注意。

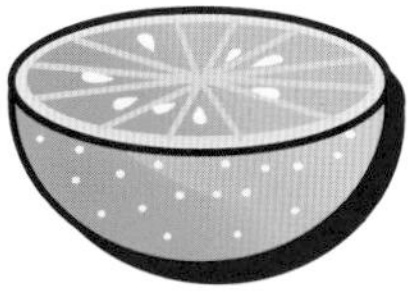

### ⬆ 檸檬、酢橘、橘子等柑橘類

柑橘類在人類的日常生活中極為活躍，除了被拿來直接食用外，也可做成果汁飲用或使用於料理中。而將其當做早餐水果的話，不僅能補充醣類還能提升代謝。

### ➡ 醋

原本為醋酸，不過在體內會變化成檸檬酸。除了能讓糖份的吸收變得穩定外，還能抑制血糖值，在預防肥胖方面非常有效，只要每天持續飲用一大匙即可。

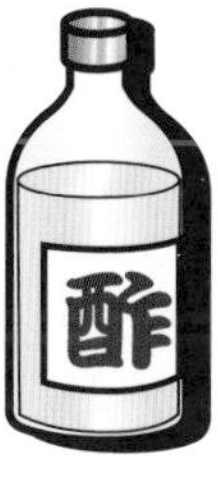


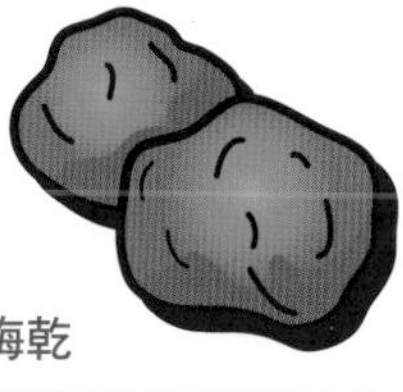

### ⬆ 梅乾

其酸度可以說是檸檬酸的結晶！具有消除疲勞與淨化血液的效果，建議每天可以食用 1 ～ 2 個。

## 檸檬酸

### 除了燃燒脂肪外對肝功能提升也十分有效

在將三大營養素轉換成能量的檸檬酸回路中，檸檬酸是不可或缺的成份。通常存於檸檬、橘子或酢橘等柑橘類中，或是梅乾、醋以及蕃茄等之中，只要記住酸的食物＝檸檬酸就好了。

### 需要量與攝取時機的要點

檸檬酸在 1 個小時左右就會被消耗掉，建議以少量的方式持續攝取會更加有效，而 1 天所需的份量約為 1 ～ 2g。此外，檸檬酸也具有刺激交感神經、提升代謝的作用，相當適合用來提升早上的代謝率。

## 維他命B1、B2

### 在背後支援脂肪、醣類代謝的營養素

在醣類一開始經過的糖解作用中，維他命 B1 是必需的。不足的話會使脂肪的代謝遲滯，同時也會影響下一階段的檸檬酸回路，導致身體所有的代謝狀況惡化，請務必與醣類一起攝取。

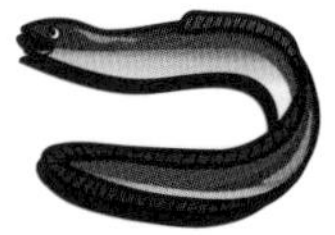

**⬆ 鰻魚**

鰻魚能夠提升精力，是因為維他命 B1 能將醣類迅速轉換為能量。此外，鰻魚中的 DHA 以及 EPA 也具有燃脂作用。

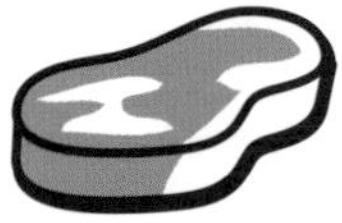

**⬆ 豬肉**

豐富的維他命 B1 能有效將醣類轉換成能量，所以如果是脂肪量較少的腿肉或里肌肉的話，可以積極攝取。

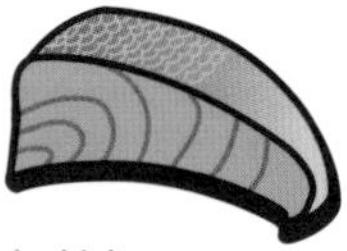

**⬆ 鮭魚**

維他命 B1 含量豐富，對醣類的代謝極有助益，鮭魚跟白飯可說是最佳組合，促進脂肪燃燒的 DHA、EPA也十分豐富。

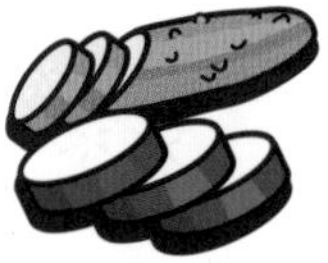

**⬆ 醃漬醬菜**

醬菜中的維他命 B1 相當豐富，白飯＋醬菜的傳統組合，也確實展現出前人的智慧。此外，醬菜中的乳酸菌也具有整腸作用。

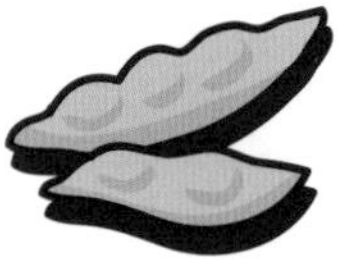

**⬆ 毛豆**

含有大量醣類的啤酒與富含維他命 B1（可促進醣類代謝）的毛豆是最佳組合，加上豐富的食物纖維，是極佳的燃脂食材。

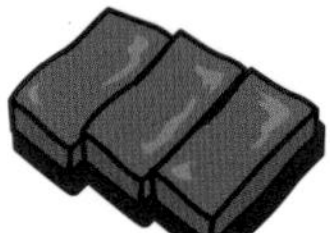

**⬆ 肝臟**

雖然可能很少人知道，不過肝臟其實是脂肪少、熱量低的優秀食材。此外維他命 B2 含量豐富，對於提升肝功能也極具效益。

**喜歡喝酒的人<br>可藉由<br>下酒菜來補充**

醣類不僅蘊含在砂糖或白飯中，就連啤酒、日本酒以及水果酒中也有豐富含量，所以喝啤酒就要搭配富含維他命 B1 的毛豆，維他命 B2 則能有效提升肝功能。

---

## 辛辣成份

### 提高體溫<br>讓代謝率也隨之上升

生薑、大蒜、山葵或芥末等調味食材，主要功能在於提高體溫並讓代謝率也隨之升高，加上與其他燃脂食材的搭配度也極佳，請務必在家中隨時準備好。

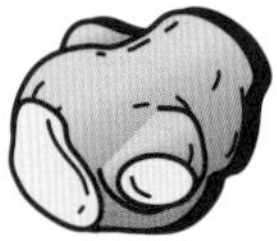

**⬆ 生薑**

獨特的辣味成份能夠促進血液循環、溫暖身體，同時還具有促進脂肪燃燒、提升基礎代謝的功用。

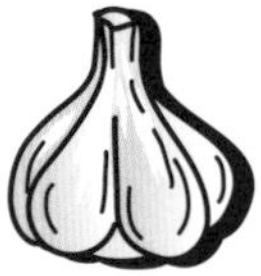

**⬆ 大蒜**

同樣具有硫磺化合物，因此能夠提升代謝功能。維他命 B6 也相當豐富，建議與魚、肉類一起攝取。

**⬆ 洋蔥**

洋蔥中嗆鼻的味道來自硫磺化合物，不僅能提升代謝，還具有強力的解毒作用以及淨化血液的效果。

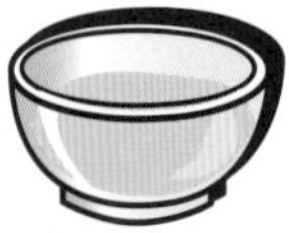

**⬆ 芥末**

芥末中所含的辣味物質能促進血液循環、提升代謝，同時還能改善手腳冰冷。比起黃芥末，日本芥末的辣味更強烈。

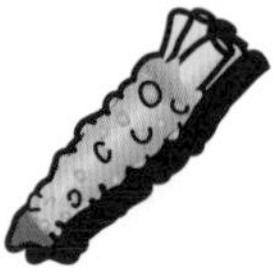

**⬆ 山葵**

山葵中名為異硫氰酸酯的成份能夠促進血液循環、提升體溫，對於手腳冰冷的改善相當有效，同時還具有淨化血液的作用。

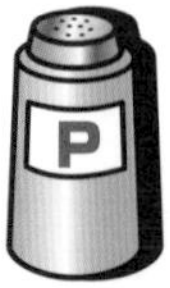


**⬆ 黑胡椒**

辛辣成份－胡椒鹼能夠促進血液循環、提高代謝，撒上 3～4 下，就能感到相當辛辣。另外，選擇粗磨胡椒會更具效果。

**攝取多少<br>才會有效呢？**

每天的標準攝取量如下：生薑 2 小匙左右（10g）、大蒜 1～2 粒、洋蔥 1／4～1／6 個。其他如山葵或黑胡椒等，只要在使用時記得多加一些就好了。

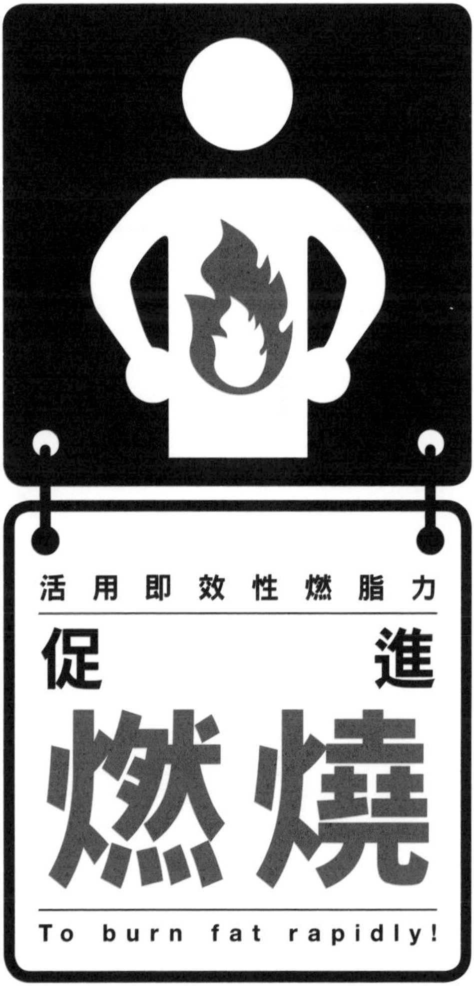
活用即效性燃脂力
促進
燃燒
To burn fat rapidly!

## 能對脂肪產生作用並使其燃燒的成份

燃燒脂肪＝將脂肪轉換成能量，一般來說是肌肉的工作。但其實並不需要刻意地進行劇烈運動才有燃脂效果，就像平常維持固定的坐姿時就會使用到肌肉，光是這樣的日常動作就能或多或少將脂肪轉換成能量。不過這裡所要討論的燃脂效力，並非經由肌肉的動作消耗熱量，而是藉由食物中能促進體內運作的成份，直接對脂肪產生作用並轉換成能量。以最普遍吃辣椒就會流汗的例子來解釋的話，應該會比較容易理解。也就是說，流汗的原因並非做了什麼動作，而是因為辣椒中含有的成份促使脂肪燃燒所產生的結果。

事實上，能夠直接促進脂肪燃燒的食材相當多，這裡所列舉的每一項都具有這種力量。話雖如此，但也不能太過依賴這些食材，請務必瞭解每一種食材的特徵並加以組合、搭配，才是聰明的做法。就將這些食材巧妙地加進平常的餐點中吧！

### 辣椒素

**擁有強力燃脂功效的最強燃脂食材**

辣椒素能刺激交感神經，讓被稱為脂肪分解荷爾蒙的腎上腺素加速分泌，吃辣椒後會出汗，便是由於脂肪分解所產生的熱能所造成的。

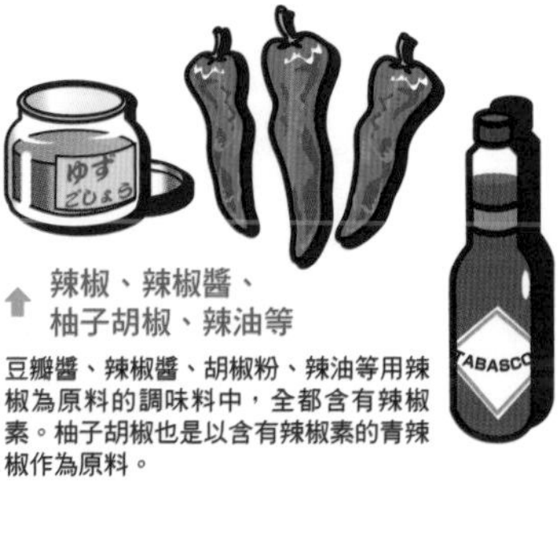
ゆず
ごしょう
TABASCO

⬆ 辣椒、辣椒醬、柚子胡椒、辣油等

豆瓣醬、辣椒醬、胡椒粉、辣油等用辣椒為原料的調味料中，全都含有辣椒素。柚子胡椒也是以含有辣椒素的青辣椒作為原料。

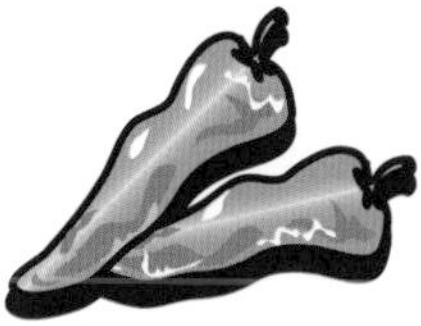

⬆ 小青辣椒

與辣椒同類的小青辣椒、萬願寺辣椒中也含有辣椒素，特別是種子含量豐富，所以請勿去籽直接食用吧。

⬆ 花枝

花枝為牛磺酸食材的代表，雖然給人不易消化的印象，但其實跟其他魚類是相同的，此外還含有極為豐富的菸鹼酸。

➡ 章魚

雖然不太容易消化，但十足的嚼勁能讓人在自然中避免攝取過量的食物，大家熟悉的「山葵章魚」便是優秀的燃脂下酒菜。

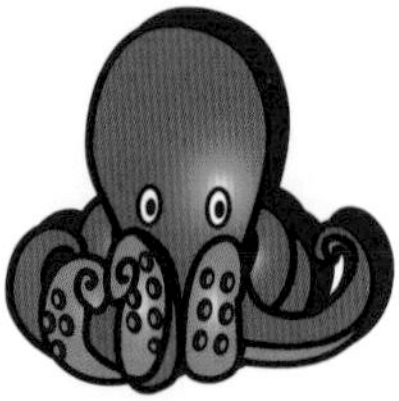

## 牛磺酸

### 不僅能燃燒脂肪 還能有效提升肝功能

牛磺酸除了能夠針對脂肪組織促進燃燒外，還具有提高肝功能的作用，而肝功能提升便能預防脂肪肝，讓脂肪順利地被運往肌肉，因此提升肝功能與燃燒脂肪，兩者之間息息相關。

➡ 蝦子

蝦青素是隸屬紅色色素的胡蘿蔔素之一，具有高抗氧化力，能夠防止身體氧化，對於預防老化相當有效。

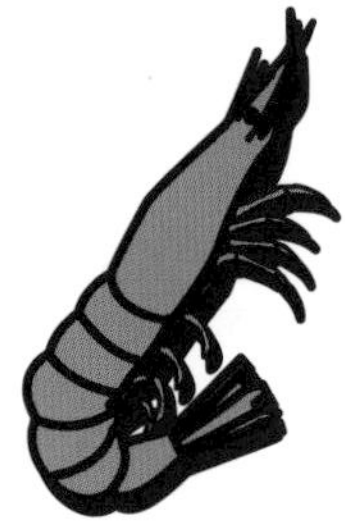

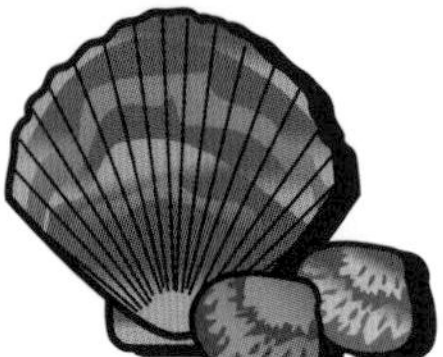

⬆ 貝類

所有貝類都含有豐富的牛磺酸，而在干貝中還有豐富的蛋白質，牡蠣或蛤蜊中則含有大量能提升代謝的維他命 B 群。

**目標為2天1次 請避免 攝取過量**

雖然是脂肪少、熱量低的食材，但要注意膽固醇。牛磺酸雖然具有降低膽固醇的作用，但攝取過量還是無益，最好能夠 2 天攝取 1 次。

---

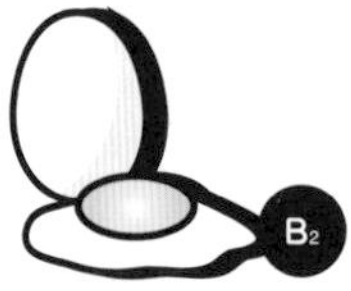


⬆ 雞蛋

雞蛋是優質蛋白質的來源，同時含有大量維他命 B2。不過維他命 B6 含量較少，請搭配其他食材一起食用，效果更佳。

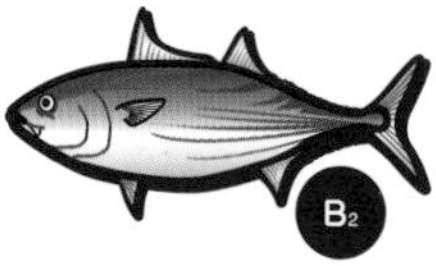


⬆ 鰹魚・鮪魚

維他命 B1、B2 的含量皆很豐富，擁有卓越的促進代謝能力，特別是紅肉部份含量豐富，請務必積極攝取。

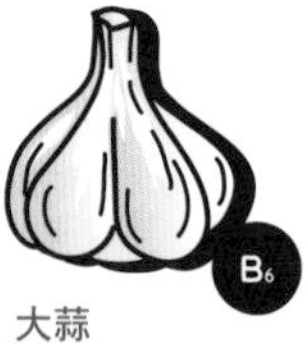


⬆ 大蒜

具有豐富的維他命 B6，能夠代謝脂質與合成蛋白質，搭配肉類或魚類一起食用，效果相當不錯。

## 維他命B6、B2

### 強力提升 脂肪代謝率的組合

三大營養素代謝時不可或缺的就是維他命 B2，尤其是對脂肪與醣類的代謝極有助益，同時還能促進脂肪燃燒。B6 也同樣能幫助脂肪代謝，並有預防脂肪囤積在肝臟等處的作用。

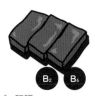

⬆ 肝臟

富含維他命 B2 與 B6，單吃肝臟就能有效獲得兩種作用。除了脂肪質含量少外，熱量也相當低。

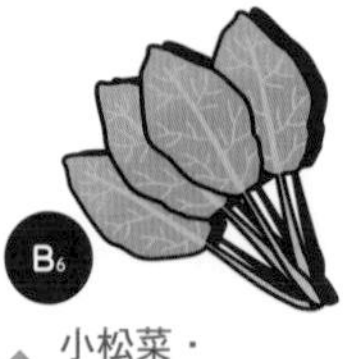


⬆ 小松菜・小青辣椒・茼篙等

小松菜、茼篙、波菜等黃綠色蔬菜中，含有豐富的維他命 B6，香蕉與小青辣椒之中的含量也不少。

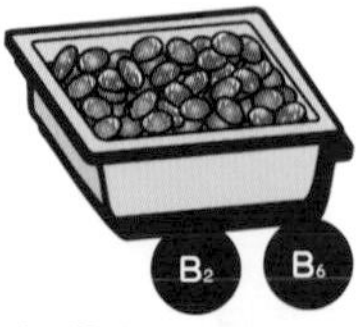


⬆ 納豆

同時含有維他命 B2、B6，本身也有促進蛋白質合成的力量，想要增強肌肉時不妨積極食用。

**同時攝取 維他命B2、B6 將更具效果**

維他命 B2 若是不足，會對維他命 B6 的作用造成妨礙，所以請盡量一起攝取讓效果更加提升。不妨運用雞蛋＋小松菜、鰹魚＋大蒜等組合以同時補充此兩種營養素。

## 菸鹼酸

### 連膽固醇都能分解的優異成份

菸鹼酸是維他命 B 的一種，別名維他命 B3，具有分解膽固醇或中性脂肪的作用，同時還能促進脂肪代謝，是與三大營養素的代謝息息相關之重要營養素。

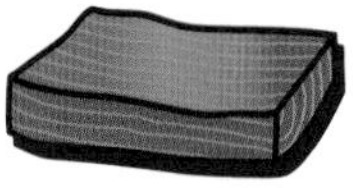

⬆ 鰹魚・鮪魚

除了鮪魚和鰹魚以外，鱈魚子中也含有大量的菸鹼酸。另外，鮪魚中還含有豐富的維他命 B6。

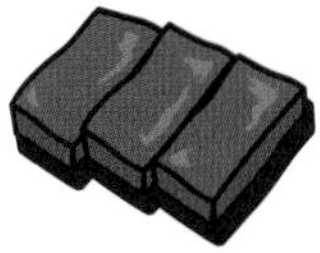

⬆ 肝臟

菸鹼酸在肉類中以肝臟的含量最為豐富，肝臟的維他命 B 群也相當俱全，請務必多加食用。

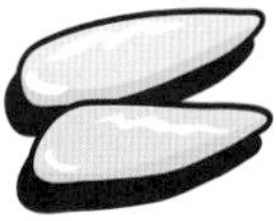

⬆ 雞肉

肉類中，菸鹼酸含量僅次於肝臟的就是雞肉，尤其以雞柳與雞胸肉部位的含量最多。

**常喝酒的人請務必多加攝取**

菸鹼酸在人體內，是從必需胺基酸中的色胺酸合成而來，因此不用擔心會有不足的狀況發生。由於具有解酒的功能，建議常喝酒的人可以多加攝取。

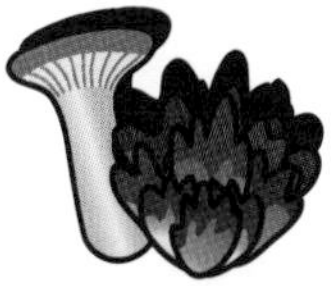

⬆ 香菇

雖然比不上肉類或魚類，但香菇之中的菸鹼酸含量也極為豐富。此外，舞菇、蘑菇以及杏鮑菇中的含量也不容小覷。

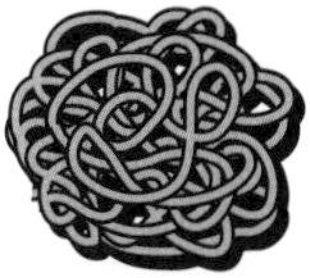

⬆ 蕎麥麵

菸鹼酸在穀類之中，以蕎麥麵的含量最為豐富，而蕎麥麵的營養會在加熱後流出，所以連湯一起喝效果會更好。

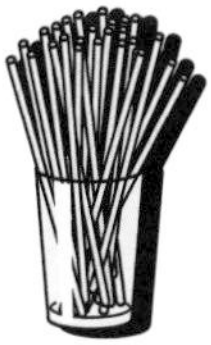

⬆ 義大利麵

義大利麵中的菸鹼酸含量約為白米的 2 倍。由於菸鹼酸為水溶性，煮沸後會流出，所以可將煮麵的湯一起加入醬料中。

---

## DHA、EPA

### 脂肪中的成份能幫助脂肪燃燒？

DHA 與辣椒素同樣具有促進脂肪燃燒的作用，而在最近的研究中，發現 EPA 具有改善脂質代謝的功用，如果不足的話，脂肪就會被囤積起來，請特別注意。

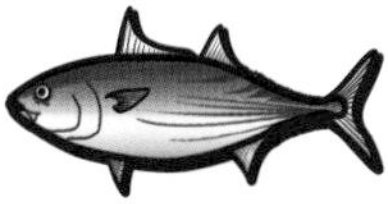

⬆ 鰹魚・鮪魚

鰹魚在秋天「返鄉」時是脂肪最多的時期，所以特別推薦。冷凍鮪魚中有時會添加脂肪，食用時需要特別注意。

➡ 沙丁魚

沙丁魚屬於小型青魚，做成魚乾也相當可口，但脂肪易於氧化，建議以生魚片的方式食用，盛產期在初夏。

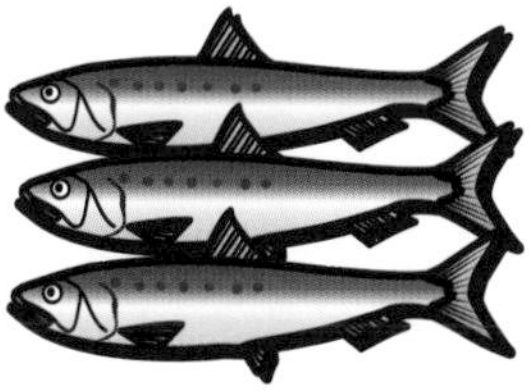

**食用當季食材是最有效的方法**

DHA 與 EPA 富含於魚貝類中是眾所周知的，特別是青魚的脂肪中，含量最為豐富的一種脂肪酸。青魚在盛產時期脂肪會變多，味道也會更加鮮美，所以當季食用才能獲得最佳效果。

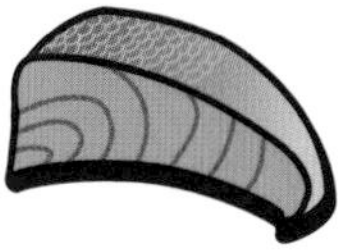

⬆ 鮭魚

雖然不是青魚類，不過 DHA、EPA 的含量也相當豐富。天然的秋鮭或鮭魚生魚片中，脂肪狀態良好，相當推薦。

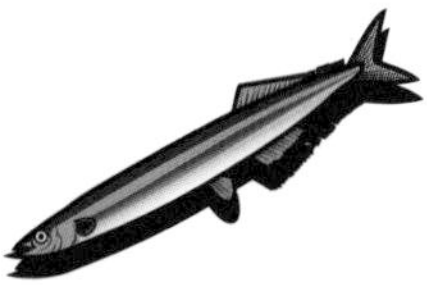

⬆ 秋刀魚

日本最引以為傲的大眾魚，在超市也可購買到秋刀魚的生魚片，請不要錯過 8 ～ 9 月的盛產期，秋刀魚罐頭也很推薦。

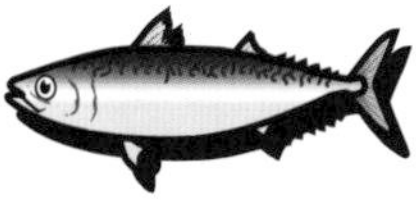

⬆ 鯖魚

全年都可吃到，建議養成定期吃生魚片的習慣。生吃的話，醃鯖魚會是最佳選擇，當然鹽烤或燉煮的食用方式也很不錯。

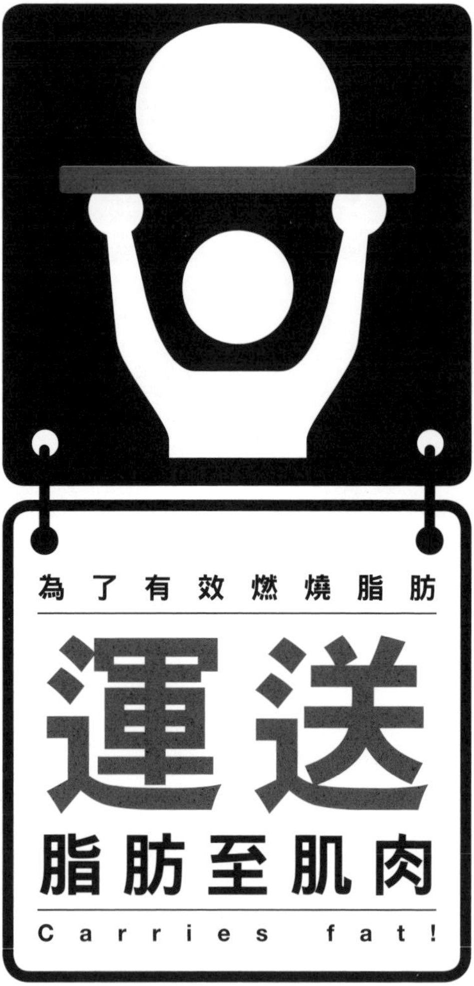


## 脂肪不運送到肌肉就無法被燃燒

肌肉具有燃燒脂肪的重要功能，但如果肌肉中沒有脂肪的話就無法燃燒。那麼脂肪是如何被運往肌肉的呢？

人體內據說有60兆個細胞，每一個細胞都具有燃脂功能，而燃脂效力最強的當然就是肌肉細胞。另外，細胞中的粒腺體被稱為「脂肪的焚化爐」，想要燃燒脂肪就必需進入其中，不過脂肪本身無法單獨進入粒腺體，這時搬運脂肪的重責大任就全靠左旋肉鹼（L-carnitine）。近年來左旋肉鹼經常被使用在各種食品中，相信大家應該都不陌生。當左旋肉鹼與脂肪結合後，會將脂肪丟入有「焚化爐」之稱的粒腺體中，這是其他營養素所無法取代的重要作用。沒有左旋肉鹼就無法產生能量，要達到理想的燃脂程度，體內的肉鹼含量也需達到平衡狀態。也就是說，左旋肉鹼是脂肪燃燒時不可或缺的元素。

由於左旋肉鹼在人體內，可藉由必需胺基酸中的賴胺酸與甲硫胺酸加以合成，只要飲食正常，幾乎不會有不足的情況發生。但在20多歲的高峰期後合成量會下降，因此體內的左旋肉鹼量也會不斷減少，這與隨著年紀增加，肌肉量減少導致基礎代謝下滑的現象極為相似。

由此可知想要打造不易發胖的體質，就必須增強肌肉，配合這點左旋肉鹼當然也要增加，體內若能具有符合肌肉量的充足左旋肉鹼，便能有效地將脂肪運往肌肉。

食材中，能夠有效增加左旋肉鹼的，就是瘦肉、鮪魚和鰹魚等，其中含量最高，是以小羊肉為代表的羊肉，不喜歡羊肉也可從牛肉中攝取。不過不管是哪一種都不會馬上見效，即使一次就攝取了大量的相關食物也沒用，最好的方法就是養成定時攝取的習慣，加上魚、肉類皆是優質的蛋白質來源，每天適量攝取也無妨。

# 左旋肉鹼

## 搭配運動
## 就能有效燃燒脂肪

將脂肪搬運到肌肉的唯一負責人就是左旋肉鹼，不過即使努力搬運但運動量不足的話，還是無法有效地被消費而變成體脂肪。適度的有氧運動，是有效幫助脂肪燃燒的方式之一。

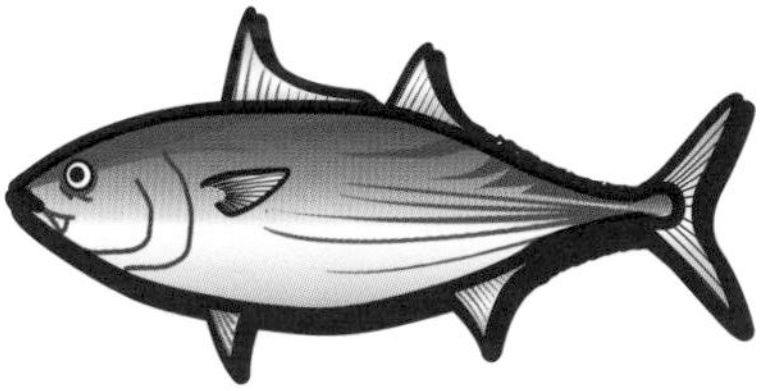

### ⬆ 鰹魚

左旋肉鹼在鰹魚的紅肉中含量豐富，可以從生魚片或半熟生魚片中攝取。DHA 與 EPA 的含量也相當豐富，請務必積極食用。

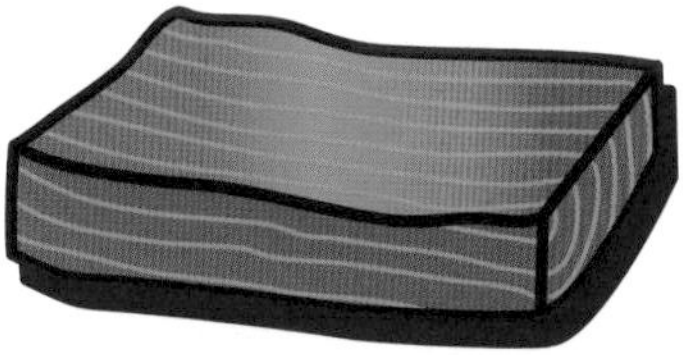

### ⬆ 鮪魚紅肉

與鰹魚相同也是存在於紅肉中，可輕易透過壽司等外食來攝取。此外，鮪魚罐頭也是以鮪魚當作原料，所以也能攝取到左旋肉鹼。

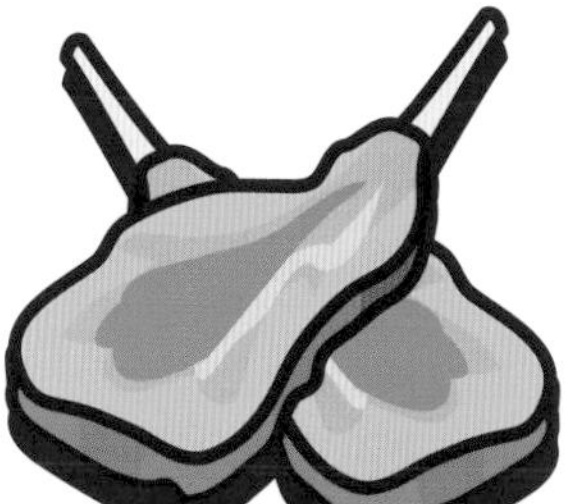

### ⬆ 羊肉

左旋肉鹼的含量 No.1，由於在超市也能買得到，所以可以定期食用。外食的話，推薦同時能夠吃到大量蔬菜的蒙古烤肉。

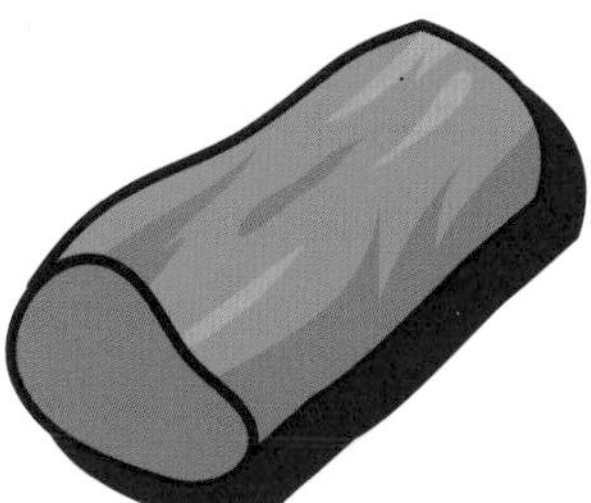

### ⬆ 牛瘦肉

左旋肉鹼的含量僅次於羊肉，部位則以里肌肉最多，腿肉含量也算不少，兩者都具有脂肪少、熱量低的優點。

### 持續攝取以增加體內的左旋肉鹼

想要增加體內的左旋肉鹼量，最好能夠每天持續攝取約 200mg，換算成牛肉約為 140g。雖然不是很難達成的份量，但為了避免攝取過多脂肪，還是要慎選食材。

非知不可！

# 其他有助於燃脂的成份與食物

雖然前面已介紹過各式各樣的燃脂食材，但難免會有遺珠之憾。
以下所要介紹的，也都是日常生活常見的食材，請務必多加活用。

## 讓常伴身旁的飲料也成為燃燒脂肪的幫手

飲料成份中也具有燃脂作用的物質，由於市面上的「健康」飲料也相當多，大家或許早已具備這些知識，不過還是再複習一次吧。

### 咖啡因

**飯後飲用效果極佳**

咖啡或茶類所含的咖啡因，能夠刺激交感神經以促進脂肪燃燒，因此在飯後喝咖啡效果極佳。不過咖啡因的作用會被砂糖阻礙，最好盡量選擇黑咖啡。

➡ 咖啡

咖啡因能刺激交感神經，所以從代謝的角度來看，建議早上可以喝一杯。不過飲用過量也不好，1 天最好控制在 3 ～ 4 杯的份量。

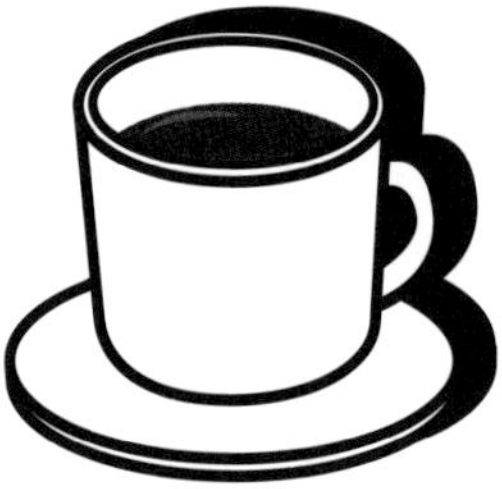

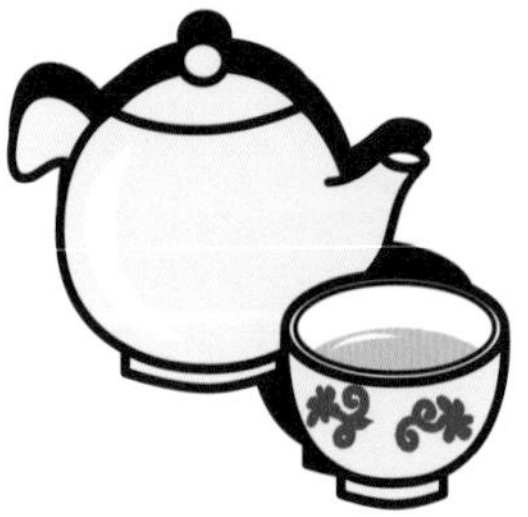

⬅ 茶

每天持續飲用 500mg，就會相當有效。1 杯濃郁的綠茶中含有約 100mg 的兒茶素，也就是說 1 天可以飲用 5 杯。

### 兒茶素

**抑制脂肪與醣類的吸收**

與咖啡因相同，除了能活化脂肪消化酵素、促進燃脂外，還能抑制脂肪與糖份的吸收並將其排出，運用此雙重功用就能有效預防體脂肪的囤積。

### 可可多酚

**不僅能抑制空腹感**
**還能提升基礎代謝率**

可可為巧克力的原料，內含的可可多酚具有抗氧化作用，對於降低膽固醇與中性脂肪也相當有效，純度越高效果越好。

➡ 可可

可可的純度越高越好，市售的可可牛奶等飲料純度相當低，所以不太具有效果，建議用豆漿來沖泡純可可飲用。

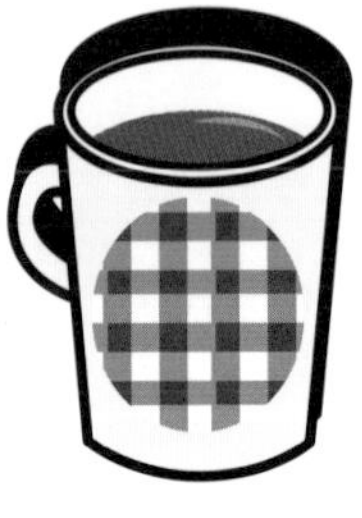

## 亞洲引以為傲的大豆製品 瘦身成份十分引人注目

以健康食材而聞名的大豆製品，不僅能提供優質蛋白質，也含有許多有助於脂肪燃燒的成份，請務必要加以活用。

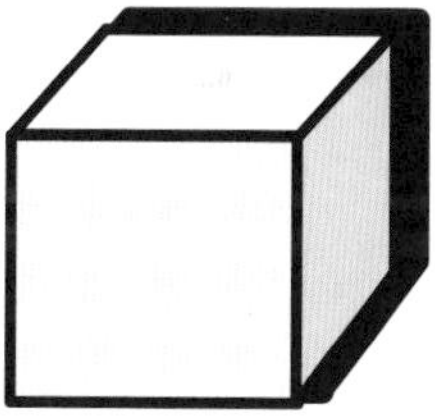

### ← 豆腐

由大豆所製成，特徵就是含有大量的大豆皂素。不過加工過程中會喪失食物纖維，最好能配合蔬菜一起攝取，每餐最適當的攝取量為100g（1／3塊）。

## 大豆皂素

### 促進脂肪燃燒 提升肝臟功能

藉由抗氧化作用所研發出來的抗老化功能相當受到注目，同時具有降低血中脂肪、提升肝臟功能等作用，此外還能促進脂肪燃燒。

## 大豆寡糖

### 抑制肥胖荷爾蒙 過度分泌

攝取少量即可增加腸內的比菲德氏菌並調整腸內環境，雖然屬於糖份，但不會讓血糖值急速上升，對於預防胰島素（肥胖荷爾蒙）的過度分泌也相當有效。

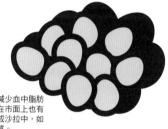

### ➡ 水煮大豆

水煮大豆中含有能夠減少血中脂肪的亞油酸，罐頭製品在市面上也有販售，建議加入湯品或沙拉中，如此就能輕鬆補充蛋白質。

### ← 豆漿

豆漿中的維他命E能夠改善血液循環，非常適用於改善手腳冰冷的症狀，同時還能穩定血糖值，在飯前飲用更具效果。

## 大豆蛋白

### 適用於增強肌肉時 是營養極為均衡的蛋白質來源

大豆蛋白屬於營養相當均衡的蛋白質，除了能夠降低血中膽固醇外，在最近的研究中也發現，大豆中的β-伴大豆球蛋白具有減少體脂肪的作用。

## 大豆卵磷脂

### 藉由促進血液循環 改善手腳冰冷並提升代謝

除了能夠溶解附著於血管中的膽固醇外，還能促進血液循環，因此可以改善手腳冰冷與肩膀酸痛。此外也是構成腦神經組織的成份之一，可以防止腦部老化。

### ➡ 納豆

維他命B群相當豐富，能發揮強力的燃脂效果。納豆激酶成份則具有幫助消化、淨化使血液的功用。

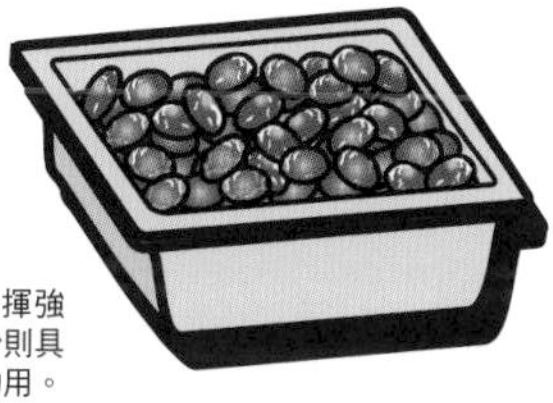

# Calorie Catalogue
# 日常飲食
# 熱量一覽表

**藉由此單元，我們可以知道平常的食物到底含有多少熱量。**
**有時雖然只吃一點點，但熱量可能意外地高……。**
**只要瞭解正確的卡路里攝取量，瘦身成功率將大幅提升。**

consultant／清水加奈子　photos／島田健次、Aratajun、仁田慎吾
information／女子營養大學出版社　cooperation／用賀俱樂部

### 熱量一覽表之使用方法

**熱量**
意指從食品中獲得的能量並將其數值化，單位為kcal。脂肪質含量越高，熱量也就越高。

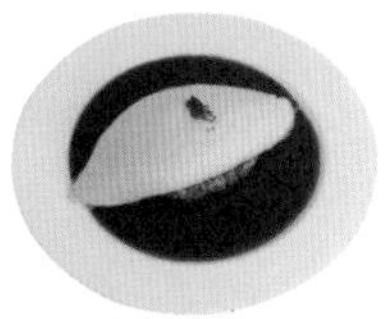

**蛋包飯**
**697 kcal**

**菜名**
食品的一般名稱。圖中基本為一人份，但部份食品．料理為一般市售的份量。

目錄中分為主食．配菜．食材等3大類，首先要介紹的是控制熱量關鍵的主食部份，大家可以先確認自己所喜愛的主食到底含有多少熱量，接著再翻翻其他頁，讓大腦對各種菜色的熱量有具體概念，如此就能輕鬆控制熱量了。
※卡路里數皆由日方提供，僅供參考。

## Part.1 主食篇

不吃主食的瘦身法，不僅會造成能量不足，還可能變成容易發胖的體質，所以最好盡量避免。圖示中若無特別標示，即表示每1小碗為150g、蓋飯則為210g。

### 飯類

白飯在碳水化合物中，不僅最具飽足感，同時也能成為腦部的能量來源。只要不隨便跳過正餐，並注意進食的份量與時間，即使是碳水化合物，也能成為瘦身的強力夥伴。

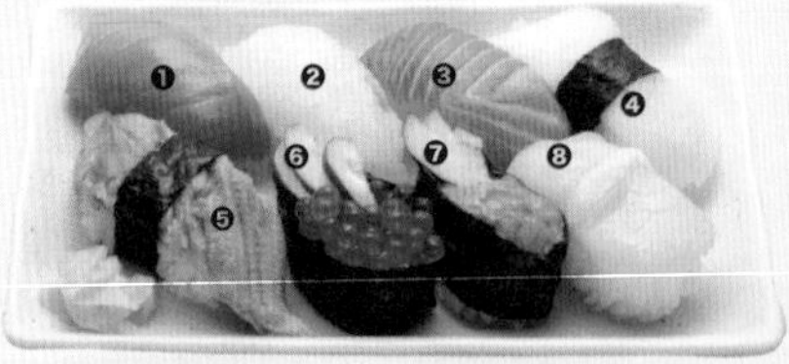

**壽司**

| | |
|---|---|
| ①鮪魚 | 86 kcal |
| ②鯛魚 | 57 kcal |
| ③鮭魚 | 66 kcal |
| ④花枝 | 40 kcal |
| ⑤星鰻 | 63 kcal |
| ⑥鮭魚卵 | 61 kcal |
| ⑦海膽 | 44 kcal |
| ⑧干貝 | 47 kcal |

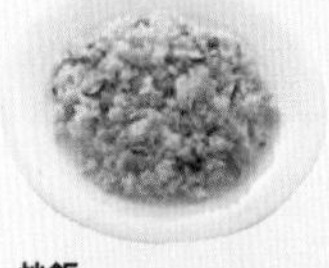

**炒飯**
**785 kcal**

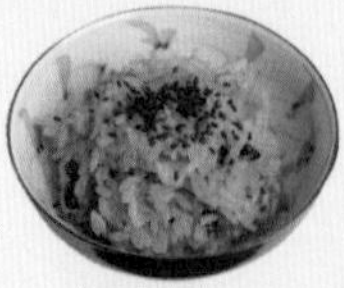

**紅豆飯**
**284 kcal**

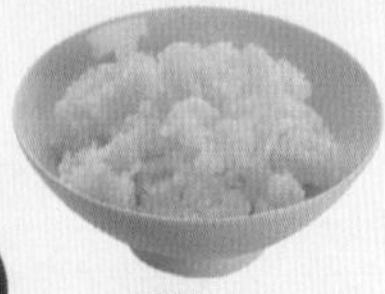

**白飯**
**252 kcal**

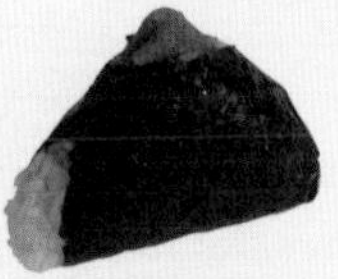

**飯糰（梅子）**
**173 kcal**

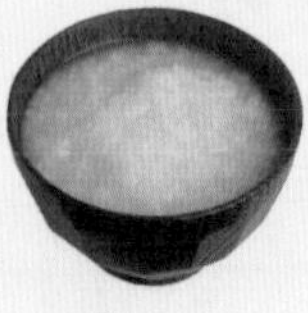

**白粥**
**142 kcal**

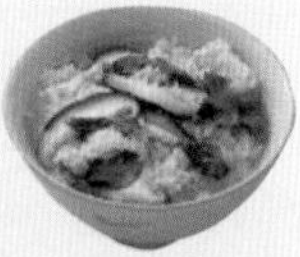

滑蛋雞燴粥
232 kcal

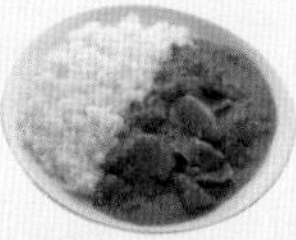

咖哩飯
603 kcal

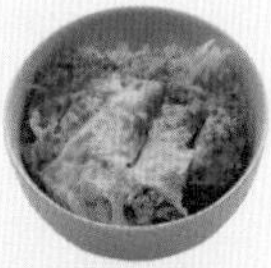

豬排蓋飯
829 kcal

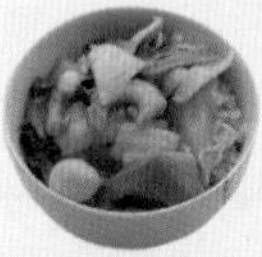

什錦燴飯
673 kcal

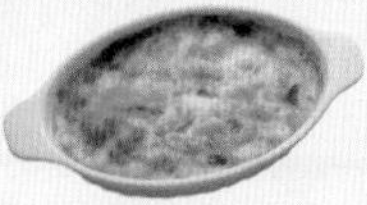

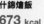

海鮮焗飯
530 kcal

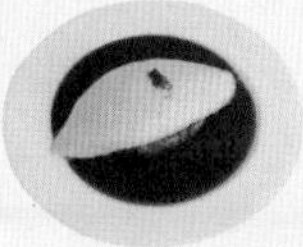

蛋包飯
697 kcal

## 麵類

麵類的特徵就是容易吞嚥，所以不由自主地就會一口接一口。請務必要細嚼慢嚥並仔細品嚐食物的味道，這樣才算是健康的瘦身飲食方式。

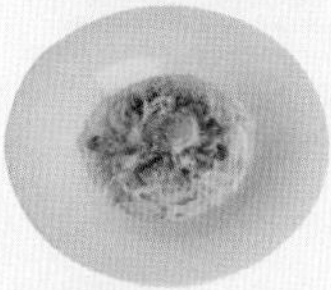

奶油培根
義大利麵
738 kcal

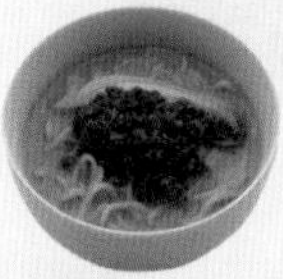

擔擔麵
665 kcal

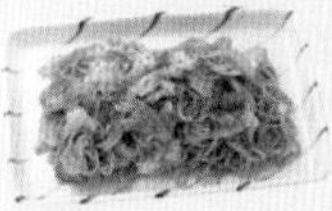

炒麵
570 kcal

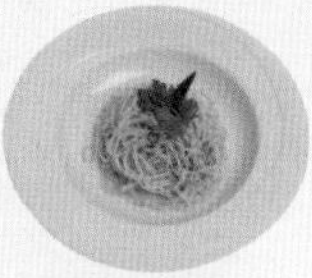

辣椒義大利麵
508 kcal

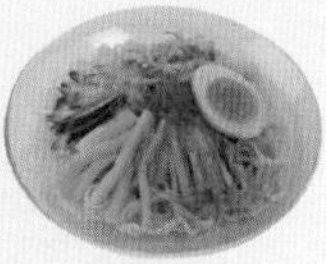

中華涼麵
454 kcal

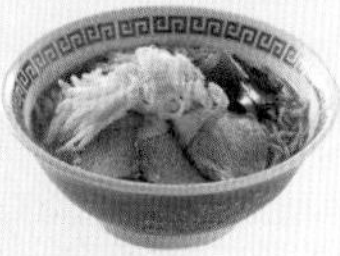

醬油拉麵
448 kcal

## 麵包、其他

口感豐富的麵包裡面常使用大量的奶油，雖然容易食用，但常常不自覺地就會吃過頭，熱量也意外地高，所以要特別注意。另外，麵粉類食品雖然不能當主食，不過相當適合用來當早餐或點心，但隨著醬汁或起司等不同的配料，熱量也會有所變化。

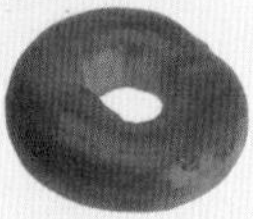

貝果
255kcal

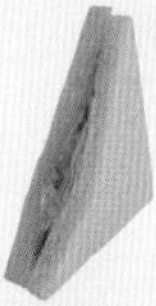

火腿三明治
76 kcal

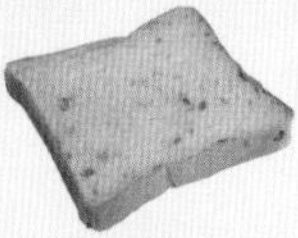

胚芽吐司
（6片裝）
159 kcal

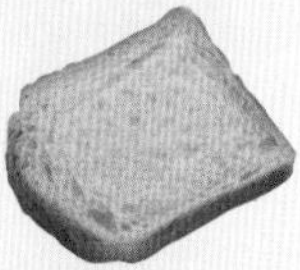

白吐司
（6片裝）
178 kcal

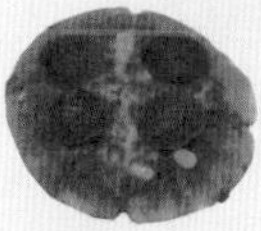

披薩
362 kcal

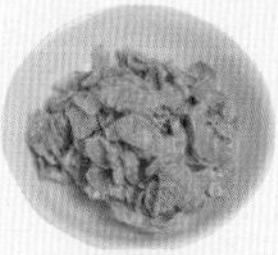

玉米片
152 kcal

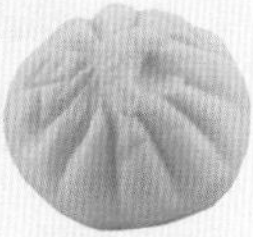

肉包
259 kcal

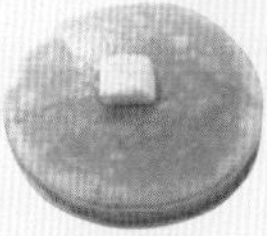

鬆餅
282 kcal

Part.2

# 配菜篇

單吃某種食物的瘦身法，所獲得的營養素當然也只會針對某成份，但人體的代謝與各種營養素息息相關，能夠均衡攝取主菜、配菜非常重要。

## 肉類料理

肉類料理是相當重要的蛋白質來源，雖然熱量偏高但不能不吃，建議用汆燙、燉煮等方式去除多餘油脂後再充分攝取。

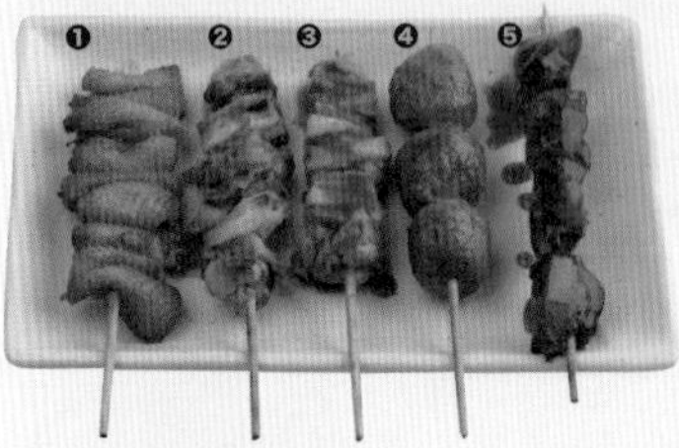


**烤雞類**

①雞皮（沾醬） 161 kcal
②香蔥雞肉串（沾醬）80 kcal
③腿肉（沾醬） 97kcal
④雞肉丸（沾醬） 91 kcal
⑤雞肝（沾醬） 41 kcal

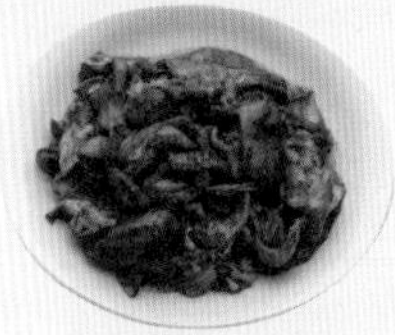

**回鍋肉**
289 kcal

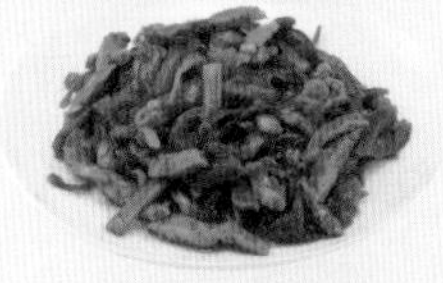

**青椒炒肉絲**
289kcal

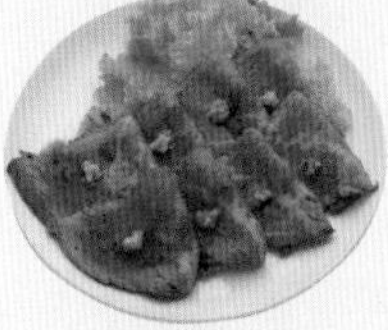

**烤牛肉**
202 kcal

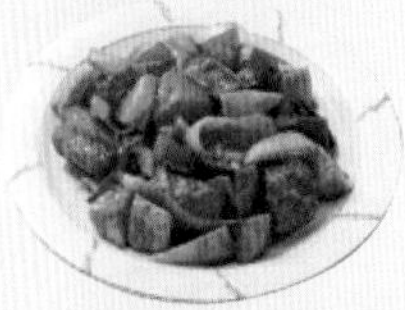

**糖醋排骨**
467 kcal

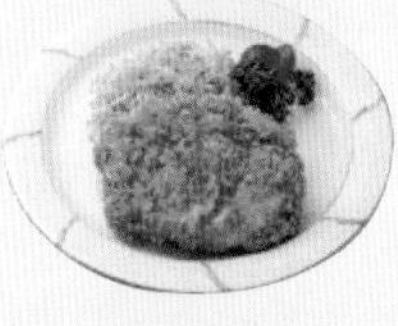

**炸豬排**
481 kcal

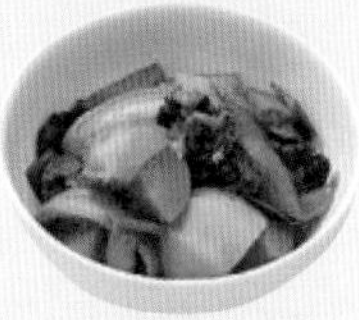

**馬鈴薯燉肉**
374 kcal

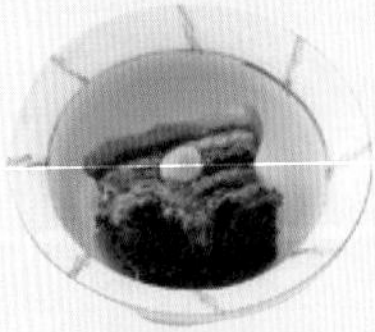

**滷豬肉**
491 kcal

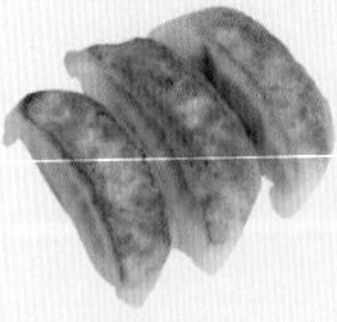

**煎餃**
190 kcal

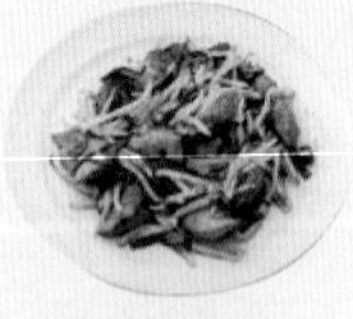

**韭菜炒豬肝**
171 kcal

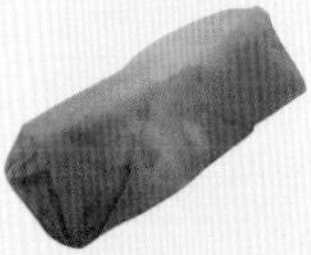

**炸春捲**
182 kcal

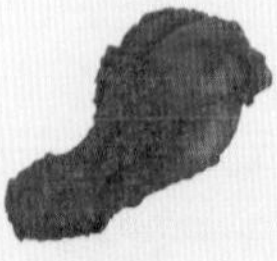

**炸雞**
215 kcal

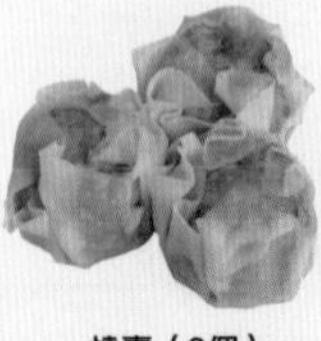

**燒賣（3個）**
123 kcal

## 魚類料理

生魚片是最能完整保留各種營養素的料理方法，烤魚則能削減多餘油份讓熱量降低。

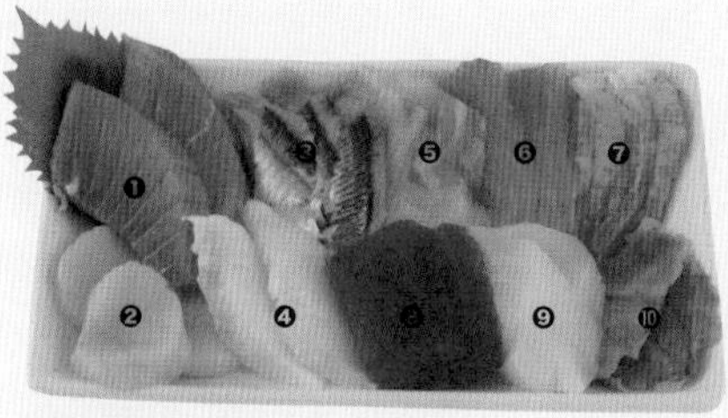

生魚片

| | | | |
|---|---|---|---|
| ①鮪魚腹肉 | 103 kcal | ⑥鮭魚 | 50 kcal |
| ②干貝 | 24 kcal | ⑦甜蝦 | 13 kcal |
| ③秋刀魚 | 78 kcal | ⑧紅色魚肉 | 38 kcal |
| ④魚腮肉 | 15 kcal | ⑨花枝 | 22 kcal |
| ⑤鯛魚 | 49 kcal | ⑩螺肉 | 17 kcal |

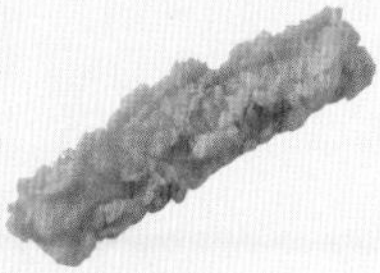

炸花枝
103 kcal

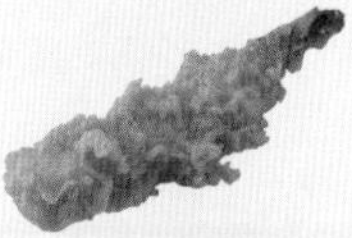

炸蝦
58 kcal

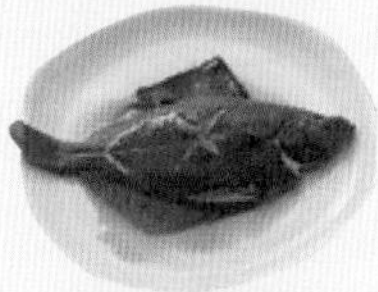

燉鰈魚
118 kcal

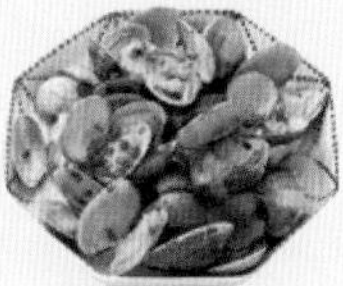

酒蒸蛤蜊
42 kcal

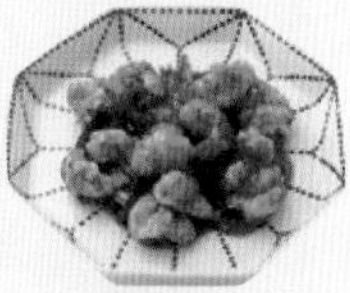

乾燒蝦仁
192 kcal

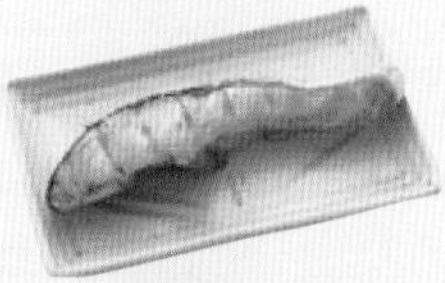

鹹鮭魚
159 kcal

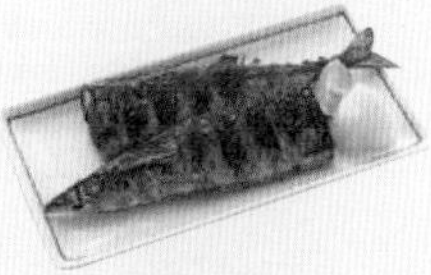

鹽烤秋刀魚
196 kcal

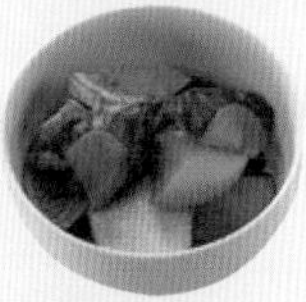

鰤魚燉蘿蔔
291 kcal

## 大豆・豆類料理

經常被當做配菜的大豆和雞蛋營養價值極高，同時也是蛋白質的重要來源，減肥時絕對不可或缺。

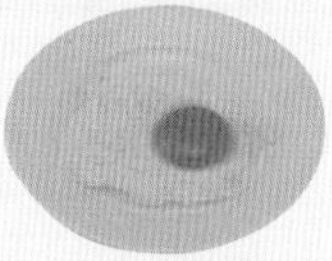

荷包蛋
120 kcal

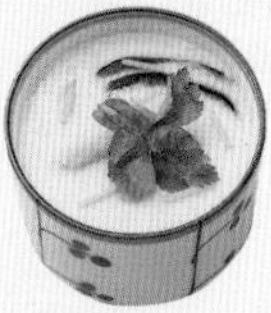

茶碗蒸
61 kcal

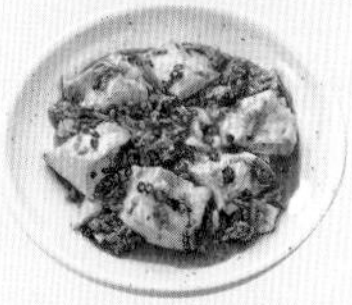

麻婆豆腐
240 kcal

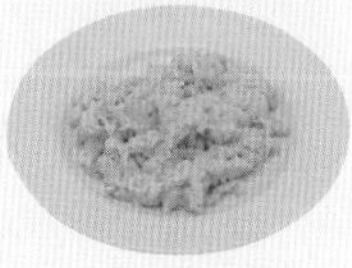

炒蛋
172 kcal

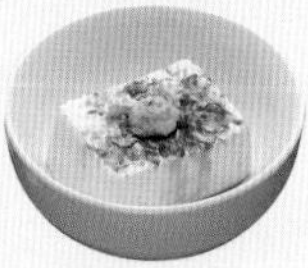

凍豆腐
84 kcal

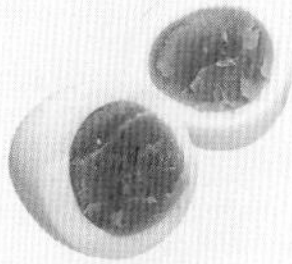

水煮蛋
92 kcal

配菜篇

## 蔬菜料理

蔬菜中富含能夠調整身體機能的食物纖維，然而一般人的蔬菜攝取量還是經常不足。為了提高燃脂效果，請務必要充分攝取。

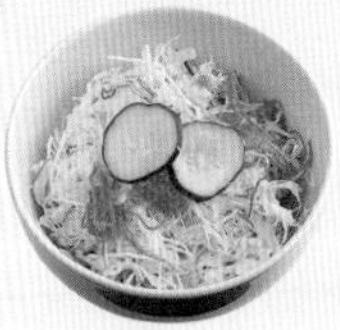

**蔬菜沙拉**
78 kcal

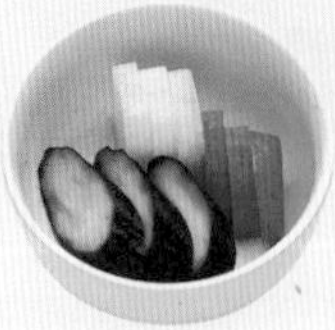

**醃漬蔬菜**
20 kcal

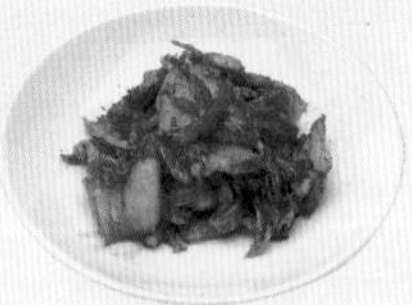

**泡菜**
23 kcal

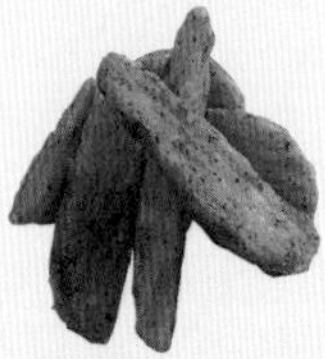

**炸薯條**
191 kcal

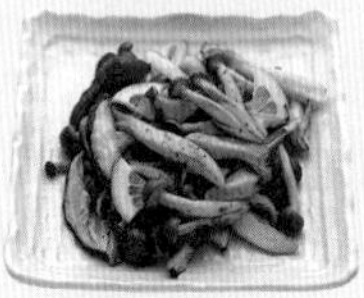

**炒香菇**
80 kcal

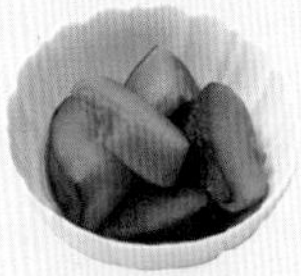

**燉南瓜**
89 kcal

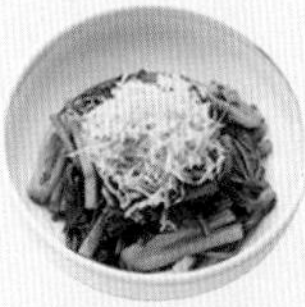

**燙青菜（菠菜）**
23 kcal

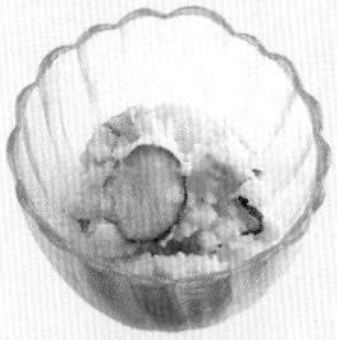

**馬鈴薯沙拉**
195 kcal

## 火鍋・湯品

可以一次就吃到大量的蔬菜以及其他豐富的食材，是一年四季都很受歡迎的料理。

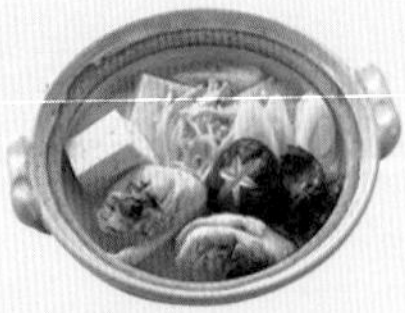

**雞肉火鍋**
253 kcal

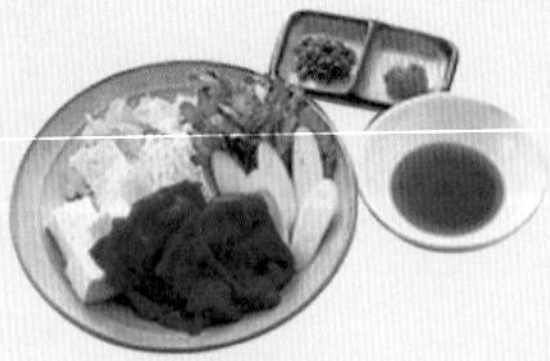

**涮涮鍋**
265 kcal

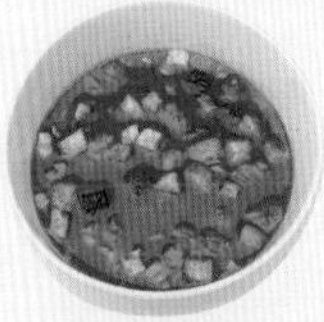

**義式蔬菜湯**
148 kcal

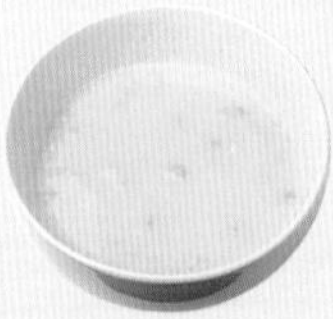

**玉米濃湯**
210 kcal

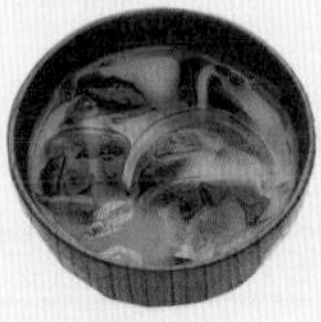

**味噌湯**
20 kcal

## 點心

「下午茶點心」能夠有效預防半夜空腹的風險，不過要特別注意的是，有些點心的熱量相當地高，千萬不要吃過頭。

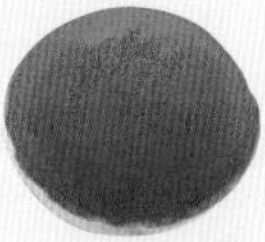

銅鑼燒
176 kcal

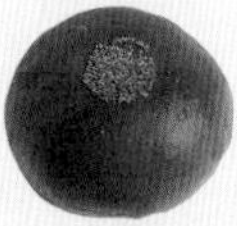

紅豆麵包
295 kcal

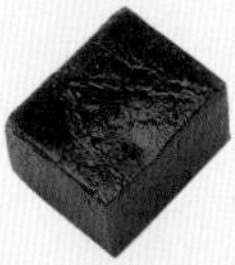

水羊羹
142 kcal

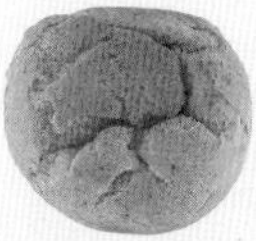

泡芙
283 kcal

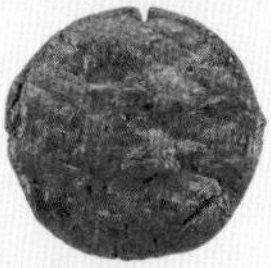

仙貝
38 kcal

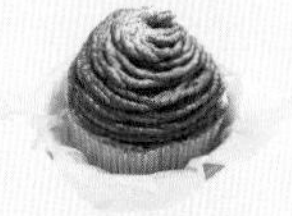

蒙布朗
276 kcal

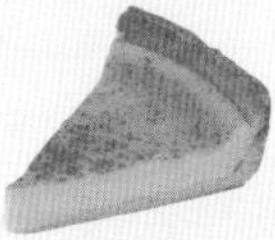

烤起士蛋糕
397 kcal

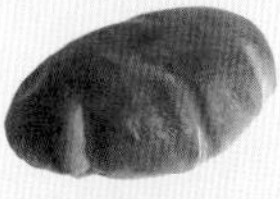

奶油麵包
295 kcal

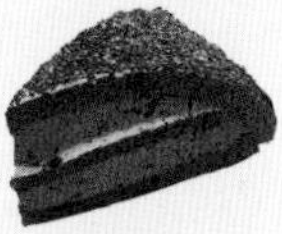

巧克力蛋糕
342 kcal

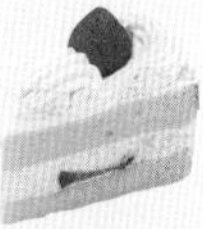

草莓蛋糕
354 kcal

## 飲料

糖份含量較多的無酒精飲料，最好能免則免。含有酒精的飲料則能促進食慾，所以也需要注意。一旦熱量過高，就需要節制飲食。

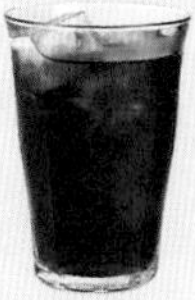

可樂
112 kcal

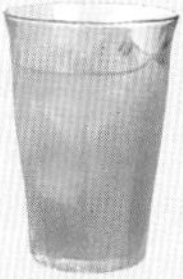

柳橙汁
80 kcal

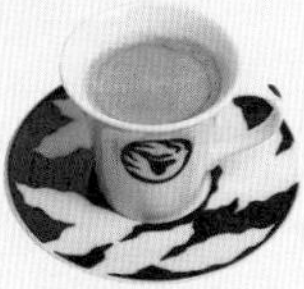

咖啡（黑）
4 kcal

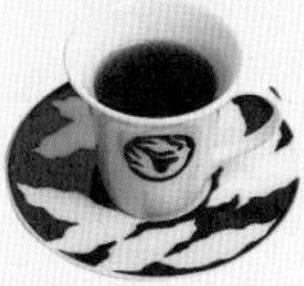

紅茶
1 kcal

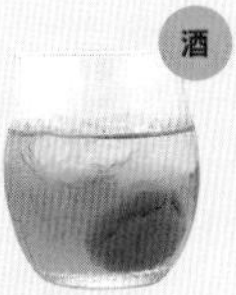


梅酒
280 kcal

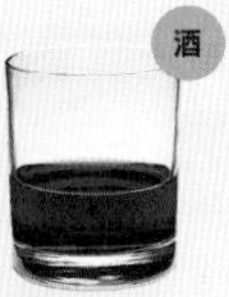


紹興酒
127 kcal

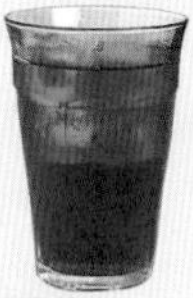

烏龍茶
0 kcal

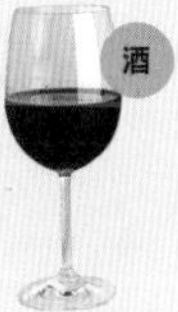


紅酒
73 kcal

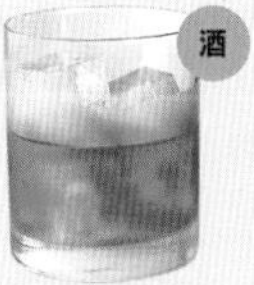


威士忌
71 kcal

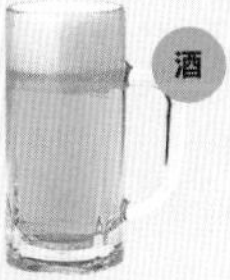


啤酒
203 kcal

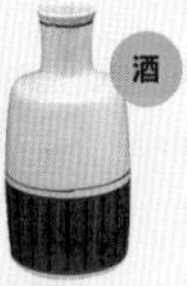


日本酒
303 kcal

# Part.3
# 食材篇

餐廳公佈自家餐點熱量的情況越趨普遍，但最能夠做到熱量控管的還是自炊。以下為大家提供實用的食材熱量作參考，所有卡路里量皆是以一餐份量來計算。

## 肉類

肉類的特徵在於不同的部位其脂肪含量也會有所不同，首先要記住的，就是腰肉部份為低熱量，紅肉中則有 4 成是脂肪。

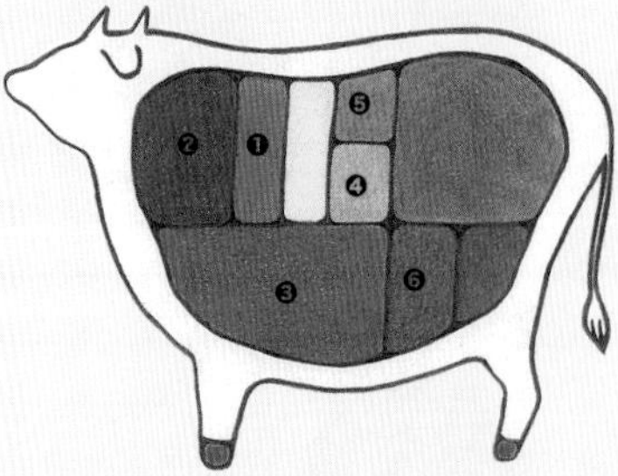


**牛肉**

| | |
|---|---|
| ①肩肉 | 286 kcal |
| ②肩胛肉 | 411 kcal |
| ③五花肉 | 517 kcal |
| ④腰內肉 | 223 kcal |
| ⑤後腰脊肉 | 499 kcal |
| ⑥腿肉 | 220 kcal |

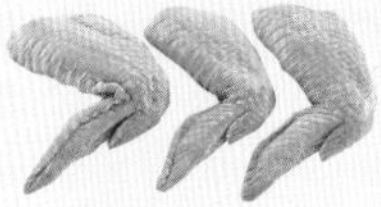
雞翅
211 kcal

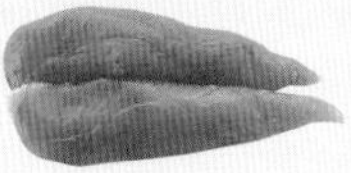
雞柳條
110 kcal

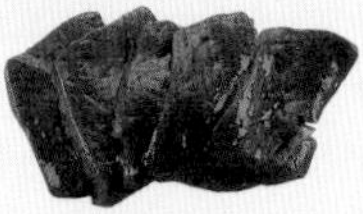
豬肝
132 kcal

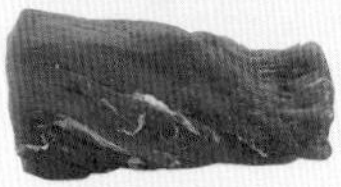
牛腰內肉
223 kcal

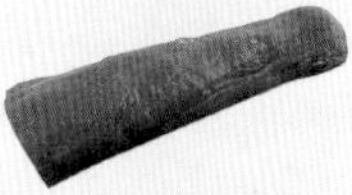
豬里肌肉
120 kcal

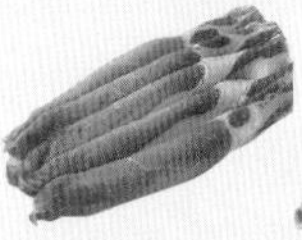
豬背肉
263 kcal

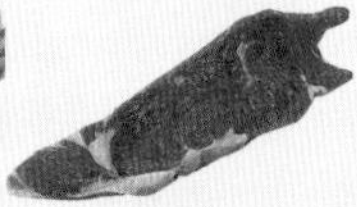
牛後腰脊肉
499 kcal

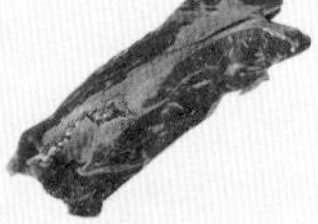
牛肩胛肉
411 kcal

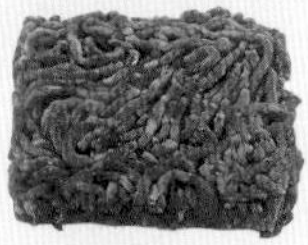
牛絞肉
224 kcal

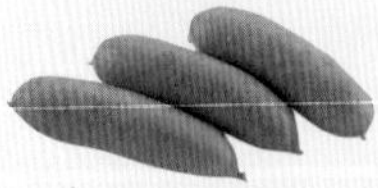
香腸（3根）
165 kcal

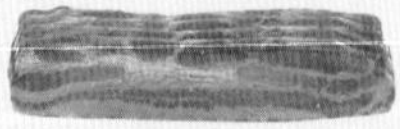
培根
404 kcal

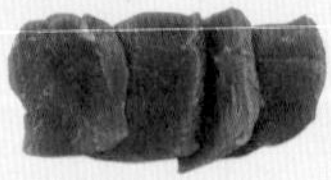
牛腿肉（紅肉）
220 kcal

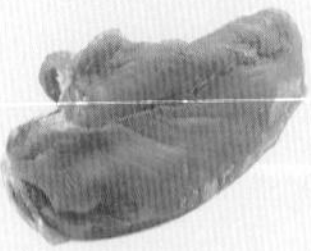
雞胸肉
191 kcal

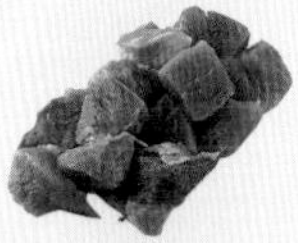
豬腿肉
183 kcal

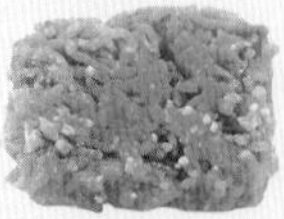
雞絞肉
166 kcal

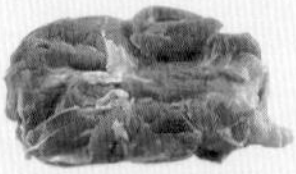
雞腿肉
200 kcal

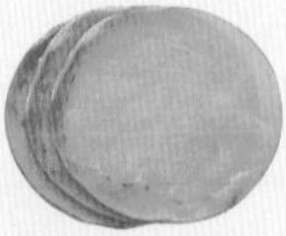
煙燻火腿
117 kcal

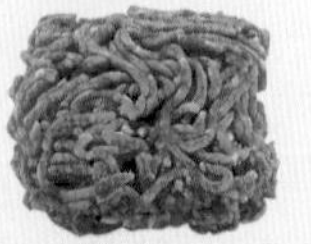
豬絞肉
135 kcal

## 魚貝類

基本上魚貝類是相當健康的食材，所含的營養素與脂質也不同於其他食材，是減肥的最佳幫手。

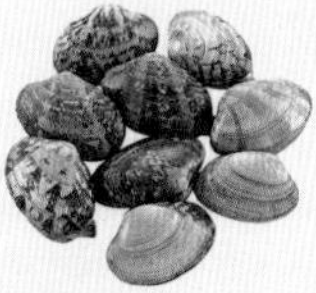

蛤蜊
**30** kcal

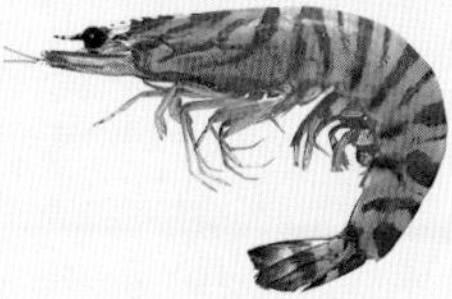

草蝦
**82** kcal

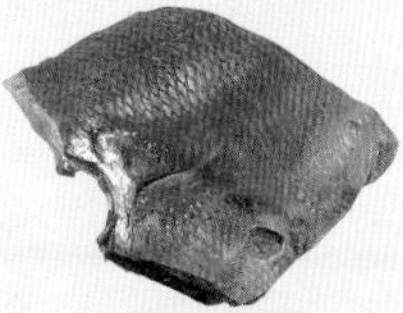

紅金眼鯛
**160** kcal

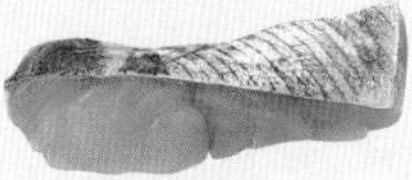

鱈魚
**77** kcal

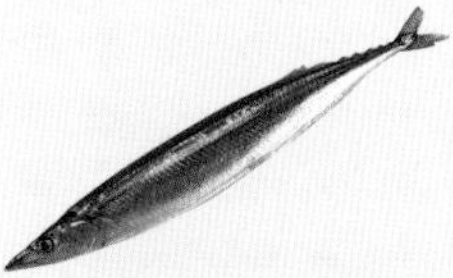

秋刀魚
**310** kcal

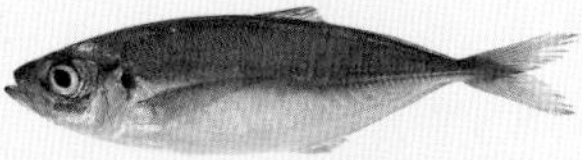

鯵魚
**121** kcal

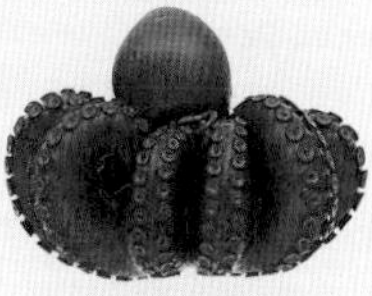

章魚（汆燙）
**99** kcal

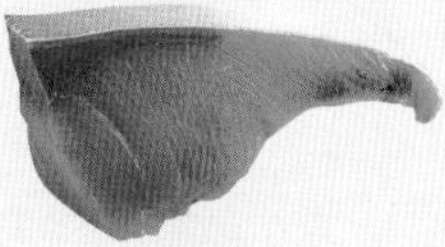

鰤魚
**257** kcal

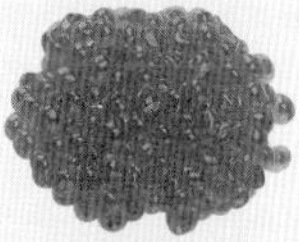

鮭魚卵
**272** kcal

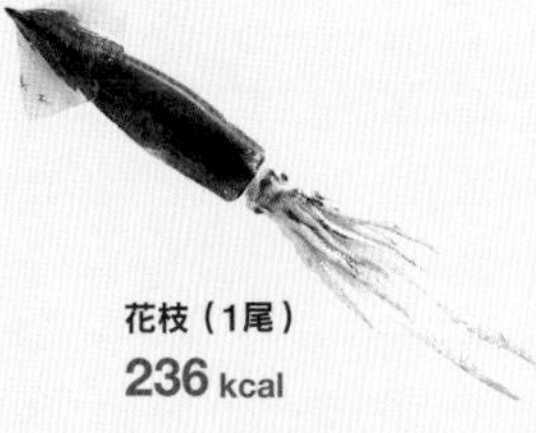

花枝（1尾）
**236** kcal

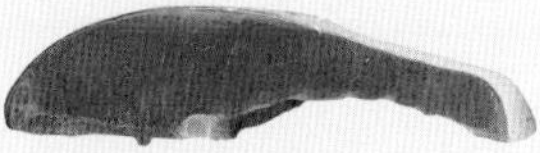

鮭魚
**138** kcal

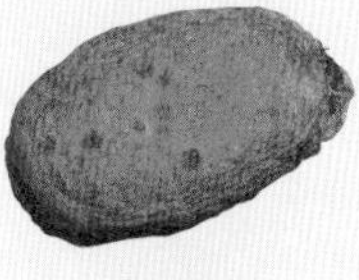

炸魚餅
**139** kcal

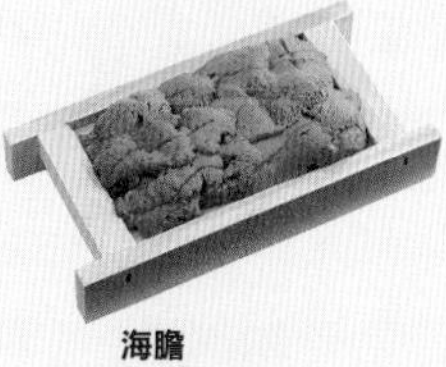

海膽
**120** kcal

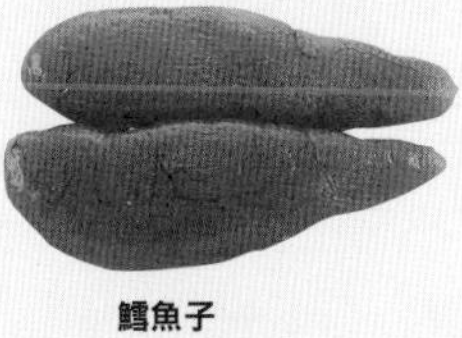

鱈魚子
**140** kcal

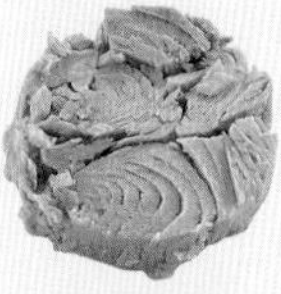

鮪魚（油醃）
**267** kcal

## 雞蛋・大豆

請每天攝取含有優質蛋白質的大豆以及含有豐富鈣質的雞蛋，兩者皆是全方位性的超級食材。

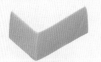

絹豆腐（1塊）
**157** kcal

木棉豆腐（1塊）
**260** kcal

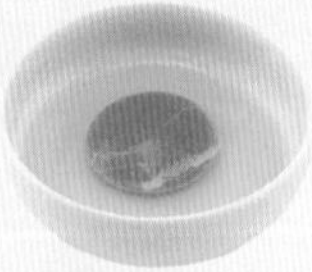

雞蛋（1個）
**85** kcal

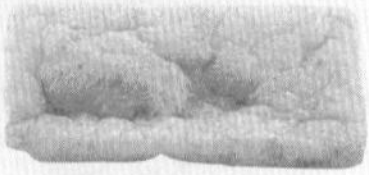

油豆腐（1片）
**224** kcal

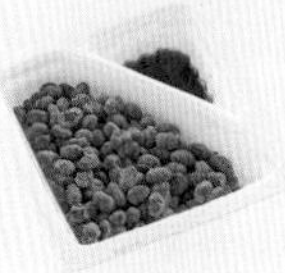

納豆（1盒）
**100** kcal

純豆漿（200㎖）
**106** kcal

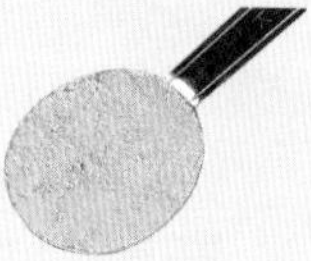

黃豆粉（1大匙）
**31** kcal

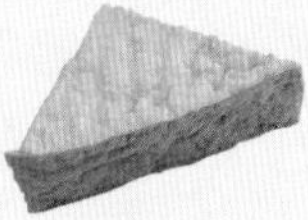

炸豆腐（1塊）
**192** kcal

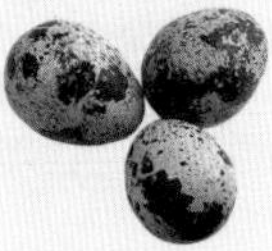

鵪鶉蛋（10個）
**179** kcal

## 乳製品

與肉類、大豆同樣含有蛋白質的乳製品，營養價值相當高，但購買時，請選擇脂肪質含量較少的食材。

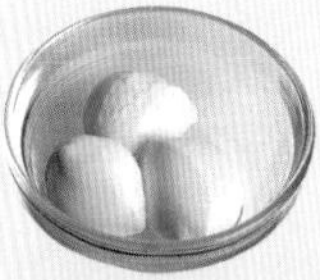

莫扎瑞拉乳酪
**252** kcal



加工乳酪
**339** kcal

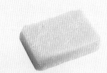

天然起司
**340** kcal

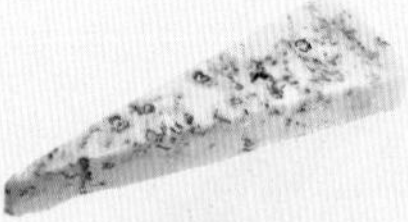

藍紋起司
**149** kcal

有鹽奶油
**640** kcal

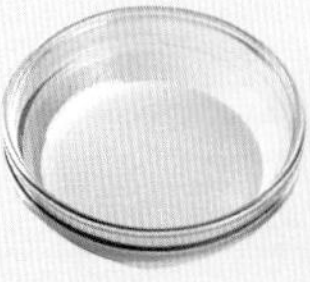

鮮奶油（200㎖）
**433** kcal

牛奶（200㎖）
**134** kcal

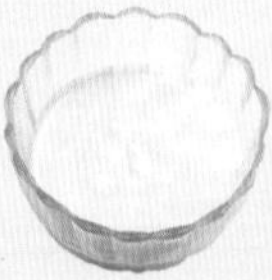

優格
**62** kcal

奶油乳酪
**346** kcal

黃綠色蔬菜內含豐富的胡蘿蔔素，最好能夠每天搭配不同的種類一起食用，如此就能讓效果倍增。

# 黃綠色蔬菜

食材篇

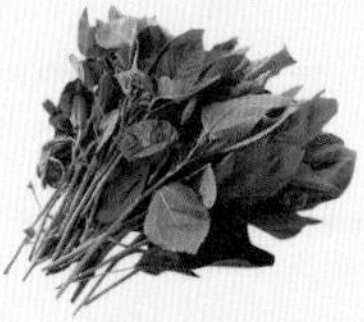

埃及國王菜（100g）
**38** kcal

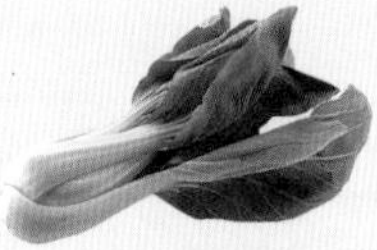

青江菜（1株）
**9** kcal

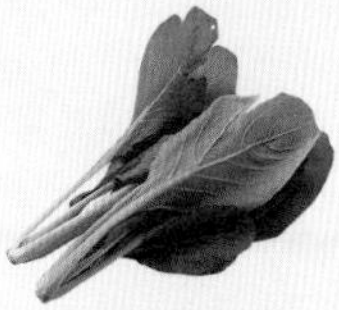

小松菜（1株）
**7** kcal

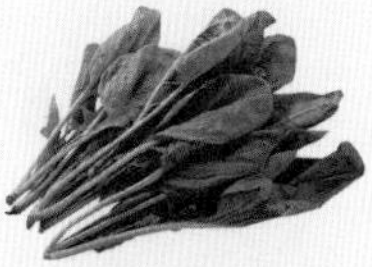

菠菜（1束）
**40** kcal

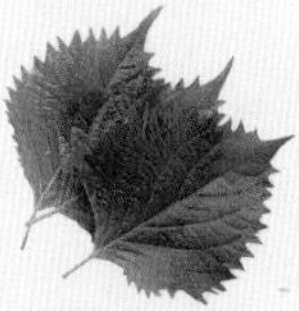

青紫蘇（10片）
**2** kcal

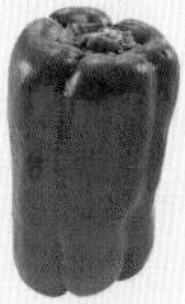

青椒（1個）
**10** kcal

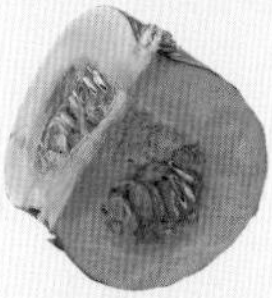

南瓜（1／4個）
**410** kcal

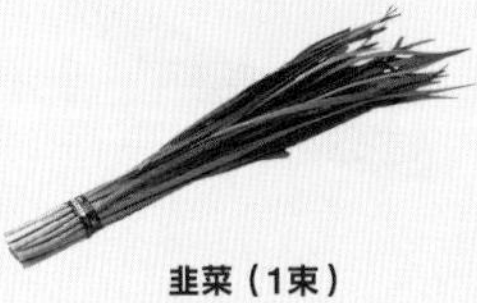

韭菜（1束）
**21** kcal

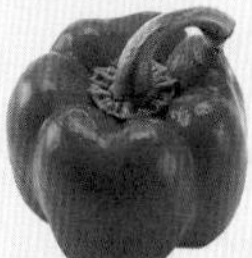

紅椒（1個）
**17** kcal

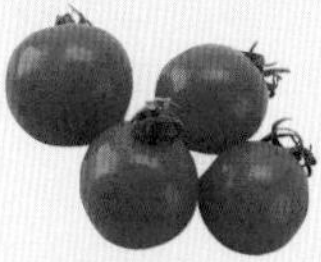

迷你蕃茄（5個）
**25** kcal

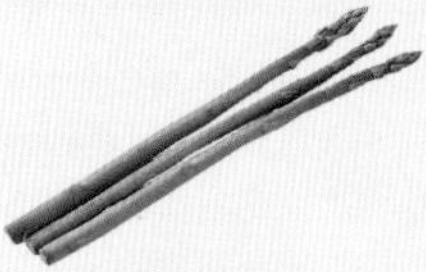

蘆筍（5根）
**22** kcal

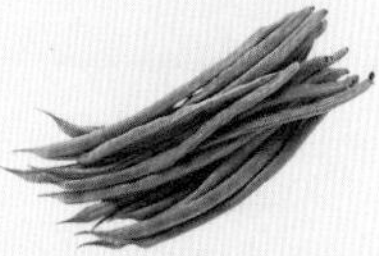

四季豆（5根）
**4** kcal

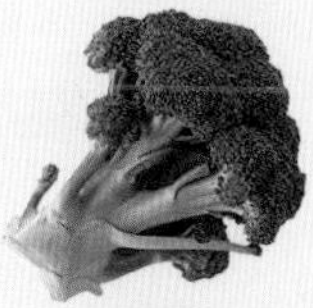

青花菜
**34** kcal

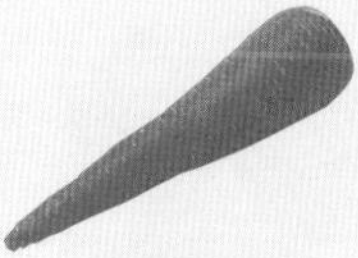

紅蘿蔔（1根）
**60** kcal

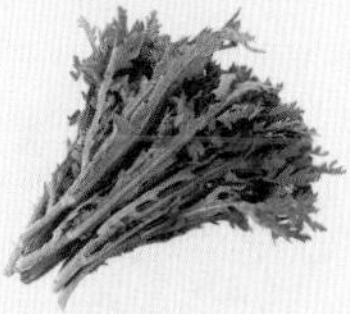

茼蒿（1株）
**5** kcal

## 淺色蔬菜

雖然營養價值較低但水份多且食物纖維豐富，每一種都具有相當優異的效能，所以經常是料理中的主角。

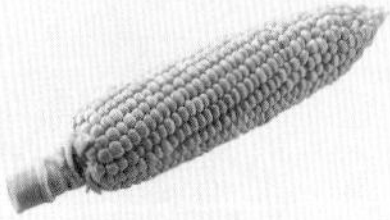

**玉米（1根）**
**173 kcal**

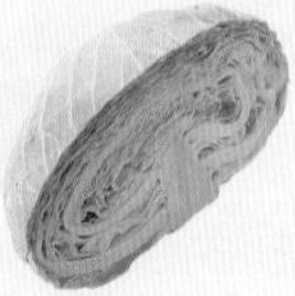

**高麗菜**
**24 kcal**

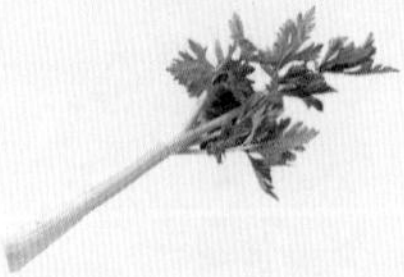

**芹菜（1根）**
**23 kcal**

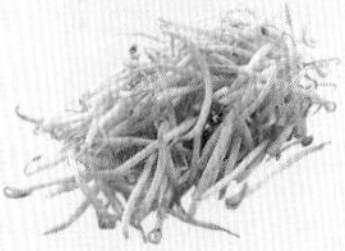

**豆芽菜**
**14 kcal**

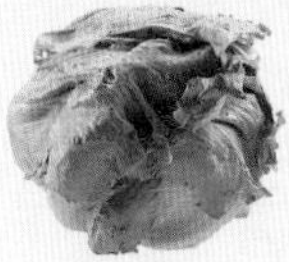

**萵苣**
**12 kcal**

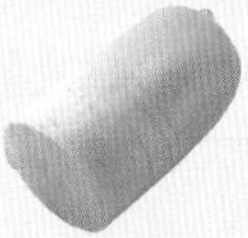

**白蘿蔔**
**18 kcal**

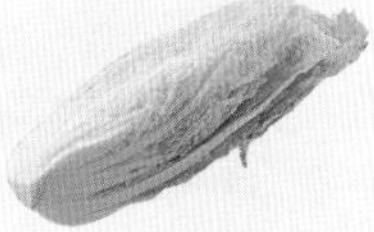

**大白菜（1／4個）**
**97 kcal**

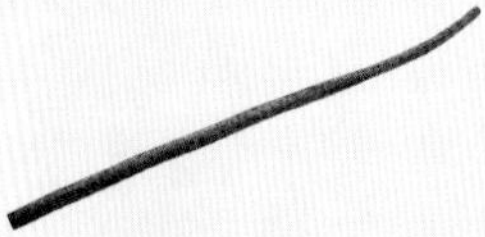

**牛蒡**
**65 kcal**

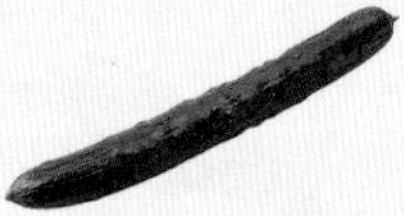

**小黃瓜（1根）**
**12 kcal**

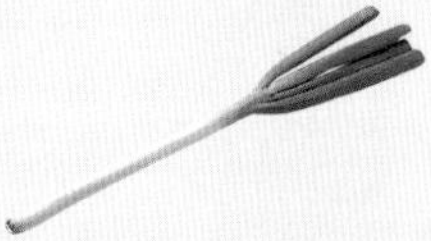

**長蔥**
**28 kcal**

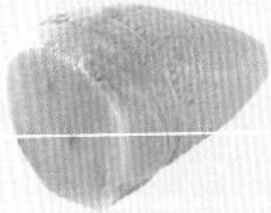

**竹筍（汆燙）**
**30 kcal**

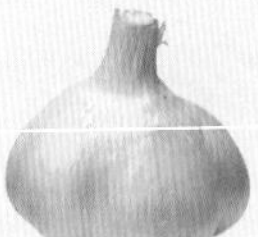

**大蒜（1個）**
**80 kcal**

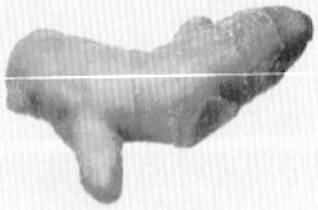

**生薑（10g）**
**3 kcal**

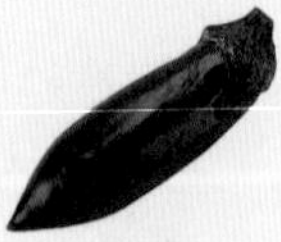

**茄子（1根）**
**18 kcal**

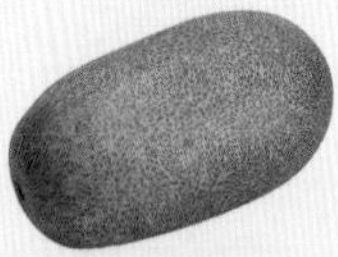

**冬瓜**
**16 kcal**

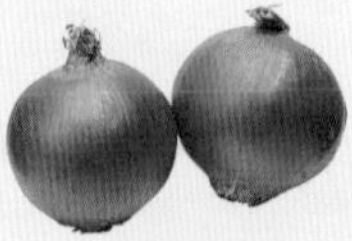

**洋蔥（1個）**
**63 kcal**

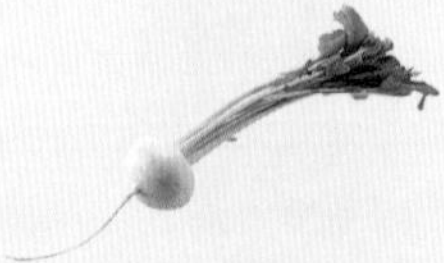

**大頭菜（1個）**
**18 kcal**

## 薯類

薯類可說是食物纖維的代名詞，且具有解毒功能，蒟蒻就是效果最為顯著的代表食材。

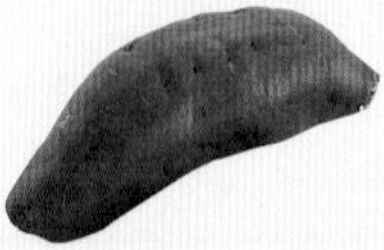

**紅薯**
132 kcal

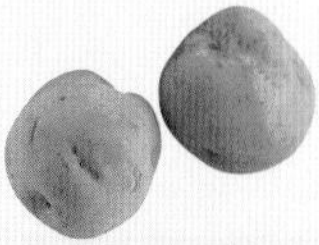

**馬鈴薯（1個）**
68 kcal

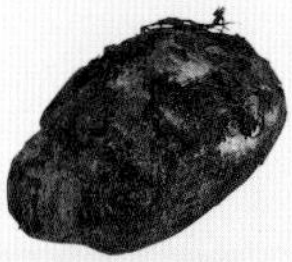

**芋頭（1個）**
25 kcal

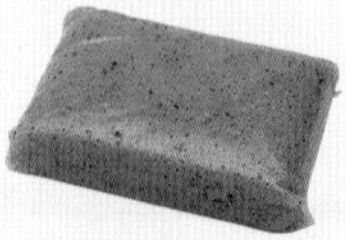

**蒟蒻（1片）**
15 kcal

## 菇類

菇類具有健胃整腸的功用，除了低熱量外口感也非常豐富。

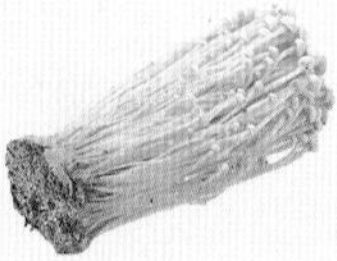

**金針菇**
22 kcal

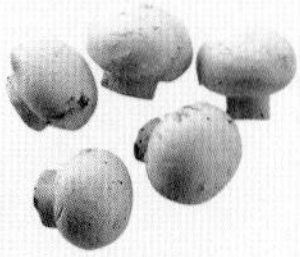

**蘑菇（5朵）**
7 kcal

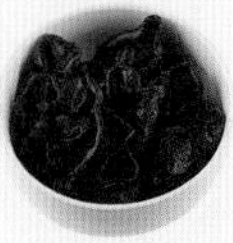

**黑木耳（10朵）**
4 kcal

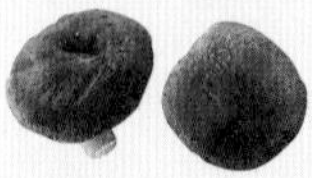

**香菇（1朵）**
3 kcal

## 海藻・豆類

豆類中富含植物性蛋白質與維他命B1，海藻類則是充滿礦物質的寶庫，兩者皆是健康的超級食材。

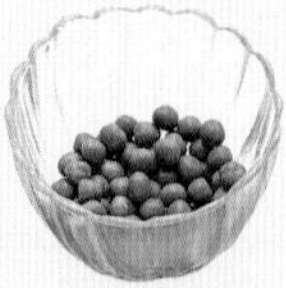

**豌豆（20粒）**
11 kcal

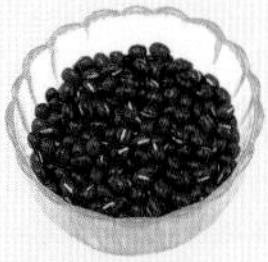

**紅豆（5g）**
17 kcal

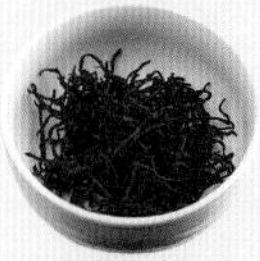

**羊栖菜（5g）**
7 kcal

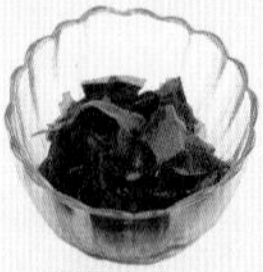

**海帶芽（10g）**
1 kcal

## 堅果類

含有優質的脂肪與蛋白質，且能令人產生飽足感，非常適合用來當做下午茶的點心。

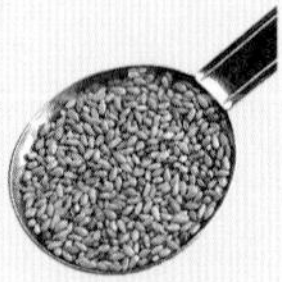

**芝麻（5g）**
30 kcal

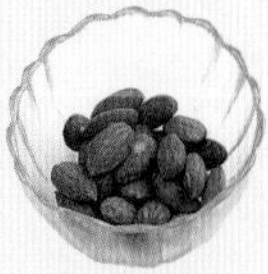

**花生（1把）**
118 kcal

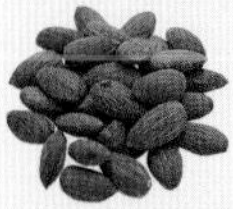

**杏仁（10粒）**
72 kcal

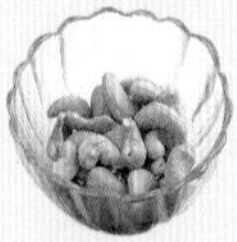

**腰果（10粒）**
80 kcal

# 吃出好身材
# 燃脂健康美食

Burn fat by eating!

樂活文化編輯部◎編

董 事 長　根本健
總 經 理　陳又新

原著書名　食べても太らない10のコツ
食べても太らない食事
燃えメシ
原出版社　枻出版社 EI Publishing Co., Ltd.
譯　　者　高橋、林鍵鱗
企劃編輯　道村友晴
執行編輯　方雪兒
日文編輯　張玫如、謝其恩
美術編輯　黃聖榜

財 務 部　王淑媚
發 行 部　黃清泰、林耀民
發行·出版　樂活文化事業股份有限公司
地　　址　台北市106大安區延吉街233巷3號6樓
電　　話　(02)2325-5343
傳　　真　(02)2701-4807
劃撥帳號　50031708
戶　　名　樂活文化事業股份有限公司
台灣總經銷　大和書報圖書有限公司
電　　話　(02)8990-2588
印　　刷　科樂印刷事業股份有限公司

售　　價　新台幣320元
版　　次　2011年7月初版

ISBN　978-986-6252-21-1
Printed in Taiwan

PUBLISHING
樂活文化